AF247401

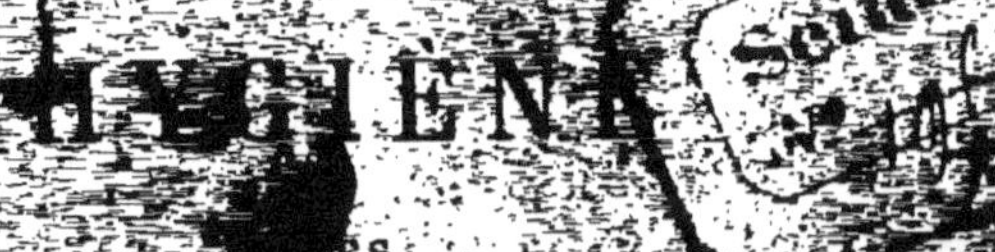

HYGIÈNE
DES
EUROPÉENS
DANS LES
PAYS INTERTROPICAUX

PAR

LE Dr MAURICE NIELLY

PROFESSEUR À L'ÉCOLE DE MÉDECINE NAVALE DE BREST
CHEVALIER DE LA LÉGION D'HONNEUR

Géographie torride.
Étude physiologique des climats
intertropicaux.
Leur action pathogénique.
Acclimatement des Européens dans
les climats partiels.
Règles d'hygiène et d'acclimatation

Avec planches.

PARIS

F. LECROSNIER

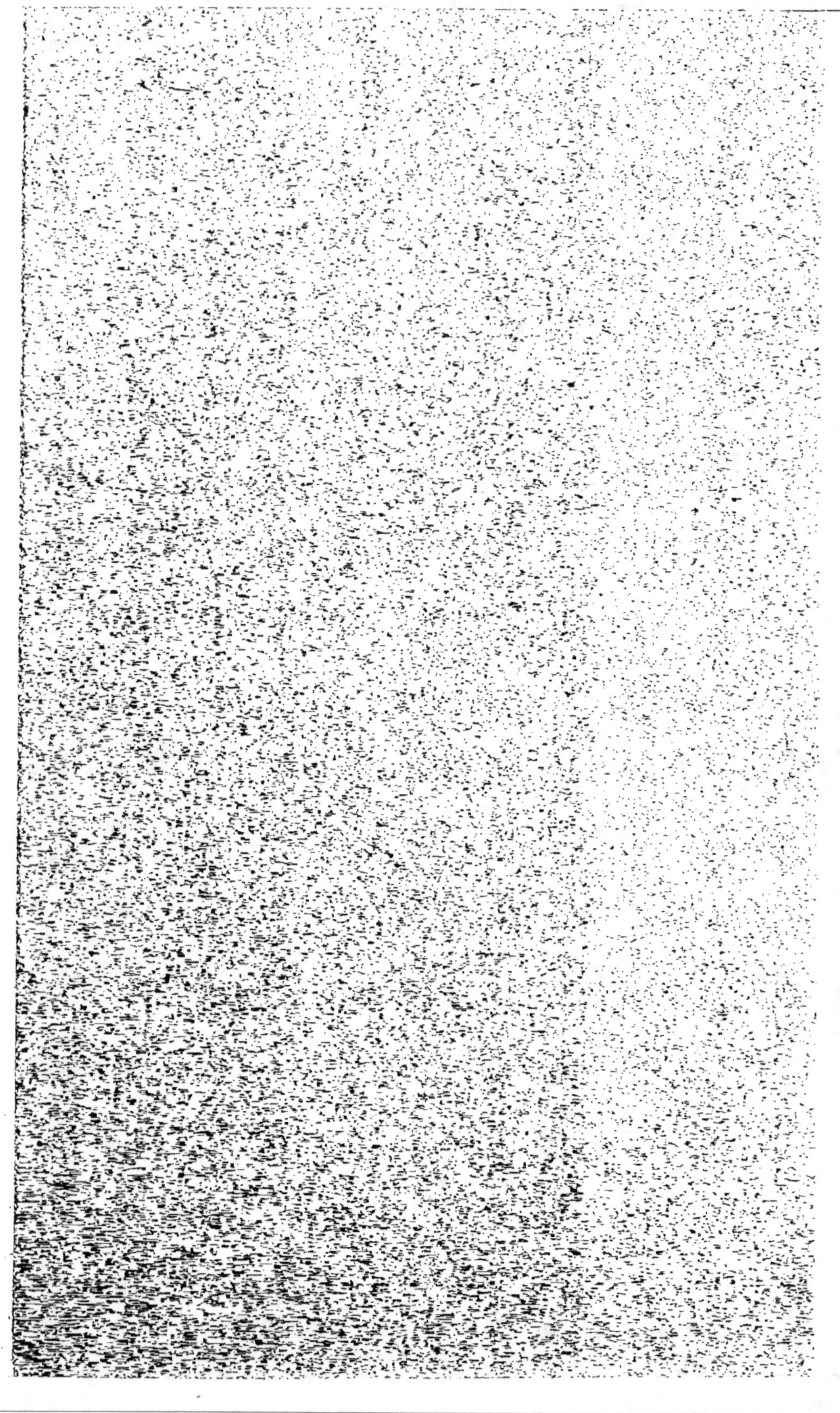

HYGIÈNE

DES

EUROPÉENS

DANS LES

PAYS INTERTROPICAUX

HYGIÈNE

DES

EUROPÉENS

DANS LES

PAYS INTERTROPICAUX

PAR

LE DR MAURICE NIELLY

PROFESSEUR A L'ÉCOLE DE MÉDECINE NAVALE DE BREST,
CHEVALIER DE LA LÉGION D'HONNEUR

I. Géographie torride.
II. Action physiologique des climats intertropicaux.
III. Leur action pathogénique.
IV. Acclimatement des Européens dans les climats partiels.
V. Règles d'hygiène et d'acclimatation.

Avec 19 planches.

PARIS

ADRIEN DELAHAYE ET ÉMILE LECROSNIER, ÉDITEURS

23, place de l'École-de-Médecine, 23

1884

A

M. LE D^R LE ROY DE MÉRICOURT

MÉDECIN EN CHEF DE LA MARINE

DIRECTEUR DES ARCHIVES DE MÉDECINE NAVALE

MEMBRE DE L'ACADÉMIE DE MÉDECINE

COMMANDEUR DE LA LÉGION D'HONNEUR.

Je mets ce livre qui s'est souvent inspiré de vos travaux à l'abri de votre nom.

M. NIELLY.

INTRODUCTION

1. Les définitions des climats, proposées par les médecins, ne diffèrent pas seulement par les termes, elles se séparent en outre, les unes des autres, par la surface qu'elles accordent au sujet dont elles annoncent l'étude. D'après telles d'entre elles, le climat n'est pas constitué exclusivement par les éléments météorologiques ; la météorologie, d'après telles autres, caractérise seule le climat et gouverne seule ses influences.

Virey, Foissac, J. Rochard, Bouchardat et quelques autres hygiénistes moins autorisés caractérisent les climats dans le sens le plus étendu ; Fonssagrives s'est placé résolûment dans l'autre camp, estimant que la climatologie n'est qu'une partie de la topographie médicale, que son domaine est purement météorologique et qu'elle « ne saurait en sortir sans compliquer, par la réunion d'in fluences, diverses un problème biologique et thérapeutique déjà suffisamment complexe (1) ».

Les climats, dit encore cet hygiéniste éminent, sont ces modificateurs complexes de la vie dans lesquels interviennent « la chaleur, l'humidité, la pression et les mouvements de l'air, la lumière, l'électricité atmosphérique, l'ozone, engagés dans des combinaisons d'une variété en quelque sorte infinie (2) ».

Cette dernière définition est, à notre sens, trop exclusive, et la conception hippocratique du climat, que les autres auteurs que j'ai cités prennent pour point de départ, me paraît beaucoup plus satisfaisante au point de vue pratique, auquel je tiens à me placer dans ce livre. Changer de climat, émigrer vers un pays nouveau, explorer des régions nouvelles, coloniser sous des latitudes différentes du pays d'origine, c'est subir des influences inconnues à l'organisme et de toute nature, c'est s'exposer à des causes multiples agissant sur l'état de la santé ou pouvant provoquer des maladies, c'est affronter l'action, jusqu'alors inéprouvée, de météores plus actifs, d'un sol autrement constitué que celui du pays natal, d'une alimentation nouvelle, d'une faune et d'une flore différentes, de mœurs même et d'habitudes d'un milieu social nouveau. Comment isoler d'ailleurs

(1) Fonssagrives, art. CLIMAT du *Dict. encycl. des sc. médicales.*
(2) Fonssagrives, article cité.

la température de l'air de sa pureté, et celle-ci
de la composition du sol et des mœurs hygiéniques des races? Le climat, que l'on a très justement nommé tellurique, est tout autant le climat
que le météorologique ; je dirais presque qu'il l'est
davantage, car dans certaines zones géographiques
de la zone torride, la composition du sol, dans
les régions sans altitudes surtout, influe beaucoup
plus puissamment sur l'état de la santé que les
éléments météorologiques. Comment encore ne
pas tenir compte, parmi les influences cardinales
des climats, de celles que peut avoir un régime
alimentaire dont la qualité n'est plus la même,
et n'y a-t-il pas d'ailleurs un trait d'union hygiénique de premier ordre entre la température de
l'air, élément météorologique qui restreint si
rapidement le besoin de réparation organique,
et la quantité, ainsi que la nature, des aliments
destinés à cette réparation ?

J'estime donc, avec Foissac, que le climat
comprend l'ensemble des circonstances physiques
propres à chaque localité ; avec J. Rochard, que
les climats sont ces différentes parties de la surface
du globe qui présentent les mêmes conditions
dhysiques et qui réagissent de la même manière
sur la santé de leurs habitants ; et surtout avec
Virey, dont la définition contient tout le programme de l'étude pratique du climat, que cette
dernière a pour objet « l'observation de toutes

les altérations que notre corps éprouve de la part de l'air, des eaux, des lieux, dans les différents pays, selon les saisons, les vents, les degrés de chaleur ou de froideur habituelles, l'exposition, l'élévation ou la dépression des terrains, leur sécheresse ou leur humidité, leur fertilité ou leur stérilité, et suivant la nature des aliments qu'ils produisent, des eaux qui en sourdent, enfin tout ce que la diversité de ces circonstances physiques apporte de particulier dans le genre de vie, la santé, la disposition aux maladies des peuples de chaque contrée. »

En langage moins prolixe et plus moderne, le climat prend ses influences dans l'air, dans le sol, dans la faune et la flore d'une région géographique, ainsi que dans le sein des races qui l'habitent.

2. Il existe deux grandes espèces de climats : les climats généraux, étendus sur de grandes surfaces terrestres, et les climats partiels ou de localité. En fait, et pour les besoins pressants de la science, on a commencé par où on aurait dû finir, et on a étudié d'abord les climats généraux, quoique la connaissance des climats partiels répondît seule aux besoins de la pratique. L'exposition synthétique des grandes zones climatiques a sa raison d'être, car dans la même surface géographique, certains éléments du climat, la température, par exemple, ont un caractère d'uni-

versalité qu'il est intéressant de faire ressortir ; mais les modifications qu'apportent, dans les caractères des climats généraux, tous les éléments hygiéniques d'une localité, ont une importance bien plus directe au point de vue de la santé humaine, et contiennent la solution des problèmes pratiques à résoudre. Ce qu'il nous importe de savoir, pour la bonne issue de nos voyages, de nos essais de colonisation, des expéditions militaires lointaines, des campagnes maritimes, des grands travaux d'art entrepris loin de nous, ce sont évidemment les influences hygiéniques de chaque climat local. C'est dans cet ordre d'idées que nous donnerons, dans cet ouvrage, une grande importance à l'étude des climats partiels, tant au point de vue de leurs caractères, qu'à propos des résultats acquis par la race blanche, pour l'acclimatement, dans chacun d'eux ; et que nous nous bornerons, à cette place, à choisir parmi les classifications des climats généraux, celle qui nous permettra de délimiter le mieux la surface torride du globe, seule en cause dans ce livre.

Humboldt, Michel Lévy, Fleury, divisent les climats de la terre en chauds, tempérés et froids ; mais cette classification confond dans la même zone des régions géographiques dont les latitudes sont très éloignées, et dont les températures moyennes sont trop différentes pour que les influences hygiéniques qui en dérivent puissent être rapprochées dans une même étude. Nous verrons plus loin comment J. Rochard a su remédier à ce vice de classification.

Motard partage le globe terrestre en régions dont chacune comprend 60 degrés de longitude pris sur l'équateur terrestre. La première région est comprise entre 30 degrés de longitude ouest et 30 degrés de longitude est, c'est-à-dire qu'elle s'étend du milieu de l'Atlantique au méridien qui passe par Pétersbourg. La seconde région va du 30° au 90° degré de longitude orientale, et ainsi de suite en faisant le tour de la sphère, ce qui constitue six régions géographiques ayant leur plus grande largeur — 60° de longitude pris sur l'équateur terrestre — et finissant en angle aigu à l'un et l'autre pôle. Chacune de ces six grandes surfaces subit, en outre, la division classique de Humboldt, et comprend par suite cinq climats, un climat chaud, immédiatement au nord et au sud de l'équateur, deux climats tempérés, l'un boréal, l'autre austral, et deux climats froids confinant aux deux pôles de la sphère.

Cette classification n'a aucun avantage spécial : elle maintient la trilogie insuffisante des climats de Humboldt : c'est un sectionnement de la surface terrestre et rien de plus.

J. Rochard a procédé autrement et dans un sens météorologique et hygiénique plus en rapport avec les faits. La ligne isotherme, dite Équateur ther-

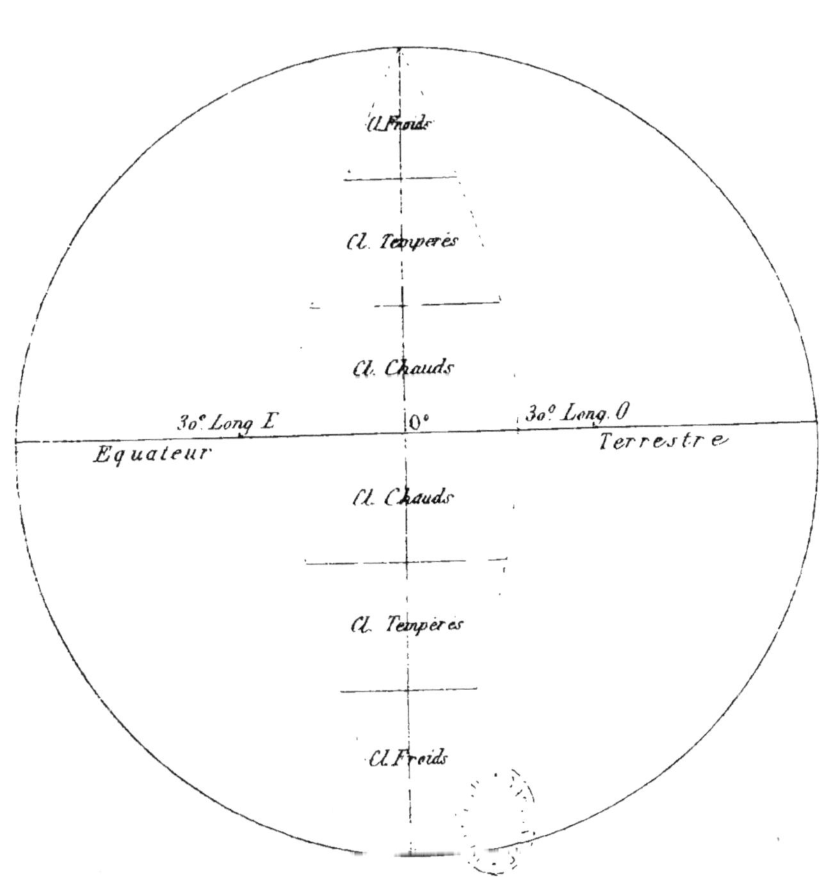

Squeme de la classification des climats de Motard

mique, est, dans la classification de cet auteur, la ligne centrale climatique de la terre : rappelons ses caractères et son tracé géographique.

L'équateur thermique représente la série des températures qui se chiffrent par 28° centigrades. Il traverse l'Afrique du cap des Palmes à la côte d'Ajan, en passant par le centre de la Guinée septentrionale, la côte méridionale du lac Tchad, le Darfour et le sud de l'Abyssinie; il entre alors dans la mer des Indes, passe au nord de Socotora, va rejoindre la partie méridionale de l'Hindoustan au-dessus de Ceylan, coupe Sumatra et la presqu'île de Malacca, traverse Bornéo, pénètre dans l'hémisphère sud en décrivant un arc dont l'équateur terrestre est la corde, rentre dans l'hémisphère nord par le 155ᵉ degré de longitude occidentale, gagne la côte d'Amérique, traverse l'isthme de Panama, longe la côte septentrionale de l'Amérique du Sud, passe à travers l'Atlantique à 5° au nord de l'Équateur terrestre, et rejoint son point de départ, la côte de Guinée. Il est donc presque continuellement situé dans l'hémisphère nord, sauf en Océanie, où il coupe en deux points l'équateur terrestre.

L'équateur thermique est le centre des climats torrides dont les limites sont fixées, au nord et au sud de cet équateur, par les lignes isothermes + 25° centigrades; les climats chauds comprennent l'espace que limitent les lignes isothermes + 25°

et + 15°; les climats tempérés sont situés entre celles qui se chiffrent par + 15° et + 5°; les climats froids entre + 5° et — 5°; les climats très froids ou polaires, entre les isothermes — 5° et les sommets des deux pôles. Cela fait, en somme, neuf climats dont les surfaces s'étendent sur la sphère dans une direction à peu près parallèle à l'équateur, et dont les limites sont constituées par des tracés isothermiques qui ont 10 degrés centigrades d'écart.

Cette classification, qu'ont adoptée presque tous les hygiénistes modernes, a le grand mérite d'isoler des autres zones les climats excessifs de l'équateur et des régions polaires, et bien que l'auteur y place encore, dans le même climat, des villes dont les températures saisonnières et mensuelles sont bien différentes, comme Dunkerque et Toulouse par exemple, personne n'a fait mieux pour l'étude synthétique des climats généraux. Une division plus grande de ces climats pourrait sans doute, et bien aisément, être effectuée au moyen des autres lignes isothermiques tracées par Humboldt, mais cette façon de faire tendrait à un empiètement inutile sur l'étude des climats partiels dont la caractérisation spéciale, dans chaque zone générale, corrige les inconvénients attachés à tout travail de synthèse.

Pauly a ingénieusement avancé dans ses intéressantes « esquisses de climatologie comparée »

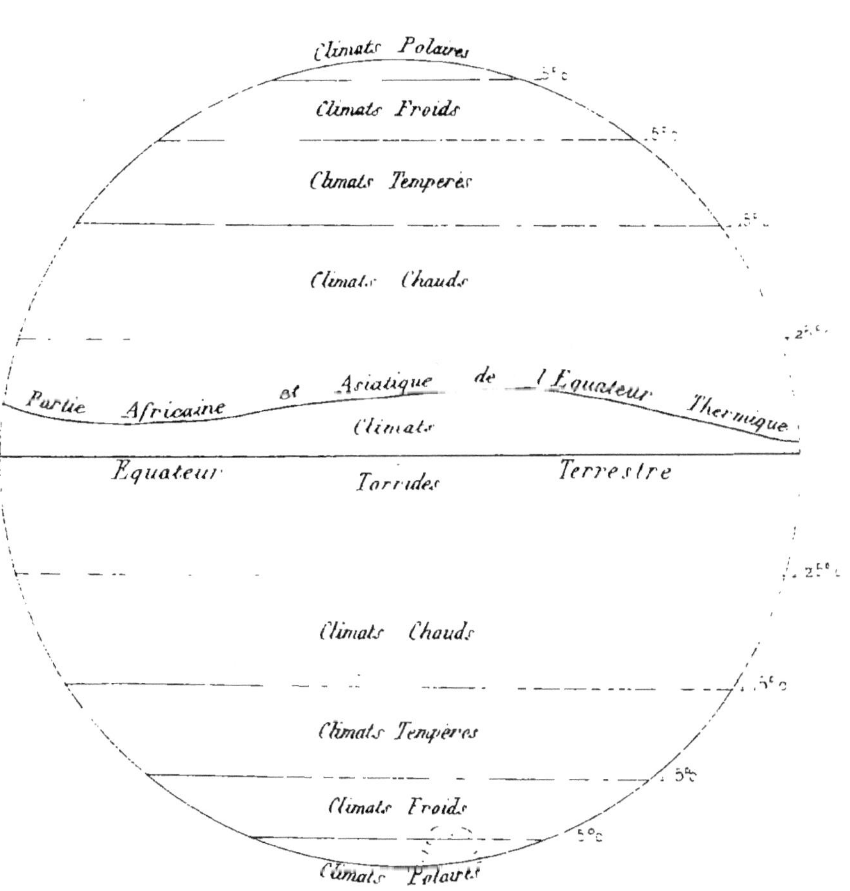

Schéma de la classification des
climats de J. Rochard

que les climats « se classent comme les habitations en salubres et insalubres, suivant l'apport plus ou moins large, plus ou moins constant, d'un oxygène actif, par les courants généraux de l'atmosphère, courants facilités ou gênés par la configuration du sol. » C'est là, à notre sens, un point de vue bien exclusif. Les courants jouent sans doute très fréquemment un rôle puissant de salubrité, mais ils peuvent être très nuisibles dans des circonstances communes sous la zone torride, spécialement lorsque, ayant passé sur des terrains à malaria, ils apportent dans les régions *sous le vent* les effluves telluriques. Tels les alizés d'est, qui passent sur les districts méridionaux de la Martinique, transportent avec eux dans tous les quartiers sud et sous-ventés de l'île la malaria et la fièvre. Il serait facile de multiplier ces exemples. En outre, les courants atmosphériques trop vifs rendent plus fréquentes, dans un grand nombre de localités, les maladies dites à *frigore;* trop secs et trop chauds, ils ont un effet contraire, et toutes ces causes de nocuité sont bien des influences de climat. J'ajouterai que nombre d'affections endémiques, l'éléphantiasis, la lèpre, toutes les maladies parasitaires, l'hémé- ralopie, la pinta, etc., n'ont rien à voir avec le ré- gime atmosphérique, au point de vue du moins de la nature et de la direction des vents, et qu'elles n'en constituent pas moins des effets plus ou moins évidents des influences hygiéniques de tel ou tel climat partiel. La fièvre jaune, le choléra, la peste et la dengue sont encore des endémies que ne paraît pas influencer le régime des vents : or, qui contestera leur rôle dans l'hygiène et la pathologie des régions où elles apparaissent ?

Pour Fonssagrives, il n'y a pas lieu d'établir définitivement la classification des climats généraux. Il n'y a d'autre climat pratique que celui des localités. Les climats partiels doivent donc être, avant tout, caractérisés, et c'est en accomplissant ce travail, auquel se vouent aujourd'hui un grand nombre de médecins et d'intrépides explorateurs, que l'on arrivera à établir des formules hygiéniques et thérapeutiques réellement utiles. Or, les éléments caractéristiques d'un climat partiel, réduits à la météorologie, sont pour Fonssagrives :

La température,

L'humidité,

La nature des vents,

L'état du baromètre,

La luminosité,

La constance ou l'inconstance de ces différents éléments. Pour prendre un exemple dans la zone tempérée on pourrait donc dire, en se conformant aux idées de Fonssagrives, que Brest est un climat mésothermique, humide, venteux, à vents d'ouest prédominants, à pression variable, peu lumineux, constant annuellement, mais variable dans le nycthémère.

Ne s'aperçoit-on pas toutefois qu'en traçant ce signalement, on se trouve dans la nécessité d'omettre l'élément typhoïgène dont la présence n'est pas douteuse à Brest, et qui vient soit du sol, soit de l'agglomération humaine? De même, dans une définition analogue du climat de Rochefort. comment justifierait-on l'absence de l'élément tellurique palustre? N'est-ce pas cependant la caractéristique de ce climat, bien qu'elle ne soit pas, au fond, de nature météorologique? Les mêmes lacunes se retrouveraient dans la caractérisation d'un grand nombre de climats partiels de la zone torride. Il n'en a pas moins été établi, par Fonssagrives, que l'idée d'abandonner l'étude des climats généraux au profit de celle des climats partiels est une des plus fécondes qui aient été avancées en climatologie pratique.

En résumé, nous ne trouvons, dans aucun des essais de classification des climats qui se partagent la surface de la terre, aucune donnée naturelle qui nous permette de séparer nettement la zone torride des autres climats. La moyenne thermique et la situation géographique sont encore, à tout prendre, les deux éléments les moins artificiels qui soient à notre disposition pour limiter cette zone. L'altitude d'une localité viendra fréquemment donner un démenti à ces principes de climatologie générale, car elle modifiera profondément, dans un grand nombre de cas, l'un de ces éléments, l'état thermique, mais la caractérisation des climats partiels redressera l'erreur. J'adopte donc, en résumé, avec Lombard, Proust, Lacassagne et la majorité des climatologistes modernes, la classification de J. Rochard, et j'entends par climats torrides les pays situés entre les deux lignes isothermes de $+ 25°$ centigrades, c'est-à-dire les régions intertropicales, et je me propose de les étudier au quintuple point de vue de leur géographie, des modifications physiologiques qu'ils provoquent, de leur influence sur la production des maladies diverses, de l'acclimatement obtenu ou refusé, des règles d'acclimatation qui sont applicables aux hommes de la race blanche qui se proposent d'y séjourner.

HYGIÈNE
DES EUROPÉENS

DANS

LES PAYS INTERTROPICAUX

CHAPITRE PREMIER

GÉOGRAPHIE

Les climats torrides sont traversés, dans leur partie centrale, par les deux équateurs thermique et terrestre : ils ont pour limites nord et sud les deux lignes isothermes + 25° cent.

Ils comprennent les trois quarts de l'Afrique, le cinquième de l'Asie, qui leur donne ses trois péninsules méridionales, un grand nombre d'archipels Océaniens, une portion notable de chaque Amérique du Nord et du Sud, et toute l'Amérique centrale. L'Europe, trop septentrionale, ne leur fournit aucune région.

1° Afrique torride.

a. Côte occidentale. — La partie torride s'étend du cap Blanc au cap Negro (J. Rochard). Il y a lieu de distinguer les îles et les pays riverains de l'Atlantique.

Iles. — Iles du cap Vert, Gorée, archipel des Bissagos, île Fernando-Po, île du Prince, Saint-Thomas, l'Ascension, Sainte-Hélène.

Côtes. — Pays des Maures Trarzas, Sénégambie, Guinée septentrionale, Libéria, côtes du Poivre, d'Ivoire, d'Or, des Esclaves, Gabon, Congo ou Guinée méridionale.

b. Côte orientale. — La partie torride s'étend du tropique du Cancer à l'embouchure du fleuve Zambèze (J. Rochard). C'est la contracosta des Portugais, jadis les maîtres dans ces régions. Les îles sont les suivantes : Socotora, les Seychelles, Zanzibar, l'archipel important des îles Mascareignes.

Les pays africains que baigne la mer Rouge sont la Nubie et l'Abyssinie : ceux qui regardent la mer des Indes constituent les côtes de Somanlis et d'Ajan, le Zanguebar, le Mozambique.

c. Régions intérieures. — Ce sont le Sahara méridional, le Fezzan, le Soudan, le Darfour, le pays des Gallas, les terres centrales inexplorées situées au sud du Soudan, le plateau austral d'Afrique, traversé de l'est à l'ouest par le fleuve Zambèze.

Orographiquement, l'Afrique torride est constituée : 1° par le grand plateau austral, dont l'altitude moyenne est de 1,500 à 2,000 m. ; ses vallées sont parcourues par de grands fleuves et par des cours d'eau moins importants ; les premiers, Zambèze, Congo, Limpopo, se jettent dans les Océans ; les seconds sont des affluents des grands fleuves ou se déversent dans des lacs intérieurs, lacs Ngami, Dilolo, Tanganyika, Tchebongo, Victoria Nyanza, Albert Nyanza, etc.

2° Par des rivages maritimes sans altitude et palustres, situés dans l'hémisphère sud, que surplombent à distance deux chaînes montagneuses de grande altitude parallèles aux rivages, plus élevées que le plateau austral et le limitant du côté de l'Atlantique, comme près de l'océan Indien.

3° Par le massif des monts d'Abyssinie dont quelques pics dépassent 3,000 m. d'altitude; l'un des bras du plus grand fleuve d'Afrique, le Nil, descend par les vallées de ce massif considérable.

4° Par la chaîne des montagnes de la Sénégambie ou chaîne du Fouta-Djallon, par celle de la Guinée ou monts de Kong, par les monts du Congo. De ces chaînes descendent le Sénégal, la Gambie et le Niger.

5° Par l'immense plaine du Soudan qu'entourent comme d'une enceinte le Sahara, la Sénégambie, la Guinée, la partie septentrionale du plateau austral et l'Abyssinie : au centre du Soudan, est le lac Tchad dans lequel se déversent un grand nombre de rivières.

En résumé, des côtes maritimes palustres, des fleuves et des rivières bordées de rivages marécageux, le désert torride, mais parfois aussi les belles plaines, les oasis et les altitudes bienfaisantes, tel est le domaine de l'explorateur et du colon africains.

2° Asie torride. Elle comprend :

a. La péninsule occidentale arabique.

b. La Mésopotamie.

c. La péninsule centrale, l'Hindoustan, auquel il convient d'annexer Ceylan, les Laquedives, les Maldives, les Chagos.

d. La péninsule orientale, l'Indo-Chine avec les îles Andaman, Nicobar, Poulo Condore, Haï-nan.

L'Arabie est la moins torride des trois péninsules de l'Asie méridionale: elle est d'ailleurs située plus au nord que les deux autres. Bordée, le long de la mer Rouge, par une longue chaîne de montagnes parallèle au rivage, et au S.-E., sur le golfe Persique, par la chaîne d'Oman, elle est constituée au centre par un vaste plateau entouré d'une large bande de déserts arides et sablonneux.

L'Hindoustan se présente sous la forme d'un immense triangle que la chaîne de l'Himalaya limite au nord et que bordent des deux côtés les Ghattes orientales et occidentales. Entre ces deux dernières chaînes se place le plateau du Dekkan, et, au nord de ce plateau, la vaste plaine septentrionale de l'Inde que parcourent l'Indus, le Gange et le Brahmapoutre.

L'Indo-Chine est arrosée par des fleuves à direction générale nord et sud, comme les chaînes de montagnes qui les séparent. Celles-ci joueront, dans l'avenir, le rôle hygiénique que remplissent actuellement les altitudes de l'Inde, et porteront, sans doute, des *Sanatoria*, d'autant plus indispensables aux Européens que le nombre et le long parcours des fleuves indochinois, la multiplicité de leur arroyos et l'étendue des côtes, ont créé, dans de nombreuses régions de l'Indo-Chine, des foyers dangereux de malaria, c'est-à-dire de maladies palustres.

3° Océanie torride. On peut la diviser en :

a. Malaisie, Nouvelle-Guinée, Australie-Nord.

Malaisie. — Archipel des îles de la Sonde (*Sumatra, Java, Bali, Lombok, Sumabaw, Flores, Ombaï, Wetter, Sumba, Timor*, etc.). — Bornéo. — Célèbes. — Archipel des Moluques (*Ceram, Gilolo, Amboine, Termate, Tidor*, etc). — Archipel des Philippines (*Luçon, Mindanao*, etc).

Nouvelle-Guinée.

Australie-Nord.

b. Polynésie.

Très nombreux archipels. Pour mettre de l'ordre dans leur énumération, disposons-les en trois groupes de l'ouest à l'est.

1° Groupe occidental. — Carolines et Palaos, îles Salomon, archipels de Santa-Cruz, de la Louisiane, des Nouvelles-Hébrides.

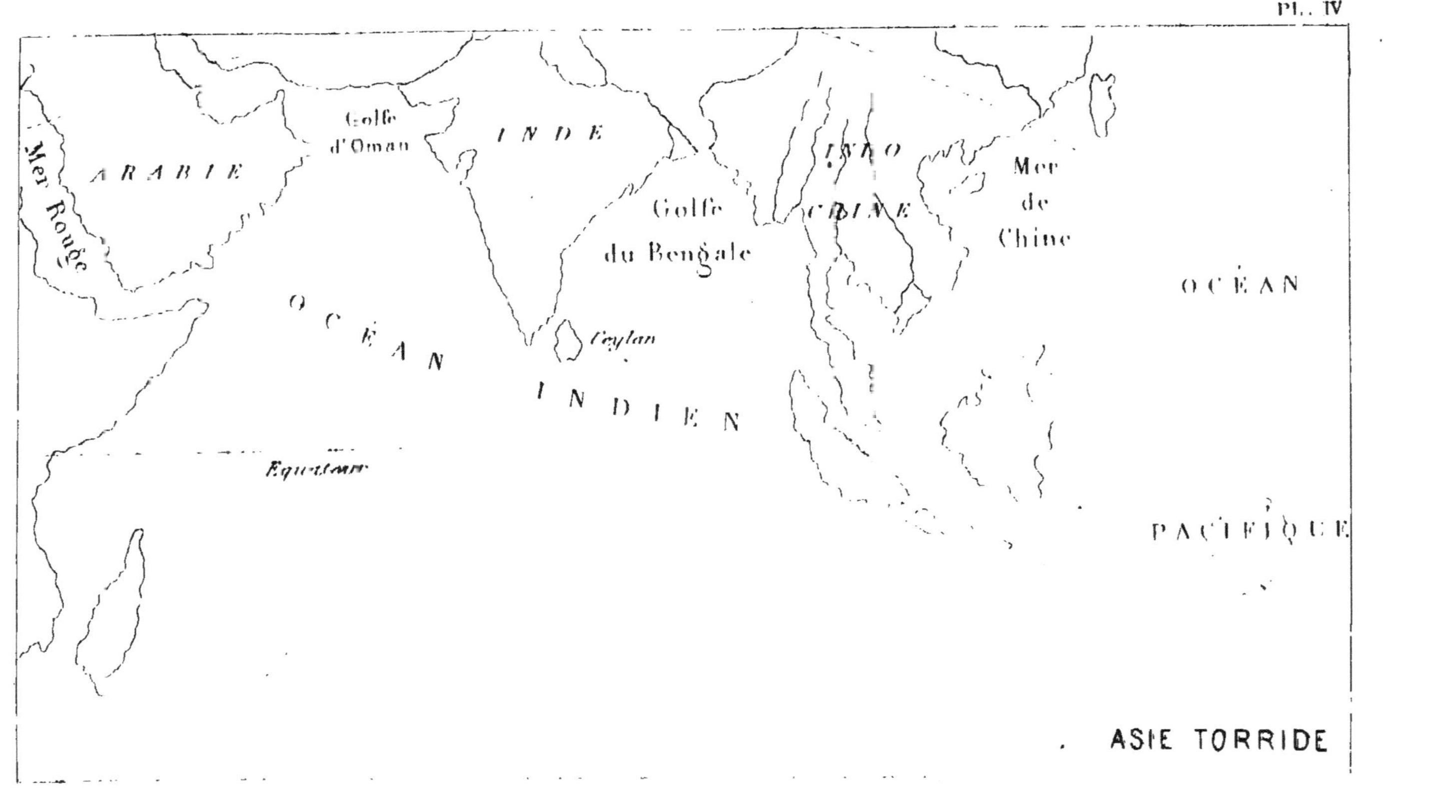

Mer Rouge
ARABIE
Golfe d'Oman
INDE
ISTHO CHINE
Mer de Chine
Golfe du Bengale
OCÉAN
Ceylan
OCÉAN INDIEN
Équateur
PACIFIQUE
ASIE TORRIDE

2° Groupe central. — Iles Marshall, Gilbert, Phénix, Ellice, Wallis, Samoa ou des Navigateurs, Tonga ou des Amis, Viti ou Fidji.

3° Groupe oriental. — Archipels des Marquises, des îles Basses ou Touamotou, des îles de la Société. Toutes ces localités insulaires échappent par leur multiplicité à une étude générale et seront mieux caractérisées à propos de l'acclimatement dans les climats partiels.

4° Amérique torride.

Elle se compose de l'Amérique centrale, du Mexique, de la Colombie ou Nouvelle-Grenade, du Venezuela, des trois Guyanes, de l'Équateur, du Brésil amazonien, des grandes et petites Antilles.

Au point de vue de la géographie physique, il y a plus d'un rapport entre l'Amérique torride et l'Indo-Chine. En effet, la république de l'Équateur, la Colombie, l'Amérique centrale et le Mexique sont traversés du nord au sud par des chaînes de montagnes, les Andes, analogues aux contre-forts qui, descendant de la partie orientale de l'Himalaya, parcourent la Birmanie, le royaume de Siam et l'empire Annamite ; d'un autre côté, la mer a creusé la côte occidentale de l'Amérique torride et constitué ainsi le golfe du Mexique, opérant un travail analogue à celui de l'océan Pacifique creusant par l'intermédiaire de la mer de Chine, les golfes de Siam et de Tonkin ; enfin, par un troisième rapprochement, le long archipel des Antilles ferme les mers qui sont à l'ouest des îles qui le constituent, comme les archipels des îles de la Sonde et des Philippines se succèdent sur la surface des eaux pour fermer les mers qui bordent la Chine et l'Indo-Chine. Mais le rapprochement entre ces régions doit rester purement géographique, car, comme nous le verrons ultérieurement, les archipels de la Malaisie sont beaucoup plus torrides, plus palustres et plus destructeurs de la race blanche que les régions américaines auxquelles nous venons de les comparer.

CHAPITRE II

ACTION PHYSIOLOGIQUE SUR L'EUROPÉEN

L'organisme des Européens subit, dans les pays torrides, un certain nombre de modifications fonctionnelles parfois compatibles avec le maintien de la santé, et grâce auxquelles les hommes de cette race sont susceptibles d'acquérir l'acclimatement dans un certain nombre de régions. Je vais m'occuper ici de ces modifications, afin de mieux rendre compte, dans une autre partie de ce livre, des conditions du problème que nous poserons à propos de l'acclimatement et de l'acclimatation.

1. Fonction de la digestion. — Diminution de la quantité de la salive et des liquides muqueux sécrétés à la surface du tube digestif, diminution corrélative de la quantité de suc gastrique, de bile, de suc pancréatique, de suc intestinal; puis, comme conséquence, sécheresse buccale et pharyngienne, exagération de la soif, faiblesse de l'appétit, digestion laborieuse particulièrement le soir, plénitude gastrique et intestinale après le repas, et constipation habituelle ou imminente, tels sont les phénomènes digestifs dont chacun peut observer sur lui-même la réalité, et dont on peut combattre la fâcheuse influence sur la santé générale en gouvernant hygiéniquement

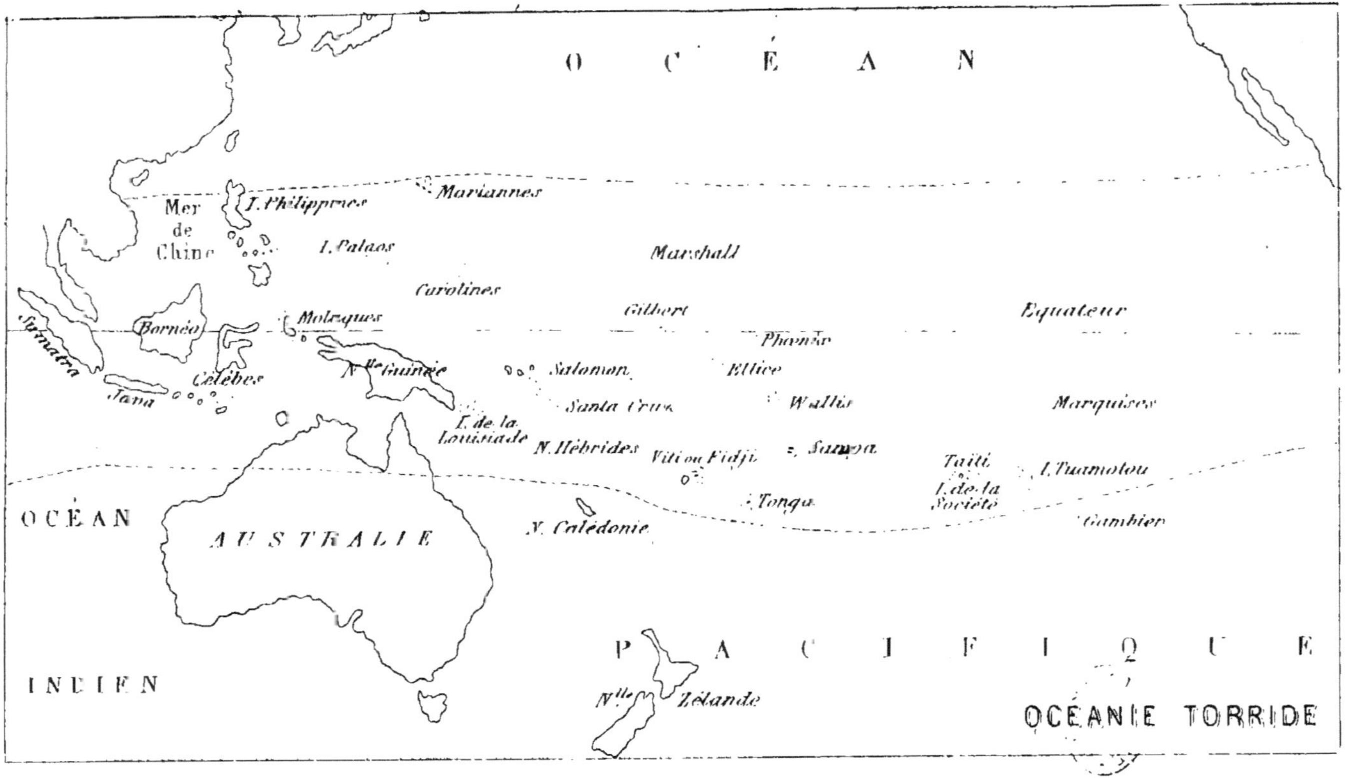

PL. V
OCÉAN
Marianne
Mer de Chine
I. Philippines
I. Palaos
Carolines
Marshall
Gilbert
Phœnix
Équateur
Bornéo
Moluques
Sumatra
Célèbes
Java
N.lle Guinée
Salomon
Ellice
Santa Cruz
Wallis
Marquises
I. de la Louisiade
N. Hébrides
Viti ou Fidji
Samoa
Taiti
I. Tuamotou
Tonga
I. de la Société
Gambier
OCÉAN
AUSTRALIE
N. Calédonie
INDIEN
PACIFIQUE
N.lle Zélande
OCÉANIE TORRIDE

la fonction dont nous étudions les phénomènes dans leurs variations.

Nous avons dit que la sécrétion de la bile était diminuée ; ce n'est pas là la tradition, il s'en faut ; mais la tradition, à notre avis, consacre sur ce point une double erreur, car cette dernière porte à la fois sur l'état physiologique et sur la pathogénie.

Le foie, a-t-on dit, sécrète plus de bile et augmente de volume dans les pays intertropicaux, de telle sorte que, sous l'influence de cette suractivité fonctionnelle et d'une congestion qui resterait physiologique, il déborde les fausses côtes et remonte vers la région mammaire.

Et d'abord, il est au moins surprenant que, par exception, un seul des appareils glanduleux annexes de l'appareil digestif se prenne à fonctionner isolément en énergie plus grande que ne le font incontestablement les autres glandes, en particulier les appareils salivaires et les glandes bucco-gastriques. En outre, dans la digestion physiologique, c'est la présence des aliments qui sollicite les sécrétions digestives, et qui en règle la quantité : or l'appétit diminuant sous la zone à température torride, la quantité des aliments, c'est-à-dire des excitants des sécrétions digestives, diminuera parallèlement. Où est le besoin d'une plus grande quantité de bile, s'il y a moins de matières grasses à émulsionner ?

On doit remarquer, d'ailleurs, qu'aucun fait ne prouve que le liquide biliaire augmente en quantité, si l'on reste dans l'observation pure des gens en état de santé vivant dans les climats torrides. Jamais nous n'avons observé cette augmentation sur nous-même et dans notre entourage, en dehors d'un état morbide bien défini, catarrhe intestinal bilieux, fièvre bilieuse tellurique, formes bilieuses de la fièvre jaune, diarrhées, dyssenteries bilieuses. Dans tous les cas, il s'agissait de faits pathologiques et non d'un mode fonctionnel nouveau ; toujours nous avions affaire à une maladie dont il s'agissait de préciser le diagnostic, et non à une modification organique tendant à préparer un acclimatement désiré. Dans l'état de santé, au contraire, nous observions des selles pauvres en bile, sèches, peu abondantes. Où était donc l'hypersécrétion biliaire ? De même, jamais le cheminement ordinaire des matières, dans les deux intestins, ne se révélait, dans l'état physiologique, par une douleur abdominale qu'aurait expliquée une plus grande abondance de liquide biliaire et par suite une excitation exagérée des nerfs sensitifs de la muqueuse, avec réflexes sur les nerfs moteurs de l'intestin. Le silence de cet organe et la constipation, voilà les faits.

Mais, dira-t-on, l'exagération fonctionnelle du foie dans les pays torrides, est prouvée par les modifications que subissent les fonctions de détail qui lui sont dévolues. Le foie élimine du carbone, fabrique de la matière glycogène, emmagasine de la graisse, produit de l'urée sous toutes les latitudes. Il est donc logique de penser que tous ces modes fonctionnels seront stimulés sous la zone torride. Or, ce qui se passe démontre-t-il que tous ces événements physiologiques soient, sous cette zone, ou nécessaires, ou plus actifs ?

Quant à l'élimination des éléments carbonés que ne rejette plus, sous forme d'acide carbonique, une expiration pulmonaire incontestablement moins active sous la zone torride, où en peut-on trouver la nécessité ? Les aliments sont pris en moins grande quantité : il y a donc moins de carbone ingéré : l'inspiration pulmonaire est moins fréquente, comme

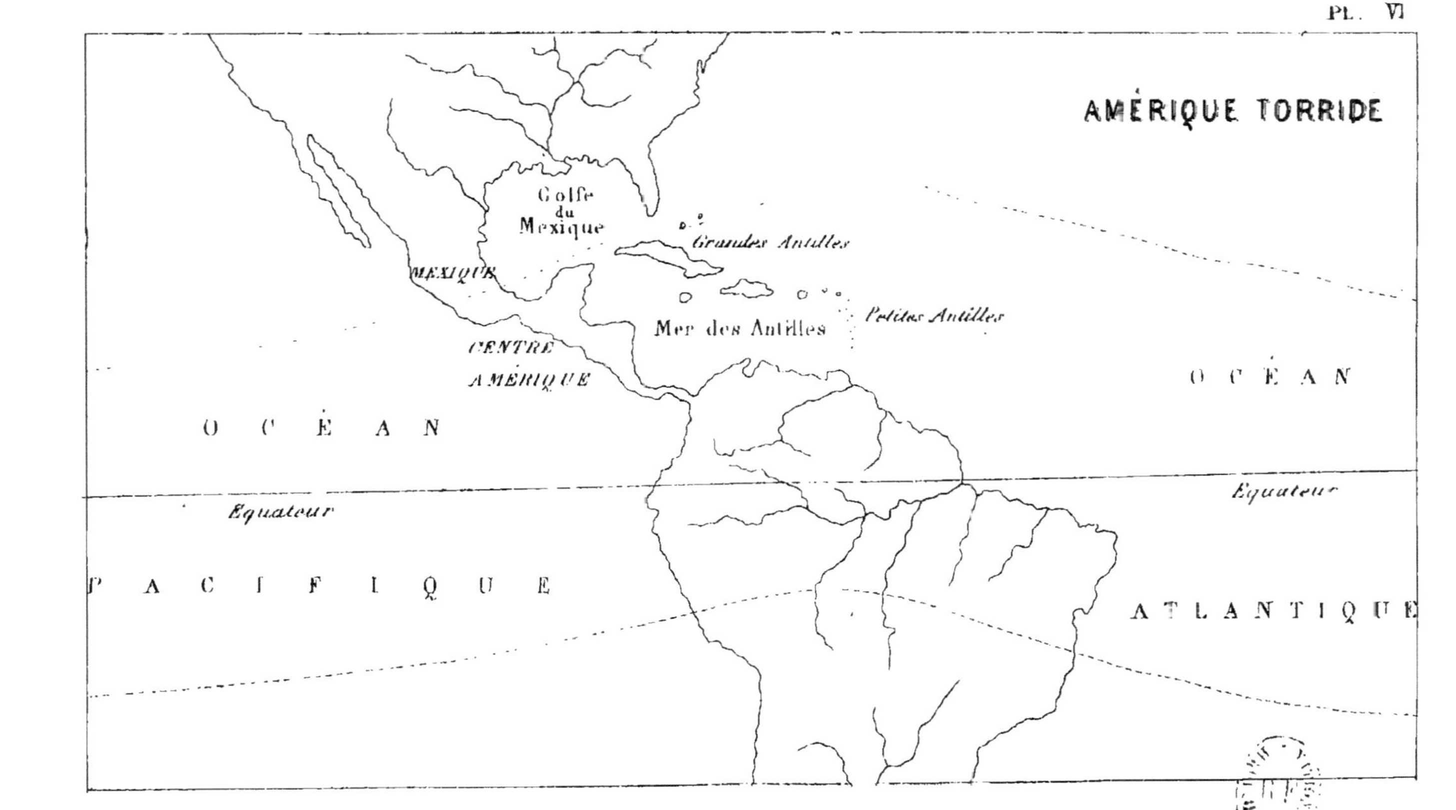

AMÉRIQUE TORRIDE
Golfe du Mexique
MEXIQUE
Grandes Antilles
Petites Antilles
Mer des Antilles
CENTRE AMÉRIQUE
OCÉAN
OCÉAN
Équateur
Équateur
OCÉAN PACIFIQUE
ATLANTIQUE

nous le verrons : nous absorbons donc, dans les nouvelles conditions où nous vivons, une moins grande quantité d'oxygène, facteur principal de l'acide carbonique dans les tissus : la nécessité d'entretenir la température organique est moins grande que dans les autres climats : il y a donc moins de combustion, d'où moins d'acide carbonique produit.

Par ailleurs, d'où viendrait la nécessité de fabriquer une plus grande quantité de glycogène ou d'activer la sécrétion de matières grasses, résultats en rapport avec la suractivité supposée de l'appareil hépatique ? La matière glycogène donne de la chaleur en s'oxydant ; il n'est pas besoin de celle-ci sous la zone torride ; les matières grasses fournissent une réserve de matières combustibles ; réserve inutile sous la même zone, l'organisme n'ayant à fournir qu'une minime quantité de chaleur. Les matières grasses en excès s'emmagasinent dans les tissus ; mais sous l'influence des climats brûlants, l'embonpoint est exceptionnel chez l'Européen qui, au contraire, maigrit presque toujours.

On pressent nos conclusions. Déjà R. Martin, Parkes, Morehead et quelques autres hygiénistes s'étaient élevés contre la doctrine de l'hépatomégalie tropicale : notre collègue Layet a formulé plus nettement son opinion en 1877, en des termes excellents qu'il est utile de reproduire (1). Les voici : « Dans les pays intertropicaux, le mouvement fonctionnel, quelle que soit la forme qu'il revêt dans l'organisme, se ralentit : les digestions deviennent paresseuses, en même temps que l'on répugne à tout exercice corporel. Les sources de chaleur produites par l'aliment et le mouve-

_____

(1) V. *Archives de médecine navale*, 1877. *Etudes d'hygiène intertropicale* par le Dr Layet.

ment sont ainsi amoindries dans des limites en rapport avec les exigences du milieu extérieur ; et les combustions internes se réduisent dans l'organisme à la somme nécessaire à l'entretien du pouvoir assimilateur. De là une accumulation moins grande de l'élément essentiellement thermogène, c'est-à-dire du tissu graisseux, qui, sous les tropiques, devient une surcharge inutile en détournant à son profit le travail intime d'oxygénation. Si donc, d'une part, l'acide carbonique exhalé est moindre sous les tropiques, parce que toutes les conditions du climat intertropical tendent à restreindre l'absorption de l'oxygène ; de l'autre, l'organisme se met lui-même à l'unisson en ne fournissant au corps comburant que ce qu'il faut de matières combustibles. Pourquoi donc, et comment une fonction nouvelle s'établirait-elle, qui aurait pour but de suppléer l'action respiratoire ? En d'autres termes, pourquoi le foie viendrait-il aider à l'élaboration ultime de produits carbonés qui sont loin d'être accumulés dans nos tissus, puisque le mouvement d'apport ou d'assimilation est loin de l'emporter sur le mouvement de départ ou de désassimilation. »

« Le foie sécrète la bile et fournit de la matière glycogène. La sécrétion biliaire est en rapport intime avec l'activité des fonctions digestives ; la formation du sucre concourt à la nutrition, en même temps qu'elle produit un élément de chaleur employé dans les combustions organiques interstitielles. Que, dans les pays froids, par suite de la nécessité qu'éprouve l'organisme d'élever sa puissance calorifique, l'activité fonctionnelle du foie existe, cela se comprend, puisque, d'une part, l'énergie respiratoire des poumons leur permettant de brûler, en plus grande quan-

tité, le sucre fourni par le foie, ce dernier en sécrè-
tera par cela même davantage ; et que, d'autre part,
le travail digestif étant plus grand, la circulation de
la veine porte s'exagère, et par suite la réplétion sanguine comme la nutrition plus active de cet organe
prédispose à l'hypersécrétion de bile. Mais, dans les
pays chauds, où donc est la raison physiologique d'une
pareille hypersécrétion ?...

« Quant à la fonction glycogénique du foie, nous
ne faisons aucune difficulté d'admettre, par déduc-
tion, qu'elle doit grandement diminuer dans les pays
intertropicaux. »

Nous nous associons, on l'a vu plus haut, à ces
conclusions basées sur les faits : l'augmentation du
volume du foie dans les pays torrides, augmentation
fréquente, tient toujours à un état morbide, engorgement du système porte chez les dyspeptiques qui
ont mal dirigé leur alimentation ; écho de l'empoi-
sonnement paludéen sur la muqueuse digestive et la
circulation du foie ; inflammation aiguë et chronique
de cet organe ; diarrhée ; dyssenterie avec retentissement hépatique, etc. ; mais ce n'est pas à une congestion physiologique supposée inévitable que l'on a
affaire ; il n'y a pas d'hypersécrétion biliaire normale, au contraire. J'ajouterai que j'ai fait observer dans un autre livre (1) que l'activité si grande des
fonctions sébacées de la peau, dans les climats à haute
température, jouerait aisément ce rôle de suppléance
du poumon pour l'élimination des produits carbonés
de l'organisme, si ces éléments s'y trouvaient en trop
grande abondance.

Mais le foie a un autre rôle chimique que ceux

____

(1) *Éléments de Pathologie exotique*, Delahaye et Le Crosnier
Paris, 1881.

dont nous venons de parler : il fabrique, dit-on, de l'urée dans les conditions ordinaires de la vie et cette urée se retrouve dans les urines. Voyons ce que devient cette fonction dans les pays torrides. Notre collègue Moursou va nous le faire connaître (1). Ce médecin distingué a publié récemment un travail des plus intéressants sur les modifications apportées à la constitution et à la quantité des urines par le fait du passage d'un climat chaud dans un climat torride, et réciproquement. J'en parlerai plus loin à propos des caractères des urines dans ces régions, pour n'en extraire ici que ce qui est relatif à l'urée. « Dans ces dernières années, dit Moursou, on a voulu faire jouer au foie le rôle d'organe producteur de l'urée. Au nombre des preuves qui ont servi à formuler cette opinion, je dois citer, comme une des plus importantes, la diminution notable de la quantité d'urée, observée dans les cas de maladie du foie, avec destruction plus ou moins complète de l'organe, par Murchison, Charcot, Brouardel. Si la conclusion que ces observateurs ont cru devoir tirer de leurs observations est fondée, l'urée doit évidemment augmenter, dans les congestions physiologiques du foie qui sont la suite constante d'un séjour plus ou moins prolongé dans les pays chauds. »

Partant de cette dernière doctrine qui est conforme à la tradition, mais que nous croyons, comme on l'a vu plus haut, entachée d'erreur, Moursou a poursuivi avec le plus grand soin, sur lui-même, pendant toute une traversée de Toulon à Saïgon, et de Saïgon à Toulon, une série de recherches des plus concluantes, à notre avis, pour la doctrine de la dimi-

____

1 *Archives de médecine navale*, septembre 1881.

nution de l'activité fonctionnelle du foie dans la zone torride. Car, bien loin de constater l'augmentation de l'urée, fait qu'expliquerait un fonctionnement hépatique plus énergique, notre collègue (1) a dû chiffrer de la manière suivante les résultats qu'il a obtenus :

```
Traversée de Toulon à Port-Saïd......   22ᵍʳ,04 d'urée.
    —      de Port-Saïd à Saïgon......   15 ,57    —
    —      de Singapore à Port-Saïd...   14 ,65    —
    —      de Port-Saïd à Toulon......   24 ,20    —
```

Imbu toutefois des idées traditionnelles, l'auteur a cru devoir conclure, que « dans les congestions physiologiques du foie qui sont la suite constante de tout séjour dans les pays chauds, la quantité d'urée produite dans l'organisme subit plutôt une diminution qu'une augmentation. Le foie n'aurait donc pas la propriété de sécréter plus d'urée que ne le font les autres organes de l'économie. » Pour nous, enregistrant et interprétant les précieuses analyses de Moursou, nous dirons : la diminution de la quantité d'urée dans les urines, sous l'influence des climats torrides, prouve, une fois de plus, que l'activité fonctionnelle du foie perd une bonne partie de son énergie dans les conditions nouvelles de l'habitat (2).

(1) Moursou a employé pour ses analyses d'urines l'uréomètre de Gillet et le réactif Yvon à l'hypobromite de soude.

(2) Notre savant collègue, le Dᵗ Corre, si familier avec l'hygiène et la pathologie des pays chauds, est absolument de notre avis, comme on peut le voir par la communication manuscrite qui suit et que je dois à son obligeance. « Je ne saurais expliquer les faits dont je vais vous parler autrement que par la passivité de l'appareil digestif et du foie, c'est-à-dire par votre théorie que j'admets entièrement. Pruner, Bey, de Quatrefages et d'autres anthropologistes ont établi que, chez le nègre, les glandes de l'estomac et de l'intestin et les glandes annexes sont remarquablement développées. Le foie est ordinairement volumineux : mais il ne faudrait point voir en ces

2. Fonction de la respiration. — Le séjour des Européens dans la zone torride apporte à la fonction respiratoire des modifications importantes. Les unes sont de nature mécanique et les autres d'ordre chimique.

Au point de vue de la mécanique respiratoire, Ranald-Martin et Layet ont cru pouvoir conclure de leurs observations, que pendant les premiers temps de séjour dans la zone torride, le nombre des inspirations augmentait.

Pour Layet, la muqueuse pulmonaire, ou mieux le pneumo-gastrique dans ses extrémités périphériques,

faits la conséquence d'une activité plus grande de l'appareil digestif. La saillance des organes gastro-intestinaux et le volume du foie se rattachent à une hypérémie du système porte, qui elle-même, n'est que la traduction locale de la prédominance générale de l'appareil veineux sur l'appareil artériel. De cette prédominance de la veinosité, si accusée dans les organes abdominaux, il résulte une grande paresse de la digestion encore accrue par la nature de l'alimentation et les habitudes de la race. Le nègre vit surtout de végétaux de médiocre nutritivité : il ingère de grandes masses d'aliments pour satisfaire son appétit, et cette masse est encore accrue, la plupart du temps, par la gloutonnerie particulière au groupe. Il ne faut donc pas s'étonner de l'énorme développement du ventre. La veinosité s'accuse encore dans la race par la tendance aux flux bilieux ; mais ce qui démontre bien la *passivité* de l'organe hépatique dans sa manifestation, c'est le défaut de réaction générale qui l'accompagne : le nègre rejette des flots de bile par haut et par bas, et ce rejet effectué, il se remet à boire et à manger comme devant : il n'a fait que se décharger d'un trop plein. Quand l'évacuation n'a pas lieu, il y a résorption : de là la fréquence de la teinte ictérique des conjonctives chez le nègre. Cet état de turgescence passive habituelle des glandes qui relèvent du système porte, doit souvent aboutir à l'inflammation, et, de fait, si l'hépatite est signalée moins fréquemment chez les noirs que chez les blancs, dans les statistiques hospitalières, elle n'est point absolument rare chez les premiers, et l'on sait combien sont fréquentes et rebelles les diarrhées et les dyssenteries chez le nègre.

Ces remarques s'appliquent en partie aux Javanais et aux Annamites ; toutefois, si des habitudes alimentaires analogues peuvent contribuer à amener, dans ces races, une certaine atonie digestive, il ne m'a pas semblé que les Javanais et les Annamites présentassent cette veinosité prédominante si remarquable chez le nègre. »

éprouve, de la part de l'air chaud, une stimulation analogue à celle que subissent, sous la même influence, les nerfs cutanés, et dès lors, de même que la peau fonctionne davantage parce qu'elle est plus excitée, de même les mouvements respiratoires s'accélèrent, à l'arrivée de l'Européen dans les climats brûlants, par le fait de l'excitation de la muqueuse pulmonaire, avec réflexe sur l'appareil moteur de la respiration. Cette doctrine n'est pas acceptable, à notre avis ; nous n'avons jamais observé cette accélération du rhythme respiratoire : nous avons constaté, au contraire, soit l'abaissement du nombre des inspirations, soit l'absence de toute modification dans ce rhythme.

Quant à ce qui se passe après plusieurs mois de séjour dans la zone torride, l'accord est unanime.

Thévenot, Celle, Saint-Vel, Dutroulau, Gestin, R. Martin, Layet, et avec eux tous nos collègues de la marine, ont constaté que le nombre des inspirations diminue dans ces circonstances. Le Dr Rattray, de la marine anglaise, a eu le mérite de préciser ces faits dont nous parlons, en établissant par ses expériences, que le volume d'air introduit en 24 heures, est diminué sous les tropiques de plus d'un mètre cube (1^3,096).

Je passe aux modifications chimiques. Ici, l'accord est, de nouveau, unanime. La fonction respiratoire subit, à ce point de vue, un notable affaiblissement qui se caractérise par une absorption moins considérable d'oxygène, et par une exhalation moins grande d'acide carbonique et de vapeur d'eau.

Déjà, les expériences d'Edwards et de Letellier sur les animaux placés dans l'air chaud faisaient pressentir le résultat que l'on devait tôt ou tard constater chez l'homme. Dans ces conditions d'expérimentation, en effet, un litre d'air contenant une moins grande quantité d'oxygène — l'un des facteurs de l'acide carbonique — qu'un même volume d'air froid, on a constaté la diminution de l'acide carbonique exhalé par les animaux. Le Dr Rattray (1) a poursuivi ces recherches chez l'homme, et d'après cet observateur, la diminution du carbone éliminé en vingt-quatre heures se chiffre par 57^{gr},20 et celle de la vapeur d'eau exhalée par 6,57 0/0.

A côté des expériences déjà concluantes de Rattray se placent d'autres faits qui prouvent la diminution de l'énergie fonctionnelle de la respiration : c'est d'abord le fait de l'apport moindre du sang aux poumons comme à tous les autres organes de l'économie, sous l'influence de l'anémie coloniale, fait admissible *à priori*, mais démontré par les pesées de Parkes et de F. Bengal, desquelles il résulte que le poids des poumons des Européens morts dans l'Inde est inférieur à celui des mêmes organes chez les individus de la même race, succombant en Angleterre ; c'est en outre le fait de la déchéance de la respiration au point de vue du nombre des inspirations exécutées en une minute.

3. Fonctions de la circulation. — Les modifications apportées aux caractères du pouls dans la zone torride sont assez bien établies.

Toutefois, ici encore, les observateurs ne partagent pas la même manière de voir au sujet de ce qui se passe pendant les premiers temps du séjour : quant aux changements qui se rapportent à un séjour prolongé, ils sont établis par une loi au sujet de laquelle

(1) *Influence du régime, du climat et des longs voyages sur la santé et les maladies des marins. Arch. de méd. nav.*, 1869, 2e sem. — Du même auteur : *Modifications physiologiques produites par les changements de climat. Arch. de Méd. nav.*, 1872, 1er sem. et 1874, 1er semestre.

on ne constate aucun désaccord parmi les observateurs. Enregistrons les résultats énoncés dans divers travaux avant de les mettre en discussion.

« La circulation s'accélère (pendant les premiers temps du séjour) ; mais, fait important à noter, les pulsations artérielles offrent le plus souvent de la mollesse. » (Souty) (1).

« Les pulsations de la radiale ont généralement moins de résistance au doigt, mais elles ne sont pas notablement plus fréquentes qu'en Europe. » (Après plus d'un an de séjour) (R. Gestin) (2).

« Le pouls est plus rare pendant la première année de séjour, mais il acquiert ensuite une plus grande fréquence en même temps qu'un défaut de résistance au doigt. L'augmentation de la fréquence est d'un septième environ, le pouls passant de 72 pulsations à 84. » (Layet) (3).

« Le pouls diminue de vitesse sous les tropiques (pendant les premiers temps du séjour) et perd plusieurs battements, deux et demi environ. » (Rattray) (4).

« Le pouls augmente de vitesse sous la zone torride (à toutes les époques du séjour) et le chiffre moyen des pulsations s'élève dans la proportion d'un quatorzième. L'élévation du rhythme du pouls s'accroît avec la température de l'air. » (Crevaux) (5).

« Souty, Gestin, Layet et le Dr Rattray paraissent avoir basé leur opinion sur un nombre assez restreint

(1) Souty, *Considérations générales sur les maladies des Européens dans les climats chauds.* Thèse de Montpellier, 1845.
(2) R. H. Gestin, *Influence des climats chauds sur l'Européen.* Thèse, Paris, 1857.
(3) Layet, *Étude d'hygiène intertropicale. Arch. de méd. navale,* 1877.
(4) Rathay, *Arch. de Méd. navale,* 1872, 1er semestre.
(5) Crevaux, *Résumé de 1727 observations sur le pouls.*

d'observations. Les expériences de Rattray, en particulier, ont été faites d'après les renseignements fournis par l'auteur, pendant un voyage, de soixante jours seulement, d'Angleterre à Bahia avec retour ; elles n'ont été recueillies que sur un seul sujet, à la mer où « le mouvement du navire, le temps, rendent impossible d'expérimenter, jour par jour, dans des conditions identiques, et par suite, empêchent d'obtenir des résultats tout à fait satisfaisants. »

Les observations du Dr J. Crevaux ont, au contraire, été instituées dans des conditions de nombre bien plus rigoureuses. Ce médecin n'en a pas fait moins de 1727 pendant une traversée de France à Montévideo, du 14 janvier au 10 avril 1874. D'après ces recherches, déjà publiées par Fonssagrives (1), le rhythme du pouls s'est accru avec la température, comme on peut le voir par le tableau suivant.

TEMPÉRATURE DE L'AIR.	NOMBRE DES PULSATIONS.	NOMBRE D'OBSERVATIONS.
26°	71,18	91
27°	71,00	170
28°	72,44	225
29°	74,12	284
30°	75,75	237
31°	79,74	»

En résumé, l'augmentation de la vitesse du pouls, à un moment plus ou moins éloigné du début du

(1) *Hygiène navale*, 2e édition. Paris, 1877.

séjour dans la zone torride, paraît beaucoup plus probable que toute autre modification. Il y a lieu cependant de ne pas conclure définitivement sur les expériences de Crevaux, de les répéter à différentes époques du séjour, et de tenir compte des idées émises par Layet et par Rattray, au moins pour les premiers temps de ce séjour.

Il faut bien le dire toutefois : si l'on rapproche des résultats énoncés par Crevaux ceux obtenus par l'expérimentation sur les animaux, l'augmentation de la fréquence du pouls, dès l'arrivée dans la zone torride, est bien près d'être démontrée. Dans les expériences de Magendie, la fréquence du pouls a toujours été en rapport avec la température à laquelle les animaux étaient soumis et aussi avec la durée du séjour dans l'air chauffé.

On remarquera, en outre, que la diminution de la tension artérielle, révélée par le défaut de résistance au doigt, la mollesse et la volatilité du pouls, ne fait de doute pour personne ; nous l'avons constatée bien souvent, dans la zone tropicale, en dehors de tout état morbide.

Ajoutons qu'elle est absolument d'accord avec les expériences de Marey, et avec la loi par laquelle cet observateur a établi que la diminution de la tension artérielle coïncidait avec la fréquence du pouls.

L'anémie plus ou moins profonde et compatible avec un état de santé satisfaisant, que déterminent la chaleur extérieure, la paresse digestive, la dépression de la respiration, les pertes sudorales, le défaut de mouvement, se comporte vraisemblablement comme toutes les anémies qui comptent parmi leurs symptômes ordinaires la vitesse du pouls et la diminution de la tension artérielle. Il n'est pas impossible, d'ailleurs, de réagir, par une bonne hygiène, contre ces changements fonctionnels de la circulation qui confinent parfois à la maladie, et qui peuvent en préparer l'éclosion.

4. Fonctions du sang : composition, température. — Le sang, tel qu'il coule dans le système vasculaire, se compose d'un liquide, le plasma, et d'éléments figurés microscopiques : — Corpuscules rouges, ou globules sanguins, disques circulaires bi-concaves, dont l'épaisseur moyenne est de $\frac{1}{600}$ de millimètre, et la largeur moyenne de $\frac{1}{150}$ de millimètre. — Corpuscules blancs ou globules blancs dont le diamètre est plus considérable de $\frac{1}{3}$ que celui des globules rouges et dont le nombre dans le sang est, en revanche, beaucoup moins grand, car on n'y trouve en général qu'un globule blanc pour 350 globules rouges. — Corpuscules graisseux, globules gras, très brillants, petits, solubles dans l'éther. — Corpuscules de pigment, globules pigmentés, irréguliers, noirâtres ou brunâtres, très peu abondants dans le sang normal.

Chimiquement, le sang contient de l'eau, de l'hémoglobine ou matière colorante, de l'albumine, de la fibrine, de la graisse, des sels minéraux, parmi lesquels domine le chlorure de sodium.

Le sang est le liquide nourricier par excellence : c'est lui qui absorbe, à travers les minces parois des capillaires du poumon, l'oxygène introduit dans la cavité thoracique par la respiration ; c'est lui qui charrie les solides et les gaz dont les transformations chimiques diverses, notamment les oxydations, produisent la chaleur animale.

Que devient le sang sous la zone torride ? Dire que sa masse diminue après un temps variable de séjour ;

que tous ses éléments, en bloc, sont moins abondants; que l'eau toutefois augmente relativement à la quantité des globules rouges, lesquels diminuent en outre, pendant qu'augmentent les globules blancs; que la fibrine diminue, etc., c'est avancer des faits certains *à priori*, mais dont aucun d'eux n'a été rigoureusement démontré par l'expérimentation. La pâleur du visage des Européens, celle des conjonctives palpébrales et oculaires, la perte de poids, la diminution de l'embonpoint, l'amaigrissement, la dépression de la vigueur musculaire, la moins grande énergie de la respiration, le goût moins prononcé pour les travaux de l'esprit, tout démontre le développement d'une anémie variable d'intensité suivant les individus, générale et définitive chez les acclimatés, plus ou moins rapide chez les nouveaux arrivés; mais la preuve hématologique de cette anémie est encore à fournir (1).

(1) Plusieurs de nos collègues s'occupent, à l'heure qu'il est, de donner une solution précise à cette question intéressante. Déjà le médecin professeur Mahé avait donné, dans son *Programme de Séméiotique et d'Etiologie des maladies exotiques*, des renseignements pratiques relatifs à l'examen du sang. Depuis l'époque où ces conseils ont été publiés, le Dr Malassez a perfectionné sa méthode, et je crois utile de reproduire ici, d'après cet observateur, la marche à suivre en pareil cas : Compte-globules à chambre humide graduée de Malassez, construit par Verick. Il se compose de :

1° Une lancette spéciale destinée à faire des piqûres superficielles à la peau.

2° Un flacon contenant la dilution à ajouter au sang; une solution de sulfate de soude à 5 p. 100, par exemple.

3° Un mélangeur Potain.

4° Une chambre humide graduée avec porte-objet et couvre-objet spéciaux.

5° Un compresseur porte-lamelle.

6° Des couvre-objets de rechange.

Le mode d'emploi est le suivant : on fait le mélange au moyen du mélangeur et on dépose une gouttelette de ce mélange sur le porte-objet de la chambre humide, puis on place immédiatement

La température du corps humain, étroitement liée à celle du sang, a été l'objet, en revanche, d'observations précises sous la zone torride. Les renseignements que nous possédons sur ce sujet nous permettent de poser aujourd'hui des conclusions suffisamment précises et qui peuvent se résumer dans la proposition suivante : la température du corps augmente un peu pendant les premiers temps de séjour dans la zone intertropicale, et diminue quand ce séjour se prolonge. En voici les preuves.

1° *Observations d'Eydoux et de Souleyet*. — Dix hommes de l'équipage de la *Bonite* ont été observés du mois d'avril 1836 au 6 novembre 1837. Le nombre des observations particulières s'élève à plus de 4,000. En avril 1836, le navire se trouvait à Rio-Janeiro, mais entre cette date et celle du retour en France, novembre 1837, les caps de Horn et de Bonne-Espérance ont été doublés, ce qui conduit à établir que l'équipage du navire n'a pas constamment séjourné

le couvre-objet. Peu d'instants après les globules tombent à la face inférieure de la cellule, et, si on examine la préparation, on voit les globules en même temps que la division micrométrique. Si l'on s'est servi d'une chambre humide graduée au 5ᵉ et d'un mélange au 100ᵉ, on compte tous les globules rouges compris dans un des réseaux du rectangle ; il suffit d'ajouter quatre zéros au nombre trouvé pour avoir le nombre de globules par millimètre cube de sang. Si le mélange est au 200ᵉ, au 300ᵉ ou au 400ᵉ, on compte les globules dans 2, 3, 4 rectangles, et à la somme on ajoutera toujours quatre zéros. Pour les globules blancs, on compte dans une rangée de dix carrés, c'est-à-dire dans la 100ᵉ partie, d'un millimètre cube avec un mélange au 100ᵉ, et l'on ajoute trois zéros au chiffre trouvé. — Nous ne saurions engager trop instamment nos jeunes collègues à se familiariser avec ces opérations de technique microscopique qui doivent être la base de recherches des plus intéressantes sur la constitution histologique du sang des trois races humaines dans la zone torride, soit dans l'état de santé, soit dans l'état de maladie.

dans la zone torride et qu'il n'y a jamais éprouvé les effets d'un long séjour, Or, il résulte des expériences d'Eydoux et de Souleyet « que la température moyenne donnée par les hommes observés au cap Horn, par 59° de latitude sud et par une température extérieure de 0° centigrade, ne présente qu'une différence approximative d'un degré avec la température moyenne donnée par les mêmes hommes dans le Gange, près de Calcutta, par une température extérieure de + 40° centigrades. Une variation de 40° dans la température extérieure n'a donc donné lieu qu'à une différence d'un degré, à peu près, dans la température des hommes observés. » Nous pouvons conclure de ces recherches que la température humaine s'élève quand on passe des zones froides dans les régions torrides.

2° *Observations de John Davy* (1845). — Elles ont été faites dans les mêmes conditions que les précédentes, c'est-à-dire pendant la durée d'un voyage analogue de Southampton à la Barbade. D'après J. Davy, la température organique s'élève, quand on passe d'un climat tempéré dans la zone torride, et cette élévation ne dépasse pas 1°,5.

3° *Observations de Brown-Sequard.* — Cet observateur a noté la température d'officiers et de passagers partis de Nantes au mois de février et passant sous l'équateur quelques semaines après. La température a été prise sous la langue. Au départ de France, elle était de 36°,6 ; sous les tropiques, elle atteignait 37°,9 d'où une différence de 1°,3 en faveur des tropiques.

4° *Observations de Montegazza.* — Elles ont été faites en prenant la température de l'urine excrétée et reçue dans des vases échauffés préalablement à 36°. Dans ces conditions, l'urine a de 1 à 2 degrés de plus que sa température normale, c'est-à-dire que celle des régions profondes du corps, 37°,5 environ. Mais je ne puis omettre de faire remarquer combien ce procédé d'examen est susceptible d'être entaché d'erreur.

5° *Observations de Rattray* (1872). — Recueillies pendant un voyage d'Angleterre à Bahia, avec retour, elles sont confirmatives des résultats fournis par les précédentes. D'après Rattray, le thermomètre placé sous la langue donnait 36°,3 en Angleterre et 37°,7 dans la zone intertropicale, d'où une différence de 1°,4 pour cette dernière région climatique.

6° *Observations de Guéguen* (1877). — Celles-ci, faites à la Guadeloupe, sur l'auteur lui-même, pendant la première année de son séjour, ont fourni des résultats qui sont, en quelque sorte, une transition entre ceux que nous avons enregistrés déjà et ceux qui sont relatifs à un séjour prolongé. Guéguen n'admet pas que les différences signalées par Eydoux, Souleyet, Davy, Brown-Sequard, Montegazza et Rattray, soient aussi considérables que ces auteurs le prétendent. Il a trouvé que la température de l'Européen aux Antilles n'excédait celle que l'on observe en France que de 0°,35. Mais n'est-ce pas un acheminement vers les effets hypothermiques produits par un séjour prolongé, et les conditions de séjour de quelques mois à la Guadeloupe, dans lesquelles se trouvait Guéguen, n'étaient-elles pas bien différentes de celles que crée un passage rapide d'une zone tempérée dans les climats brûlants, c'est-à-dire des conditions d'observation dans lesquelles se trouvaient les observateurs que j'ai cités avant Guéguen.

7° Les observations de Chisolm à Demerari, de Huillet à Pondichéry, de Celle aux Antilles, de Morehead dans l'Inde anglaise, sont toutes relatives à l'influence du séjour prolongé de l'Européen dans la zone torride. Dans ces conditions, la température organique s'abaisse de 1°,5 Farh., dit Chisolm pour Demerari, chez les colons hollandais. Ces résultats sont parfaitement en rapport avec la diminution des combustions respiratoires et l'affaiblissement du travail de nutrition. Au début du séjour, l'organisme lutte difficilement contre les températures élevées de l'atmosphère, le corps s'échauffe donc, et d'autant plus facilement que ces températures sont supérieures à 37° centigrades, car dans ces conditions « les rayons émis par le corps sont moins puissants que ceux qu'il reçoit » (Guéguen). Mais plus tard l'évaporation cutanée, qui est le modérateur de la chaleur corporelle, a pris droit de fonction, et de fonction réglée suivant les besoins : dès lors, l'organisme reste soumis aux conditions originelles de sa chaleur propre, c'est-à-dire aux fonctions bio-chimiques qui la produisent ; les combustions diminuant par le fait d'une alimentation moins abondante et d'une respiration moins active, la température organique s'abaisse parallèlement ; il ne pouvait en être autrement.

5. **Fonctions de la lymphe.** — Le liquide contenu dans les réseaux originels, les vaisseaux, les ganglions et les troncs terminaux du système lymphatique, provient de deux liquides composants, le chyle et la lymphe proprement dite. Le chyle est puisé périodiquement dans l'intestin, après chaque digestion, par les vaisseaux lymphatiques du canal intestinal et du mésentère ; la lymphe, proprement dite, est puisée dans les liquides de tous les tissus par les réseaux lymphatiques de toutes les autres régions. La lymphe complète que l'on recueille dans la partie

terminale du canal thoracique est donc un liquide mixte.

Cette lymphe complète, liquide blanchâtre, est constituée au microscope : 1° par des corpuscules lymphatiques, cellules lymphatiques, leucocytes ; 2° par des cellules graisseuses ; 3° par de très rares globules sanguins. Chimiquement elle se compose d'eau, de matières grasses, d'albumine, de matières fibrinogènes, de sucre, d'urée et de sels minéraux, spécialement de chlorure de sodium. Le chyle se différencie de la lymphe des autres régions par sa plus grande richesse en albumine, en graisse et en sels, tous éléments qu'il a reçus des substances alimentaires.

Ce que nous savons au sujet de l'influence des climats torrides sur les fonctions du système lymphatique, de la composition et de la quantité de la lymphe qui circule dans ce système, tant chez les gens de la race blanche, qui comptent un certain temps de séjour dans la zone intertropicale, que chez les individus appartenant aux races jaune et noire, ce que nous savons, dis-je, se borne à des assertions dont l'exactitude est probable, mais dont la démonstration rigoureuse n'a jamais été fournie. Le lymphatisme est commun chez l'Hindou ; tous nos collègues l'ont remarqué à bord des navires chargés du transport des immigrants, et Plomb en a fait ressortir les caractères, ainsi que la prédisposition qu'elle crée pour le béribéri, dans le groupe. Collas, Huillet et nos confrères de la marine et de l'armée anglaise ont signalé ce même tempérament, à terre, chez les peuples de l'Hindoustan. La même signature constitutionnelle est fréquemment visible, sinon toujours, chez les Indo-Chinois et dans presque tous les groupes de la race nègre. Le Dr Mazaé-Azéma y voit, pour les trois races humaines, une prédisposition à l'éléphantiasis et aux tumeurs lymphatiques. Mais, je le répète, tous ces faits sont jusqu'à ce jour des affirmations sans preuve de nature positive, et nous ne possédons aucun renseignement rigoureusement exact sur la question. Remarquons, en passant, que cette prédominance fonctionnelle du système lymphatique produite par l'appauvrissement du sang et la torpeur des actes de dénutrition, n'infirmerait en rien la doctrine parasitaire de l'éléphantiasis et des varices lymphatiques, car on peut toujours soutenir que l'infection filarienne se propagera avec plus de facilité dans un système devenu prédominant par la quantité extra normale du liquide qu'il contient, qu'elle ne le ferait dans les conditions normales.

6. Fonctions de la peau. — Une coupe verticale de la peau permet de constater, de l'extérieur à l'intérieur, les éléments constituants qui suivent : 1° les cellules superficielles constamment renouvelées de l'épiderme ; 2° les cellules profondes dont les plus intérieures, celles qui confinent au derme, contiennent le pigment abondant du nègre ; 3° le derme ou couche résistante qui contient les glandes sécrétant la sueur ou glandes sudoripares ; celles qui produisent le sebum cutané ou matière grasse, dites glandes sébacées ; la racine des poils ; des vaisseaux, des nerfs, du tissu conjonctif.

Au début du séjour sous les tropiques, la peau augmente d'épaisseur sous l'influence de la turgescence de ses vaisseaux capillaires et de l'augmentation des produits des glandes sudoripares et sébacées. L'étroitesse des vêtements et surtout des chaussures, a été observée par tout le monde. Plus tard la peau s'amincit, elle prend une coloration brune par production plus abondante du pigment ; fréquemment elle devient exsangue et pâle, ce qui tient à l'anémie progressive et à la diminution de la masse du sang.

La sueur est sécrétée en abondance sous les tropiques ; c'est un fait banal que Rattray s'est efforcé de rendre plus précis en établissant par des calculs, déduits de ses expériences, que la capacité vasculaire de la peau et sa sécrétion sudorale croissaient de 24 p. 100, tandis que la capacité vasculaire des reins et la sécrétion urinaire diminuait de 17, 5 pour 100.

Le rôle de la sueur, sous la zone torride, est des plus importants. Ce liquide, en effet, répandu sur toute la surface du tégument externe, s'y évapore en empruntant de la chaleur latente à l'organisme et en rafraîchissant par conséquent ce dernier. Sans ces phénomènes, l'accumulation de la chaleur organique serait continue, le rayonnement du corps étant faible, sous la zone torride, dans les circonstances ordinaires, et nul quand la température est très élevée. L'exagération de fonction des glandes de la sueur rend compte du développement des bourbouilles, et de ce fait découlent des règles hygiéniques appropriées. Nous les formulerons ailleurs.

La sécrétion du sebum est beaucoup plus abondante que dans les climats tempérés, et c'est là encore une accommodation au climat torride, car cette matière grasse protège en partie le tégument externe de l'influence nuisible de rayons solaires trop ardents (1).

La pigmentation quelquefois très intense de la peau du blanc est liée à l'action stimulante du soleil, car

(1) On peut fournir, à ses dépens, une démonstration évidente de l'influence bienfaisante de la matière sébacée du visage, si par imprudence, au milieu d'une course de jour dans la zone torride, on enlève cette matière par un lavage à l'eau fraîche. Les nègres des Antilles ne manquent pas de mettre en garde les Européens contre cette pratique : sinon, un fort coup de soleil est inévitable.

elle disparaît par le retour en Europe, de même qu'elle diminue progressivement, chez le nègre qui vient habiter les zones tempérées.

7. Fonctions des reins. — L'urine normale contient essentiellement de l'eau et de l'urée, et cette dernière substance représente le plus important des produits qui résultent de la destruction des albuminoïdes introduits dans l'organisme par l'alimentation.

Avant les recherches précises de Moursou publiées dans les *Archives de Médecine navale* de septembre 1881, les notions relatives aux modifications que subit la fonction urinaire dans la zone torride se bornaient à la constatation de la diminution, en quantité, de l'urine sécrétée en vingt-quatre heures, de la concentration de ce liquide et de l'augmentation de sa densité. Moursou a éclairé la question d'un jour tout nouveau, comme nous avons déjà eu l'occasion de le dire à propos de la fonction hépatique dans ses rapports avec l'élimination de l'urée par les urines ; il a dirigé des recherches sur lui-même pendant toute une traversée de Toulon à Saïgon avec retour et s'est astreint, pour se placer dans les meilleures conditions possibles, à un régime et à des occupations journalières uniformes.

De cette expérimentation si bien conduite, on peut conclure avec l'auteur : 1° qu'en passant d'un climat tempéré à un climat chaud, la densité des urines a augmenté ; que leur poids a diminué d'un peu plus du quart ; que la quantité des matières extractives a été moins élevée, d'un huitième environ, la diminution portant tout entière sur l'urée, tandis que le poids des autres matières solubles est resté à un chiffre stationnaire ; 2° que le passage subit du corps humain des zones torrides où il était resté plus de deux mois à un climat relativement froid a produit sur la quantité des matières extractives, et en particulier de l'urée, la diminution des autres matières extractives ; d'où il suit que l'urée étant un produit de combustion plus avancée que les autres matières extractives, l'oxydation des tissus, par le fait du passage de la zone torride dans une zone relativement froide, a été plus complète et plus profonde. Nous avons dit ailleurs, à propos des modifications que subissent les fonctions digestives, que ces résultats concordent avec la diminution de l'activité du foie, dans les pays torrides, doctrine qui nous paraît démontrée par plusieurs ordres de faits.

8. Nutrition générale. — De l'ensemble des phénomènes que nous venons d'étudier en passant en revue les appareils de la nutrition, il découle naturellement que cette fonction générale est amoindrie dans les pays torrides. Les preuves de ce fait se trouvent dans la perte relative de l'appétit, la moins grande ingestion d'aliments, la digestion moins active de ces substances, l'énergie moindre de la respiration, le défaut de résistance du pouls et l'abaissement de la température du sang, au bout d'un certain temps de séjour, la diminution du chiffre de l'urée dans les urines. L'amaigrissement ou au moins la perte légère de l'embonpoint et la diminution du poids du corps constatée par Rattray achèvent de démontrer que l'organisme subit, sous la zone torride, une sorte de déchéance nutritive contre laquelle il est indispensable de se tenir en garde.

9. Innervation. — Fatigue rapide, goût de la sieste, c'est-à-dire de cette somnolence inutile et pernicieuse, quoiqu'on ait dit, qui supprime fréquemment l'appétit du soir et le sommeil nocturne, tels sont les effets de la chaleur tropicale sur l'innervation motrice. Une hygiène bien entendue combat aisément cette tendance de l'organisme à se déclarer tous les jours vaincu par la chaleur torride.

La sensibilité générale subit également des atteintes, si on n'y prend garde ; mais ici, il n'y a pas un effet direct des influences thermiques ; c'est par la voie détournée de l'anémie que le système nerveux se révolte, et dès lors apparaissent les diverses manifestations du nervosisme, malaises, douleurs vagues, névralgies localisées, formes nerveuses des maladies communes. Quant aux sens spéciaux, l'abus des épices affadit le goût, la trop vive excitation lumineuse conduit aux troubles de la vision : c'est toujours affaire d'hygiène mal réglée.

Les travaux intellectuels sont incontestablement plus pénibles que dans les climats tempérés ; mais sous la zone brûlante il est aussi des heures pour le travail et une hygiène de l'esprit qui aplanit bien des obstacles dus au climat, et particulièrement à la chaleur. Que d'œuvres de toute nature, récits et notes de voyage, observations et travaux d'astronomie et d'histoire naturelle, inspirations poétiques, ont été pensées et écrites sous la zone torride !

10. Fonctions de la génération. — Les climats brûlants excitent, dit-on, les fonctions génésiques. Je n'y vois pas, pour ma part, une influence de nature météorologique, de la chaleur, par exemple. Les nègres et les mulâtres sont, dit-on, voluptueux à l'excès ; je ferai remarquer que l'Européen, dans les climats tempérés, ne leur cède en rien sous ce rapport, malgré les dangers de toute nature qu'il court de ce chef. En fait, cette excitation tient aux mœurs, au contact du blanc avec des races inférieures, toutes prêtes d'instinct à un métissage qui leur plaît, leur profite ou les honore, suivant l'occurrence. Ce métissage contient-il en germe l'humanité future ? Je suis de ceux qui le croient : quoi qu'il en soit de cette grosse question que nous retrouverons ailleurs, il n'en est pas moins bien établi, qu'en pays torride la fonction de la génération est, pour l'Européen, l'une de celles dont il faut impérieusement proscrire l'abus : la conservation de la santé est étroitement liée à cette prescription de l'hygiène individuelle, car l'excès sexuel est une des causes les plus puissantes de la débilitation organique dans la zone inter-tropicale.

CHAPITRE III

ACTION PATHOGÉNIQUE

Je passerai successivement en revue, dans ce chapitre, la formule de chaque élément constituant des climats torrides et l'influence pathogénique qui en dérive. Les grandes divisions de cette étude devront donc se conformer à la définition générale des climats et comprendre les influences qu'exercent l'atmosphère, le sol, la faune, la flore et les hommes eux-mêmes, dans toute l'étendue de la zone intertropicale.

ARTICLE PREMIER

ATMOSPHÈRE.

J'envisagerai cet élément climatique au point de vue multiple de la température, des saisons, de la pression atmosphérique, des vents, de l'humidité, des pluies, de la lumière, de l'électricité, de la composition.

§ 1. — Température.

1. Les moyennes thermiques annuelles dans les pays torrides sont toujours élevées. Pour quelques-uns des climats partiels, on peut se faire une idée générale de leur torridité par les chiffres suivants qui ne valent toutefois que ce que valent les moyennes.

Sénégal	24°,00
Réunion	24 ,71
Taïti	24 ,79
Mayotte	25 ,25
Antilles	26 ,00
Guyane	27 ,89
Pondichéry	28 ,34
Cochinchine	28 ,66
Manille	29 ,70

2. Les moyennes mensuelles ne présentent pas un écart très considérable, et à ce point de vue on peut avancer que tous les climats torrides sont constants : toutefois, cet écart subit des variations suivant les localités. Ainsi, au Sénégal, la température moyenne de décembre, c'est-à-dire du mois le plus froid, est de 19°, 2 et celle de septembre, le mois le plus chaud, est de 27°,5, soit 8°,3 d'écart. Nous verrons ultérieurement, à propos de l'acclimatement dans les climats partiels, que c'est là une des plus fortes différences mensuelles que l'on constate sous la zone torride. A la Guyane, en effet, la température de mars, 26°,3, minimum de l'année, ne diffère de celle du mois le plus chaud de l'année, celui d'octobre, que par un écart de 2°,3. Aux Antilles, la moyenne de janvier est de 25°,70, et celle du mois d'août de 27°,36, soit 1°,66

seulement d'écart entre les deux mois extrêmes. Ce sont bien là les caractères des climats constants. Déjà, toutefois, dans la comparaison des températures moyennes des douze mois de l'année, on se rend compte de l'existence, sous la zone torride, de deux saisons principales qui absorbent presque tout l'intérêt, l'une chaude, l'hivernage, l'autre fraîche : nous y reviendrons.

3. Les moyennes comparées du jour et de la nuit présentent, de même, un assez faible écart dans les conditions météorologiques ordinaires, et malgré le rayonnement nocturne qui n'acquiert une grande intensité que dans des circonstances spéciales. Borius (1) a démontré, pour Gorée, que les moyennes des oscillations nyctémérales, pendant l'année 1859, n'ont été que de 6 degrés, pendant qu'à Brest, en pleine zone tempérée, elles atteignaient le chiffre de 10 degrés. Il y a donc là encore un caractère de constance thermique, pour les climats de la zone torride.

4. Deux éléments importants de la climatologie tendent, sous les latitudes brûlantes, à mobiliser la colonne thermométrique : je veux parler de l'altitude et des vents. L'altitude joue, à ce point de vue et sous beaucoup d'autres rapports que je signalerai, un rôle hygiénique tel, que presque toujours elle assure à elle seule l'acclimatement de la race blanche et aussi celle des autres races. Les vents, de leur côté, influencent aussi d'une manière très sensible, par leur nature, leur intensité et leur direction, la température saisonnière, aussi bien que celle d'un moment plus ou moins précis du nycthémère. Les uns, comme le *norte* du Mexique, des Philippines, etc., comme l'*harmattan*, vent

(1) *Recherches sur le climat du Sénégal*, ouvrage couronné. — Article SÉNÉGAMBIE du *Dict. encycl. des sciences médicales.*

de nord-est de la saison fraîche sur la côte occidentale
d'Afrique, comme la *tornade* à son déclin, sur cette
même côte, rafraîchissent l'atmosphère et impression-
nent parfois l'organisme jusqu'au grelottement : les
autres, tels que le *simoun*, vent du nord-est du printemps de la Sénégambie, le *vent du sud* des Antilles, etc.,
élèvent au contraire la colonne thermométrique et
confinent souvent dans leurs demeures les Européens
comme les indigènes.

Les températures élevées agissent, par un mécanisme
différent, dans la genèse d'un grand nombre de maladies
tropicales.

1. Les rayons solaires directs déterminent les diverses
variétés du coup de soleil et exaspèrent les dermatoses
chroniques existantes. Sous le nom générique de coup
de soleil, d'ailleurs, on observe des érythèmes simples
ou fébriles, avec ou sans desquamation, des éruptions
vésiculeuses de la classe des eczémas, déterminées par
l'irritation spéciale des glandes sudorales, des érysi
pèles souvent fébriles, des éruptions de miliaire rouge,
des bulles de pemphigus aigu, de larges phlyctènes
absolument semblables à celles que produit l'application des sparadraps vésicants. Dans toutes ces circonstances, les régions de la peau non couvertes habituellement ou accidentellement d'un tissu protecteur,
sont soumises à l'action d'un agent irritant, le rayon
solaire calorifique, qui appelle, à la surface des téguments, les liquides sanguin et lymphatique des réseaux
superficiels, produit la congestion de ces deux ordres
de vaisseaux, provoque au moins la rougeur conges-
tive de l'érythème simple, et parfois, quand il y a
érysipèle et phlyctène, l'issue des globules blancs
dans les mailles du derme et les espaces intercellulaires
de l'épiderme, ainsi que la prolifération de ces globules.

Mais les rayons solaires directs ne bornent pas toujours leurs effets au revêtement cutané. Dans quelques cas, lorsque l'action a été intense, ou lorsque quelque circonstance adjuvante, comme l'alcoolisme aigu ou chronique, est venue la renforcer, on voit survenir la congestion profonde du système vasculaire de la tête, laquelle se révèle par des céphalées locales ou généralisées, par des migraines, des vertiges, des illusions, des hallucinations, des coryzas, des épistaxis. par la congestion cérébrale classique, par l'apoplexie méningienne ou cérébrale et la méningite aiguë elle-même.

L'influence irritante des rayons du soleil sur les lésions existantes de diverses dermatoses n'est pas moins évidente. Nombre de poussées érysipélateuses, dans l'éléphantiasis des régions découvertes, particulièrement des membres inférieurs et de la face, sont dues à un oubli ou à l'ignorance de cette irritation topique, d'où souvent, dans l'espèce, aggravation consécutive de la tumeur éléphantiasique.

2. La chaleur tropicale proprement dite, ou en d'autres termes, la température atmosphérique considérée à un autre point de vue que la radiation solaire, a un grand nombre d'effets pathogéniques qu'il convient de grouper sous plusieurs chefs.

Elle exaspère les fonctions sécrétoires de la peau et détermine, nous l'avons déjà vu, la papulo-vésicule des bourbouilles, et l'éruption furonculeuse localisée ou générale. Dans le premier cas, c'est à l'appareil sudoripare excité dans ses fonctions, et laissant ruisseler la sueur par tous ses orifices cutanés, qu'est due l'incommodité prurigineuse plutôt que la maladie des bourbouilles; dans le second, il s'agit de l'appareil sébacé, le furoncle n'étant autre chose, sous toutes les latitudes, que l'inflammation d'une ou de plusieurs glandes *à sebum*.

Elle s'oppose aux pertes physiologiques du calorique organique, rayonnement normal du corps dont la température extérieure règle les proportions. Si cette radiation corporelle ne s'exécute pas, et le fait n'est que trop fréquent dans la mer Rouge, le Sahara, la Sénégambie, dans les plaines du Soudan et de l'Hindoustan, la chaleur organique accumulée blesse ou tue par des mécanismes divers : inertie cardiaque, congestion pulmonaire, congestion cérébrale ; la sueur alors n'est plus sécrétée, aucune évaporation salutaire ne vient abaisser la température du patient, et si l'affusion fraîche, la ventilation énergique sur toute la surface du corps ou l'ingestion des boissons froides, aidées des moyens médicaux appropriés à la forme de l'accident, ne viennent en aide à l'organisme, c'en est fait de lui.

Les chaleurs élevées ont un puissant effet sur les fonctions digestives : elles en affaiblissent l'énergie en diminuant le besoin de la réparation organique et si, dans ces circonstances, une conduite hygiénique de la digestion n'apporte un remède efficace aux effets de la chaleur, on voit survenir les diverses formes de la dyspepsie, la constipation, la diarrhée passant facilement à l'état chronique, la dysenterie et l'hépatite *ab ingestis*. « Il est d'usage dans l'Amérique espagnole, dit Celle (1), de faire quatre repas par jour, que j'appellerai fondamentaux..... Mais ce n'est pas tout : dans les courts intervalles de ces repas..... l'on se bourre toute la journée de fruits, de sucreries et de grandes quantités de boissons rafraîchissantes, de

____

(1) *Hygiène pratique des pays chauds*, p. 252.

telle sorte que l'estomac n'a point un instant de repos..... Il en résulte, à la longue, que le pylore perd
sa contractilité et laisse passer, sans chymification
préalable, les aliments, de même que dans les diarrhées continues, le sphincter du rectum devient inerte
et n'oppose plus aucun obstacle à la sortie des matières excrémentitielles. Les aliments, dis-je, passent
non complètement élaborés, et alors il se produit
une affection particulière que l'on pourrait appeler
diarrhée pylorique...... Rien n'accuse la maladie
qu'une légère fatigue empreinte sur les traits et que
l'on ressent dans les membres inférieurs..... Peu à
peu les évacuations augmentent, se liquéfient davantage, sont précédées de coliques plus fortes ; enfin, au
bout d'un temps plus ou moins long, deux ou trois
mois par exemple, une diarrhée persistante s'établit,
muqueuse et bilieuse d'abord, puis mélangée de stries
de sang, accompagnée de ténesmes douloureux.....
Les intestins de personnes mortes de cette affection
m'ont offert des signes évidents d'inflammation chronique, et le côlon particulièrement m'a toujours présenté sa muqueuse épaisse et couverte çà et là de
petites ulcérations... Cette maladie est extrêmement
insidieuse par cela même que les premiers temps de
son existence ne sont signalés par aucun symptôme
fâcheux. Plus tard elle devient incurable..... Je dis
donc que cette maladie est très insidieuse parce qu'elle
est généralement méconnue et qu'on attribue à une
indisposition passagère les phénomènes qui signalent
les premiers temps de son début (1). »

(1) Ce tableau de Celle, de l'une des formes cliniques de la diarrhée dysentérique des pays chauds, qu'elle soit de Cochinchine,
du Sénégal, des Antilles ou de l'Inde, qui de nous ne l'a vu et n'a
dû lui assigner souvent le même point de départ que Celle, l'igno-

La diarrhée, comme la dyssenterie et l'hépatite, n'a pas sa cause exclusive dans les infractions, — erreurs ou écarts, — à l'hygiène de la digestion ; mais ces erreurs et ces écarts sont pour beaucoup dans la fréquence de ces maladies, je ne saurais trop le répéter pour l'avoir constaté souvent. A cet égard, du reste, le témoignage des médecins de la marine et de nos collègues de l'armée tend à devenir unanime. On croit moins aujourd'hui à la nature toujours infectieuse de la dysenterie, bien qu'il ne soit pas douteux que, sous tous les climats, cette affection ne puisse être le résultat de l'absorption d'un miasme de putréfaction animale analogue à l'infectieux d'amphithéâtre qui en est quelquefois la cause en France ; mais on attribue plus volontiers son éclosion, dans les pays torrides, en s'appuyant sur des faits précis, aux repas trop copieux confiés à des organes dont la chaleur tropicale a tari les sécrétions et paralysé les mouvements, à l'abus des boissons aqueuses, des fruits aqueux et acidules, des eaux saumâtres, des vins et des liqueurs alcooliques introduits dans des cavités frappées relativement d'inertie fonctionnelle par les hautes températures.

De la dysenterie à l'hépatite, il n'y a qu'un pas à franchir ; et ces deux affections, fréquemment concomitantes, ayant d'ailleurs pour théâtre deux muqueuses du même appareil, ont souvent le même point de départ étiologique. Je crois avoir prouvé dans un autre chapitre que le foie, dans les climats torrides,

rance ou l'insouciance des effets dépressifs de la chaleur sur l'énergie digestive ? Que de décès, que d'infirmités à mettre au compte de l'infraction à cette règle de l'hygiène alimentaire qui consiste dans la nécessité de réduire son régime sous les tropiques, quand les effets de la chaleur torride ne sont pas combattus par des moyens appropriés !

était, contrairement à la tradition, dans un état de fonctionnalité moindre que dans les autres zones climatiques : c'est encore la chaleur tropicale qui en est la cause, pour les raisons que j'ai longuement énumérées et que confirment les faits d'observation. Il convient donc de respecter cette inertie relative et de ne pas demander à l'appareil hépatique plus qu'il ne lui est possible de faire. Or, d'après Annesley, il faut accuser, dans la genèse de l'hépatite, « en première ligne les excès de nourriture, les aliments épicés qui surchargent l'estomac et entraînent des troubles digestifs » ; d'après Sachs, « cette grave affection naît sous l'influence du climat, par l'excès d'une nourriture substantielle, stimulante et non seulement par l'abus, mais même par l'usage habituel des spiritueux. Tous les observateurs des temps anciens et modernes sont d'accord sur ce point. Déjà Bontius, au dix-septième siècle, attribuait la fréquence de l'hépatite et des abcès du foie (particulièrement aux Indes néerlandaises) à l'abus de l'arak. *Potus ille maledictus arak!* La même cause déplorable détermine fréquemment l'hépatite interstitielle, la cirrhose et la dégénérescence graisseuse du foie, si connue des médecins dans les pays intertropicaux. » (Sachs, commenté par Van-Leent.)

En résumé, les hautes températures exagèrent la sensation de la soif, tempèrent celle de la faim, diminuent la nécessité de la réparation organique, et dès lors, si un aliment indigeste, irritant ou trop copieux, si une boisson impure ou trop abondante viennent demander à l'appareil digestif ou à ses annexes un travail d'élaboration et d'absorption qu'ils ne sont plus en état de fournir, la voie est ouverte pour l'éclosion des maladies de la digestion dont je viens de parler.

Ce n'est pas, je le dis de nouveau, qu'elles ne puissent pas pénétrer dans l'organisme par une autre porte d'accès, et qu'à l'exemple de la pneumonie vulgaire, elles ne relèvent de causes multiples. Il nous suffit de savoir que celle que nous invoquons est fréquente et qu'il y a lieu d'en éviter les effets.

L'action de la chaleur tropicale sur la nutrition n'est pas moins évidente et moins dangereuse. L'anémie physiologique est la caractéristique de la constitution du créole blanc. L'anémie morbide essentielle, c'est-à-dire celle qui, n'étant pas liée à une maladie définie antérieure à elle, relève uniquement de l'influence déglobulisante de la température, n'est que trop fréquente chez l'Européen. Cette anémie se développe sous la zone torride parce que les conditions thermiques diminuent l'activité digestive, exagèrent les pertes sudorales, affaiblissent l'énergie respiratoire et réduisent la tonicité cardiaque et vasculaire. Saint-Vel, ai-je dit ailleurs (1), estime qu'aux Antilles l'anémie primitive qui frappe la race noire comme la blanche, et le sexe féminin de préférence, relève de causes qui ne sont pas toujours les mêmes, suivant les races : chez le nègre, l'anémie tient à son alimentation insuffisante, à l'usage des eaux de mares, à l'abus des alcooliques; chez le blanc, il convient plutôt d'incriminer les influences climatériques qui tendent à diminuer le champ de la respiration, à affaiblir l'hématose, à rendre languissantes les fonctions digestives. Aux Antilles, la seconde enfance des petits créoles blancs lui a paru plus prédisposée à l'anémie que la première, les influences climatériques agissant avec plus d'intensité sur l'enfant à mesure qu'il grandit.

. (1) *Eléments de pathologie exotique*, p. 600.

De même, la chlorose est beaucoup plus fréquente sous la zone torride que partout ailleurs, dans la race blanche.

C'est encore à cette anémie, aussi bien d'ailleurs qu'à toutes celles qui peuvent dériver d'une maladie déterminée, que l'on doit la fréquence et le rapide développement de la tuberculose, chez toutes les races, dans les climats brûlants. La tuberculose pulmonaire a deux facteurs : la misère organique héréditaire ou acquise, et l'action des vicissitudes atmosphériques : la première joue un rôle immense dans la zone torride, relativement à la seconde. Si les groupes humains des climats de cette zone, Indiens, Indo-Chinois, Polynésiens, nègres de l'Afrique et de l'Amérique intertropicales sont, sur beaucoup de points, décimés par la tuberculose, c'est lorsqu'ils sont misérables, c'est-à-dire dégradés par l'esclavage, la syphilis, l'alcoolisme, le libertinage, la faim et toutes les autres causes de déchéance organique. Le refroidissement, qui n'est pas rare, dans le cours des deux saisons principales, joue sans doute, sous la zone torride, son rôle agressif ordinaire ; mais c'est là le dernier acte d'un drame dans lequel la débilité organique ouvre la scène. J'en ai fourni ailleurs bien des témoignages autorisés (1). De même la tuberculose qui « galope dans les pays chauds » (J. Rochard), chez les soldats et les marins de France, d'Angleterre, de Hollande, etc., qui en ont apporté le germe d'Europe, évolue, surtout, sous l'influence de l'affaiblissement organique que cause le séjour sous les tropiques, et qu'ont déterminé les sueurs abondantes, l'inappétence, l'habitation dans des localités sans altitude, pont des navires, littoral des pays torrides,

____

(1) Voy. *Éléments de pathologie exotique, Phthisie pulmonaire.*

c'est-à-dire, en un seul mot, la chaleur tropicale, en y ajoutant les ennuis des longues campagnes, les fatigues du service, le regret de la patrie, les influences débilitantes de l'alcool et des excès génésiques.

La prédominance du système lymphatique sur les deux autres systèmes circulatoires constitue au moins une prédisposition aux maladies que j'ai désignées, dans un autre livre, sous le titre provisoire de lymphoses, éléphantiasis des Arabes, érysipèles graves, tumeurs lymphatiques, hématurie chyleuse, et dont l'étiologie soulève des problèmes non encore résolus. A-t-on décidément affaire, dans la genèse des maladies de ce groupe, à des affections parasitaires que caractériserait la présence du distome de Bilharz, de la filaire de Wucherer à l'état d'embryon, et de la même filaire découverte à l'état adulte par Bancroft, ou à des maladies d'origine purement lymphatique qui compteraient parmi leurs causes principales les influences dénutritives des hautes températures? Le parasitisme est possible, mais il n'est pas démontré, et les idées du Dr Mazaé Azéma, de la Réunion, pays de lymphatisme indigène et d'éléphantiasis, conservent toute leur valeur jusqu'à plus ample informé.

Pour ce médecin, anémie et lymphatisme sont les attributs manifestes des éléphantiasiques, et ce lymphatisme créole a pour facteurs les influences anémiantes du soleil torride, de l'intoxication palustre, de l'alimentation insuffisante ou mal dirigée, de la syphilis, etc. Si à toutes ces causes prédisposantes on ajoute l'action irritante topique des rayons solaires, la présence d'une plaie, d'une piqûre, d'une maladie de la peau, un érysipèle superficiel ou, en d'autres termes, une dermite à tendance lymphangitique se développera et constituera, par lymphites successives, la maladie

des éléphantiasiques. Quant aux tumeurs lymphatiques, aux lymphangiectasies, elles seraient aussi une
conséquence de l'état d'engorgement du système lymphatique, au moins à la Réunion. Les pays chauds, dit
le Dr Mazaé Azéma, prédisposent aux maladies de ce
système, d'où l'éléphantiasis et les varices lymphatiques : le premier est fébrile, les secondes apyrétiques ;
l'éléphantiasis est inflammatoire, les varices ne le sont
pas. La chaleur tropicale fait languir la nutrition et
engorge les voies lymphatiques, la pesanteur entrave la
circulation de ce système et dilate les réseaux et les
troncs vasculaires, et cette dilatation est favorisée, d'une
part, par la faiblesse tonique des parois vasculaires dans
les pays chauds, de l'autre, par l'augmentation de la
quantité de lymphe sous l'influence d'une nutrition
languissante. Les ganglions superficiels sont surtout
atteints parce qu'ils sont libres de se dilater, et parce
que l'évacuation de leur contenu n'est pas favorisée
par les contractions musculaires qui agissent plutôt
sur les ganglions profonds. Ajoutons que les tumeurs
disparaissent souvent par les progrès de l'âge, ce qui
est un argument peu favorable à la doctrine parasitaire
soutenue par les adversaires du Dr Mazaé Azéma.

Quant à l'hématurie chyleuse, j'ai montré dans un
autre livre que sa coïncidence avec les pays torrides
ne pouvait faire l'objet d'un doute : reste l'interpréta-
tion de cette coïncidence. Est-ce la haute température
qui, agissant par elle-même, produit l'anémie, ralentit
les fonctions de dénutrition, entraîne l'embarras et la
surcharge des voies lymphatiques et détermine finalement l'excrétion de la lymphe par les voies urinaires ?
Le fait est que l'influence des températures élevées est
réelle, car non seulement la maladie se déclare très
souvent pendant les mois les plus chauds de l'année,

mais il est en outre d'observation, que les hémato-chyluriques voient fréquemment leur maladie disparaître pendant le cours d'un voyage en Europe, surtout s'il a lieu en hiver. Il est vrai que pour les partisans de la doctrine parasitaire les hautes températures sont une condition favorable à la pullulation des micro-organismes parasites, soit, dans l'espèce, du distome de Bilharz et de la filaire de Wucherer (1).

Les érysipèles dits infectieux des pays chauds ne relèvent-ils pas aussi des causes invoquées par le Dr Mazaé Azéma?

Les recherches précises d'histologie pathologique dans l'érysipèle vulgaire, inaugurées en 1868 par Vulpian (2), ont fait d'abord entrevoir que cette maladie ne consistait pas seulement en une congestion sanguine du derme avec exsudation séreuse, mais encore en la présence d'une quantité considérable de globules de lymphe siégeant irrégulièrement, çà et là, dans le tissu malade. Wolkmann et Stender ont constaté les mêmes faits à la même époque, et appliquant au processus de l'érysipèle la théorie de Conheim, ils ont cru pouvoir avancer que les globules blancs extravasés provenaient exclusivement des capillaires sanguins qu'ils abandonnaient en passant au travers de leurs parois. J. Renaut a creusé plus profondément la question. S'appuyant sur l'examen anatomique d'un grand nombre de pièces recueillies sur des sujets morts d'é-

______

(1) Faisons remarquer, à ce propos, que l'on a incriminé deux parasites, bien que la maladie soit une. Il est vrai que, d'après certains faits cliniques, le distome paraît lié à l'hématurie et la filaire à la chylurie. Mais n'a-t-on pas signalé la filaire seule dans des cas d'hémato-chylurie, c'est-à-dire de maladie complète : nous avons, pour notre part, été témoins du fait à Brest. La doctrine du parasitisme devra donner des explications nettes de ces faits avant de constater son triomphe.

(2) *Archives de Physiologie,* 1868.

rysipèle, soit spontané, soit traumatique, il a démontré que la maladie était histologiquement caractérisée : 1° par l'infiltration des globules blancs issus des capillaires sanguins et déterminant en partie l'œdème et la phlyctène ; 2° par la prolifération des cellules fixes du tissu malade, d'où l'induration concomitante ou consécutive des érysipèles intenses. Les globules blancs extravasés étant repris ultérieurement par les vaisseaux lymphatiques peuvent les enflammer, si ce travail est très actif, et déterminer des endo et des périlymphangites (1).

Ces faits anatomiques étant donnés, si on remarque que, dans les pays torrides le sang contient, relativement au nombre des globules rouges, plus de globules blancs que dans les pays tempérés ; si on admet en outre, avec le Dr Mazaé Azéma, que le système lymphatique est naturellement engorgé par le fait du climat, quoi de plus explicable que la gravité fréquente des érysipèles sous ces latitudes, les uns tendant à constituer l'éléphantiasis, les autres évoluant comme les lymphites superficielles ou profondes et prenant parfois, comme à Rio-Janeiro, le caractère infectieux ? La doctrine parasitaire résout encore cette question par la présence de la filaire du sang humain, mais les arguments qu'elle invoque ne sont pas, jusqu'à ce jour, démonstratifs, et l'on peut toujours considérer la présence de la filaire comme une coïncidence et non comme un caractère causal certain.

Les températures torrides agissent directement sur l'innervation générale en brisant les forces, en provoquant le goût de la sieste et de l'inaction diurne, habitudes plus nuisibles sous la zone tropicale que

(1) *Recherches anatomiques sur l'érysipèle et les œdèmes de la peau.* J. Renaut, *Arch. de Physiologie normale et pathologique.*

partout ailleurs, car elles conduisent directement à
l'inappétence et à l'insomnie, c'est-à-dire à l'anémie
tropicale. Provoquant d'ailleurs cette anémie par les
effets divers que nous avons indiqués déjà, les chaleurs
élevées conduisent l'organisme à la névrose, d'où ces
migraines, ces gastralgies, ces bronchites à forme ner-
veuse, assez communes dans les pays chauds et particulièrement tenaces (1).

Les vicissitudes accidentelles de la température
atmosphérique et les refroidissements qui sont consécutifs à leur influence ou à tout autre mode de réfrigération organique étranger à l'état de l'atmosphère,
ont, dans les climats brûlants, des effets au moins
aussi désastreux que l'élévation thermique absolue.
Toutefois, il est d'observation qu'elles ne causent que
très rarement les maladies rhumatismales, rénales,
cardio-pulmonaires dites *à frigore* dans notre étiologie
européenne. Mais, en revanche, que de méfaits dus à
ces vicissitudes sous les tropiques et combien de
diarrhées, de dysenteries, d'hépatites et de cas de
tétanos spontané à mettre sur le compte de leur
action.

Le refroidissement du corps, sous la zone torride,
s'opère de bien des façons différentes. Il peut résulter
de l'impression du froid nocturne sur la peau, de l'action du courant d'air dans une habitation mal aérée,
de l'immersion du corps en sueur dans le bain frais,
de l'action de la pluie reçue sur la surface de la peau
dans un but de rafraîchissement organique ou subie
malgré soi, de l'ingestion rapide d'une boisson froide.
Dans les pays torrides, plus que dans les autres cli-

---

(1) Fonssagrives a fait ressortir, le premier, l'importance de *l'élément nerveux* dans les bronchites et les dyspepsies des pays
chauds. Voy. *Hygiène navale*, 1re édition, 1856, p. 388.

mats, toutes ces causes de répercussions fonctionnelles sont plus efficaces, parce que l'organisme est plus surpris que partout ailleurs. Les cas de paralysie faciale ne sont pas rares aux Antilles, et naissent sous l'influence d'une brise fraîche reçue sur le visage pendant le sommeil. Des coliques sans évacuations, des diarrhées, des catarrhes gastriques et intestinaux à forme bilieuse, y sont souvent le résultat d'un refroidissement. La dysenterie et l'hépatite comptent l'action du froid parmi leurs causes les plus fréquentes — tous les médecins coloniaux s'en portent garants — et le mécanisme de leur éclosion, répercussion sécrétoire ou action réflexe, n'est pas d'un autre ordre que celui qui, en Europe, détermine l'apparition d'une pleurésie ou d'une pneumonie aiguë. Pourquoi, dans la zone torride, l'acte réflexe qui relie les impressions du revêtement cutané à la muqueuse intestinale est-il plus actif que dans les climats tempérés où ces mêmes impressions retentissent si souvent sur les muqueuses broncho-pulmonaires et rénale et sur les séreuses, nous l'ignorons : mais il n'est pas possible de ne pas affirmer le fait.

Ces liens réflexes sont encore plus évidents dans la genèse du tétanos spontané. Chassaniol, Bérenger-Féraud, Treille, Granger, les médecins mexicains de Vera-Cruz, Saint-Vel à la Martinique, et beaucoup d'autres praticiens des pays torrides, ont fourni des preuves cliniques suffisantes, à l'appui de cette pathogénie du tétanos, pour que la question puisse être considérée comme résolue, aussi bien pour l'Européen que pour les indigènes.

J'ai maintenant à faire ressortir l'influence d'un état thermique élevé sur la genèse et la propagation des infectieux exotiques qui caractérisent les maladies palustres, la fièvre jaune, le choléra, la peste et la dengue.

Il est facile de démontrer quelle part immense prennent les hautes températures pour préparer et engendrer la malaria et l'infectieux de la fièvre jaune. Relativement à la malaria, qui a sans aucun doute, nous le verrons à propos du sol, une origine tellurique, on observe dans les pays torrides les mêmes faits qu'en France dans les départements palustres, qu'à Rome, qu'à Alger, qu'en Égypte, c'est-à-dire la fréquence des maladies paludéennes après les chaleurs et les pluies de l'été, quand a lieu l'évaporation des surfaces telluriques préalablement inondées et échauffées. A Rochefort, les fièvres palustres primitives ou récidivées coïncident avec les mois qui terminent l'été et avec ceux qui commencent l'automne. A Rome, la malaria règne de juillet à novembre; en Algérie, les accès de fièvre paludéenne coïncident, quànt à leur fréquence, avec la saison chaude, et ceux qui prennent un caractère grave sont surtout fréquents en août et en septembre; en Égypte on les observe particulièrement en automne. Ce sont là des faits banals enregistrés depuis longtemps. La même corrélation entre l'élévation thermique de l'atmosphère et la fréquence des maladies palustres s'observe en Sénégambie, sur la côte de Guinée, à Fernando-Po, sur la côte orientale d'Afrique, à Nossi-Bé, à Mayotte, dans l'Hindoustan et l'Indo-Chine, dans les grandes îles Néerlandaises de la Malaisie, à la Guyane, aux Antilles, etc., c'est-à-dire partout où sévit la malaria intertropicale.

Quant à la fièvre jaune, la chaleur la favorise beaucoup dans son éclosion, car l'hivernage et son arrière-saison sont les époques ordinaires de ses épidémies dans les foyers endémiques. L'épidémie de Gorée de 1878, celle qui sévissait récemment à Gorée et à Saint-Louis du Sénégal, sont des preuves évidentes de faits qui ne trouvent pas d'ailleurs de contradicteurs. Elles sont en outre corroborées par cette autre circonstance, que plus la température d'un pays où la fièvre jaune est transmise est élevée, plus est facile le développement épidémique. Il sera toujours beaucoup moins aisé d'éteindre une épidémie de fièvre jaune à Cadix qu'à Saint-Nazaire ou à Southampton. De même l'influence heureuse des basses températures est manifeste dans les épidémies des navires qui remontent des Antilles vers les latitudes de Terre-Neuve.

Les hautes températures ne sont pas indifférentes à la genèse et à la propagation du choléra et de la peste, mais elles ne constituent qu'une condition étiologique secondaire, qui peut d'ailleurs faire défaut. On a vu le premier de ces fléaux sévir en toute saison : il a fait de nombreuses victimes à Moscou, en 1830, alors que le thermomètre marquait 30 degrés sous zéro, et à Paris pendant le mois de mars 1832, de funèbre mémoire. En Cochinchine, il apparaît au printemps, au mois de mars ; dans l'Inde, en toute saison. N'est-ce pas déjà une preuve à l'appui de la doctrine qui éloigne le choléra des maladies palustres et de la fièvre jaune, c'est-à-dire des endémies telluriques vraies, et que nous soutiendrons à propos de l'influence du sol et des milieux humains ? Quant à la peste qui, à notre avis, se rapproche du choléra au point de vue de son origine humaine, elle sévit de même en toute saison et l'observation des températures enregistrées pendant ses épidémies n'a donné jusqu'à ce jour que des résultats contradictoires. On a subi des épidémies dans des altitudes froides, en

Arménie, dans l'Inde ; au contraire, des températures de 50 degrés au-dessus de zéro ont paru à Bagdad, favorables à la disparition de l'infectieux de la peste, comme si elles lui enlevaient toute vitalité à la façon de l'étuve sèche sur les acarus de la gale. « La peste de 1876 s'éteignait au moment des grandes chaleurs pour reparaître l'année suivante (1). » (A. Proust.)

La dengue compte la haute température dans le nombre de ses facteurs. Dauvin a remarqué la coïncidence de cette maladie avec l'hivernage, à la Réunion, en 1851 ; Prat a fait la même remarque, en 1853, à Tahiti. Dans toute la zone intertropicale, une forte chaleur est favorable à l'éclosion d'une épidémie de dengue, et la maladie respecte les altitudes tempérées. Pendant l'épidémie de Saint-Denis de la Réunion, en 1873, observée par Cotholendy, l'habitation sur les hauteurs de Salazie, à 900 mètres au-dessus du niveau de la mer, a préservé presque tous les arrivants du chef-lieu. La dengue respecte, de même, les altitudes habitées de l'Himalaya. Le déplacement en latitude, lorsqu'il entraîne l'abaissement thermique, a les mêmes effets, et c'est ainsi que la dengue est restée cantonnée à Cadix et dans ses environs, en 1867, pendant les mois de juin et de septembre pour décliner au mois d'octobre sans se propager dans les provinces intérieures de l'Espagne moins chaudes que l'Andalousie. Il ne faut pas omettre de dire, cependant, que la dengue peut apparaître dans le sein d'une population, sous la zone torride, pendant la saison fraîche, soit qu'elle s'y développe spontanément, soit qu'elle ait été importée. Bérenger-Féraud en a observé une petite épidémie en novembre et en décembre 1871, à Gorée,

(1) *Traité d'hygiène*, 2ᵉ édition, 1881.

et des faits analogues ont été constatés dans l'Asie et dans l'Amérique intertropicales. Le faible écart thermique qui existe entre les deux saisons principales de ces régions rend suffisamment compte de la possibilité de ces faits.

§ 2. — Saisons.

1. « Sous l'équateur, dit J. Rochard (1), il n'y a que deux saisons, la saison pluvieuse ou hivernage, et la saison sèche ou belle saison. Cette dernière est moins chaude que l'autre, mais la différence est peu marquée et n'excède pas 5 ou 6 degrés. Elles se succèdent sans transition. En se rapprochant des tropiques, aux Antilles, à la Réunion, par exemple, les deux saisons intermédiaires commencent à se dessiner. On donne à cette sorte de printemps le nom de *renouveau*, à ce vestige d'automne, celui de *petit été de la Saint-Martin.* »

Il semble donc qu'immédiatement au sud et au nord de l'équateur terrestre, on doive traverser, sans transition appréciable, deux périodes saisonnières absolument distinctes, tandis qu'en se rapprochant de l'un et l'autre tropique, la loi des quatre saisons qui se partagent l'année, dans les climats tempérés, devient de plus en plus et graduellement applicable.

Si on se laisse guider par le contraste météorologique que présentent, à beaucoup de points de vue, les deux saisons principales des latitudes torrides, on est disposé à n'admettre partout que ces deux saisons. Si on y regarde de plus près, quelle que soit la région brûlante sur laquelle se porte l'observation, on cons-

(1) J. Rochard, Article Climat du *Dict. de médecine et de chirurgie pratiques.*

tate que la loi des quatre saisons est loin d'être annulée dans la zone intertropicale, qu'elle existe incontestablement près de la ligne équatoriale, au Gabon, et sur les Côtes d'Or et d'Ivoire, et qu'on peut toujours en trouver des traces plus ou moins constatables quand on s'éloigne de l'équateur terrestre, traces à peine sensibles à Gorée, sensibles au contraire aux Antilles françaises, c'est-à-dire à peu près sous le même parallèle que Gorée. Entrons dans quelques détails.

Au Gabon, dit Bestion (1), notre établissement est situé par 0°,24 de latitude nord. On y traverse deux saisons : l'hivernage ou époque des pluies, qui s'étend du mois de septembre au mois de mai, et la saison sèche, qui ne dure par conséquent que quatre mois, de mai à septembre.

Ce n'est pas là ce qu'a observé Griffon du Bellay (2). Au Gabon, dit cet observateur, il y a quatre saisons. Du 15 janvier au 15 février environ, règne la petite saison sèche; du 15 février au 15 mai, époque du passage de la bande nuageuse et du soleil au zénith, s'observe la petite saison des pluies et des orages ; du 15 mai au 15 septembre court la grande saison sèche; et du 15 septembre au 15 janvier, la grande saison des pluies, avec alternatives de beau temps et rareté des orages.

Les observations météorologiques du capitaine Philippe de Kerhallet (3), interprétées par le professeur Féris, rendent parfaitement compte des faits saisonniers observés par notre collègue Griffon du Bellay.

(1) *Arch. de Méd. navale*, octobre 1881.
(2) *Ibid.*, janvier 1864.
(3) *Manuel de la navigation à la côte occidentale d'Afrique.* Paris 1851-52, 3 vol. in-8.

« Par sa marche sur l'écliptique, dit Féris (1), le soleil suit un mouvement annuel d'oscillation par lequel il va du tropique du Cancer au tropique du Capricorne, pour revenir ensuite de ce dernier à son point de départ. C'est pour cela que le climat des localités inter-tropicales est caractérisé par le double passage du soleil au zénith. Cet astre arrive à deux positions symétriques pour un lieu donné, c'est-à-dire qu'un édifice allongé dans la direction est et ouest verra successivement ses deux façades échauffées par les rayons solaires, tandis que, dans les climats tempérés, une seule façade jouira du privilège de la chaleur et de la lumière. Dans sa course, cet astre tend à en-traîner l'anneau équatorial des nuages et des calmes, anneau qui sépare les deux zones des alizés, alizés du N.-E., alizés du S.-E.

« C'est cet anneau opaque (cloud ring des Anglais), bague nuageuse (2), qui joue le rôle le plus important pour la succession des saisons dans la région intertro-picale. Elle suit le soleil et oscille avec lui dans toutes les positions zénithales qu'il occupe successivement dans la région intertropicale ; elle est produite par l'évaporation des eaux sous l'influence des rayons so-laires, et par l'apport considérable d'humidité que lui fournissent les alizés... Ce sont les alizés qui, régnant aussi bien sur la terre que sur l'océan, amènent avec eux les saisons sèches dans tous les lieux qu'ils visi-tent... Les deux saisons des pluies existent tout le temps que durent les deux passages successifs de l'anneau nuageux au zénith du lieu ; les deux saisons sèches commencent après que ce passage s'est effec-

----

(1) *Archives de Médecine navale*, novembre 1879.
(2) C'est encore le *pot au noir* des marins naviguant sur la côte occidentale d'Afrique.

tué, et presque toujours un même lieu est balayé par les alizés du N.-E. pendant la première saison sèche, tandis que la seconde époque de sécheresse est caractérisée par la présence des vents permanents de S.-E.

« Prenons un exemple pour donner plus de clarté à la démonstration, soit le 5e degré de latitude nord. Le soleil monte vers le nord, venant du tropique du Capricorne, arrive vers ce 5e parallèle, entraînant avec lui la bande nuageuse. La saison des pluies est alors établie. Le soleil continue sa marche, la ceinture de nuages abandonne peu à peu la latitude du lieu; enfin le ciel se découvre. L'astre du jour arrive jusqu'au tropique du Cancer, et là il redescend. La masse nuageuse va, de nouveau, obscurcir le ciel de notre 5e parallèle. Bientôt l'écran céleste marche vers le sud et laisse la place à l'alizé du N.-E. qui le suit de près : nous voilà en plein dans la seconde saison sèche. »

Ce sont ces faits saisonniers que l'on observe le long de la côte de la Guinée septentrionale distante de 5 degrés environ de la ligne équatoriale. A la Côte d'Ivoire, notamment, d'après les observations prises par Borius, on constate quatre saisons successives : 1° la petite saison sèche, souvent mal accusée, mais toujours observable; elle va du mois d'août à celui de septembre; 2° la petite saison des pluies comprenant ordinairement les mois d'octobre et de novembre; 3° la grande saison sèche, de décembre à la fin de mars; 4° la grande saison des pluies, l'hivernage réel, qui s'étend de mars à la fin de juillet.

A Gorée, et sur toute la côte maritime de la Sénégambie, le partage de l'année en quatre saisons n'a en réalité rien de pratique, car les deux saisons intermédiaires n'existent qu'à l'état de vestige : on peut donc, tant au point de vue météorologique que sous le rapport de la salubrité et de l'influence des saisons sur la santé des Européens, n'en admettre pratiquement que deux, l'hivernage ou saison des pluies et des chaleurs, allant du 1er juin au 30 novembre environ, et la saison sèche ou fraîche, s'étendant du 1er décembre au 31 mai. Toutefois, en étudiant minutieusement la marche de la température au Sénégal, on peut trouver, même à Gorée, des traces de deux petites saisons de transition.

Dans le Haut-Sénégal, notre collègue Thaly, se plaçant à la fois aux deux points de vue astronomique et médical, a également proposé de partager l'année tropicale en quatre saisons : la première, de mars à juin, saison salubre, quoique très chaude, caractérisée par la présence des vents d'est; la seconde, de juin à octobre, c'est l'hivernage avec chaleurs constantes, pluies et tornades ; la troisième, d'octobre à décembre, correspondant au retrait des eaux du fleuve et chaude encore ; la quatrième enfin, de décembre à mars, fraîche et salubre.

Dans les régions sud de l'Afrique, les deux saisons principales coincident avec des époques inverses de celles que nous avons indiquées pour l'hémisphère nord, mais il est probable qu'elles sont toujours séparées par des périodes plus ou moins courtes de transition. D'après le dire des voyageurs de l'Afrique australe, à l'ouest des monts Roubého et Bambourou, sur la route de Zanzibar au lac Tanguényika, suivie par Stanley en 1871, on ne trouve plus, à partir du pays de Gogo, que deux saisons, l'hivernage et la saison sèche, d'environ six mois chacune (1). Mais, si les observations recueillies jusqu'à ce jour dans ces latitudes, sont en-

____

(1) *Voyage de Stanley*, annoté par B. de Launay. Paris, Hachette, 1877.

core trop peu nombreuses ou précises pour permettre de poser des conclusions, ce qui se passe sous le même parallèle ou à peu près, à Mayotte, à Nossi-Bé, à la Réunion, où les deux saisons principales sont séparées par deux saisons intermédiaires plus courtes, permet de supposer qu'il en est de même dans les régions parcourues par Livingstone, Stanley et Cameron.

Dans l'Asie torride, les causes astronomiques des saisons se combinent avec la direction des vents saisonniers pour en modifier les caractères. A Pondichéry, par 11°,55 de latitude nord ; à Ceylan, par 6°, 10 ; en Cochinchine, entre les 10e et 12e parallèles, la mousson du S.-O. qui s'étend de mars ou avril à la mi-octobre, apporte avec elle les orages et les pluies, et la mousson du N.-E., qui lui succède, se termine par des mois frais et salubres, après avoir commencé en octobre par des pluies abondantes. Voilà donc encore deux saisons principales : toutefois elles ne sont pas sans être séparées par de petites périodes de transition. Parallèlement aux moussons de N.-E. et de S.-O., dit Huillet (1), pour Pondichéry, les saisons se partagent également en deux : la fraîche et la chaude, séparées l'une de l'autre par une petite période qui participe des caractères de chacune d'elles ; ce sont les deux mois intermédiaires ou de transition, mars et octobre.

On peut dire qu'il en est de même en Cochinchine, où l'on doit considérer également comme périodes de transition, l'époque des changements de mousson, premiers jours d'avril, premiers jours de décembre.

Toutes les îles de la Malaisie ont également deux saisons principales, l'une pluvieuse avec des vents d'ouest, mousson des pluies, l'autre sèche avec des

____

(1) Huillet, Pondichéry, *Arch. de Méd. nav.*, 1867, 2e sem., p. 333.

vents d'est, mousson sèche ou salubre, et deux petites saisons intermédiaires. A Tahiti, par 17° de latitude sud, l'hivernage s'étend de novembre à mai, et la saison sèche de juin à octobre, de telle sorte, que, là encore, deux petites saisons intermédiaires, correspondant aux mois de mai et d'octobre, rappellent la quadruple division saisonnière classique des climats chauds et tempérés.

Enfin, dans toute l'Amérique comprise entre les deux tropiques, la division des saisons de l'année en hivernage et en belle saison subsiste bien encore à cause de la durée et de l'importance hygiénique de ces deux longues périodes, mais dans tous les climats partiels de cette zone, à la Martinique, à la Guadeloupe à la Havane, à Mazatlan, à Aspinwall, à Panama, etc., les petites saisons intermédiaires aux deux grandes sont assez accentuées pour qu'on en tienne compte. On peut même, à la rigueur, dit Dutroulau, pour la Martinique et la Guadeloupe, considérer les trois mois les plus frais qui sont souvent les plus pluvieux, décembre, janvier et février, comme une sorte d'hiver, ils sont assez distincts des mois d'été, pour qu'on admette, entre ces deux saisons principales, une courte saison d'automne et de printemps. En résumé, ce qui donne, au point de vue saisonnier, une physionomie spéciale aux régions de la zone torride, c'est la longueur de l'hivernage et de la saison sèche. Il n'en est pas moins vrai que la division classique de l'année en quatre saisons peut encore leur être appliquée, en faisant ressortir avec soin la durée très réduite des périodes intermédiaires ou de transition qui participent, en outre, plus ou moins des caractères de la saison principale qui précède chacune d'elles.

2. L'influence pathogénique des saisons est im-

mense, et il semble que je doive lui donner ici un grand développement. Mais, il faut bien le dire, la saison n'existe pas comme élément hygiénique distinct : elle n'est que l'ensemble des influences climatiques diverses, température, vents, pluies, humidité, etc., dont les effets pathogéniques sont exposés un à un dans le présent chapitre. Résumer ces influences, c'est entrer dans des généralités sans grande valeur. Ce qui nous intéresse dans l'étude des saisons tropicales, c'est leur caractérisation hygiénique et pathogénique dans un climat donné. Je renvoie donc le lecteur au chapitre de l'acclimatement, dans lequel les saisons de chaque climat partiel seront étudiées à un point de vue pratique, c'est-à-dire dans leurs rapports avec la santé et les maladies des Européens.

§ 3. — Pression.

La hauteur de la colonne barométrique, dans les pays torrides, ne fournit aucune donnée réellement propre à caractériser ces climats : ce que l'on peut dire de plus général, c'est qu'on n'y observe pas les oscillations fréquentes que l'on constate dans la zone tempérée ; que la pression moyenne annuelle ne subit qu'un très faible écart dans nos possessions coloniales : 756,4 à Pondichéry, 758,5 en Cochinchine, 758,6 à Taïti, 759,1 aux Antilles, 759,6 à la Réunion, 759,8 au Sénégal, 759,9 à Mayotte, 761,8 à Cayenne ; les variations brusques de la colonne mercurielle coïncident presque toujours avec d'autres perturbations météorologiques accidentelles, tornades, cyclones, orages, raz de marée, tremblements de terre, et qu'en somme, l'état de la pression atmosphérique ne paraît pas avoir d'influence habituelle sur la santé. Les sensations de profonde lassitude et d'abattement intellectuel que Borius a si bien décrits à propos des orages de la Sénégambie (1), ont sans doute en partie leur cause dans les oscillations barométriques ; mais la part qu'y prennent nécessairement les températures élevées coïncidentes et l'état électrique de l'atmosphère, paraît au moins aussi importante que celle de la pression atmosphérique.

Au point de vue de l'acclimatement et de l'acclimatation, la hauteur du baromètre prend, sous la zone torride, une importance capitale, quand sa diminution est la conséquence de l'altitude d'un lieu : elle se combine alors avec l'abaissement de la température et la pureté atmosphérique pour constituer un milieu qui n'appartient plus au climat torride qu'au point de vue géographique, et qui se sépare complètement des climats brûlants dépourvus d'altitude, sous le rapport de la salubrité.

Quant au rôle que joue la pression de l'air dans la genèse des maladies infectieuses, il est des plus obscurs et à coup sûr secondaire. Si les maladies palustres et la fièvre jaune s'observent le plus souvent en même temps que des pressions atmosphériques élevées, c'est qu'elles naissent surtout dans des foyers constitués par des régions basses, plates, dont l'altitude est nulle, plaines alluvionnaires, embouchures des fleuves et des rivières, marigots, rivages maritimes, etc. La pression en elle-même joue un rôle aussi indifférent dans l'éclosion de ces deux fléaux que dans celle du choléra, de la peste et de la dengue.

(1) Borius, Article SÉNÉGAMBIE du *Dict. encycl. des sc. médicales.*

§ 4. — **Vents.**

Ils jouent des rôles bien divers dans la zone des climats intertropicaux. Ils apportent, en effet, suivant leur direction et leur origine, la fraîcheur et la pureté des surfaces océaniennes, les hautes températures des déserts, l'humidité des mers, l'air pur des terrains volcaniques, les effluves des régions marécageuses.

Au point de vue climatique, leur caractère le plus général, sous la zone torride, c'est la constance de leur direction et leurs retours saisonniers, quotidiens, etc. : qu'il me suffise de citer les alizés de la côte occidentale d'Afrique et des Antilles, les moussons renversées de l'Océan Indien, les brises régulières de terre et de mer du littoral de la Sénégambie, l'harmattan, le simoun, etc.

Les vents peuvent être la cause de maladies diverses, tantôt par influence directe, tantôt en transportant sur leur aile, à des distances variables, les éléments de l'infectieux palustre.

Le vent d'est de la côte occidentale d'Afrique vient du désert et transporte avec lui la chaleur étouffante du Sahara et la fine poussière de ses sables, c'est lui que les caravanes reçoivent la face contre terre ou le visage voilé, pour éviter la soif ardente, les ophthalmies diverses et, ce qui est plus grave, l'asphyxie et le coup de chaleur; c'est ce même vent qui, à Dagana, à Saint-Louis et dans le Haut-Sénégal, soufflant pendant la saison sèche, élève la colonne du thermomètre à 40°, fait éclater les bois les plus durs, confine l'Européen et le noir dans leurs demeures jusqu'au renversement de la brise. Pendant l'hivernage, en outre, sous ce même ciel, l'absence de tout souffle de vent est une des causes les plus actives de l'élévation thermique de l'air, de la torpeur organique qui envahit l'Européen, des sueurs profuses qui l'inondent, de la fatigue que produit le travail physique et les occupations de l'esprit sans provoquer le sommeil.

Les vents frais succédant aux températures élevées, les vents nocturnes du Sénégal, des Antilles et en général de toute la zone torride, sont, nous l'avons déjà dit, rarement la cause de maladies *à frigore* de l'appareil cardio-pulmonaire, des reins et des séreuses articulaires, mais ils provoquent fréquemment la paralysie faciale, la diarrhée, la dyssenterie, l'hépatite.

Les vents transportent l'infectieux paludique. « Ce n'est pas par elle-même, dit Dutroulau, que telle aire de vent est salubre ou insalubre, mais surtout à cause de la nature des terres sur lesquelles passe le courant atmosphérique avant d'arriver aux centres de population. Pour les lieux entourés de marais, la fièvre sévit par tous les vents; mais, pour ceux placés à une certaine distance des foyers palustres; il n'y a d'insalubres que les vents qui passent sur ces foyers avant d'y arriver. Or, à ce point de vue, les mêmes vents peuvent être salubres dans une localité, insalubres dans l'autre, attendu qu'ils ne sont que le véhicule du miasme. »

L'influence des vents sur le transport de l'infectieux de la fièvre jaune, et de ceux du choléra, de la peste et de la dengue, paraît nulle : sa recherche, dans tous les cas, n'a donné que des résultats insignifiants ou contradictoires.

§ 5. — **Humidité**.

Elle est considérable sous la zone torride, ce qui

tient à plusieurs causes. Constatons d'abord qu'une grande surface maritime appartient à cette zone et constitue une vaste nappe d'évaporation; aussi l'humidité atteint-elle son maximum en pleine mer. D'un autre côté, les pluies de l'hivernage, et parfois celles de la saison fraîche, sont fréquentes et torrentielles au point que les pluies d'été qui tombent sur le littoral de la Méditerranée, à Marseille et à Toulon, par exemple, n'en donnent qu'une idée approchée. En troisième lieu, l'humidité aérienne, c'est-à-dire la fraction de saturation de l'atmosphère, suivant l'expression heureuse de Gavarret, pouvant être, sous toutes les latitudes, d'autant plus grande que la température est plus élevée, il s'ensuit que l'air emmagasine, dans les climats brûlants, au moment de l'évaporation des surfaces inondées, une énorme quantité de vapeur d'eau. Ajoutons que cette humidité considérable de l'atmosphère des pays torrides est plus invisible que partout ailleurs, car ses molécules sont divisées à l'infini sous l'influence des hautes températures; elle n'en est que plus dangereuse et plus traîtresse; elle pénètre les vêtements, ruisselle sur les surfaces froides, encombre les voies pulmonaires, s'oppose à l'évaporation des sécrétions aqueuses de la peau. Il n'est pas un navigateur, pas un explorateur des pays intertropicaux qui n'ait constaté ces effets et ces sensations. Le tableau suivant donne la mesure de cette humidité dans différents climats de la zone torride.

Sénégal	66,00
Pondichéry	79,20
Réunion	79,30
Antilles	79,51
Mayotte	80,91
Cochinchine	84,00

Taïti.................. 84,93
Cayenne............. . 90.80

L'humidité atmosphérique est, disons-nous, un obstacle à la transpiration cutanée, à l'exhalation normale de la vapeur d'eau par l'expiration pulmonaire, au rayonnement du calorique organique. Elle peut donc, dans le premier cas, causer, par voie réflexe, des diarrhées plus ou moins tenaces ; elle peut, dans le second, s'opposer à la dépuration du sang veineux pulmonaire, gêner, chez les gens prédisposés à la tuberculose, la fonction hématosique, et provoquer une détermination qui n'existait qu'à l'état latent ; elle facilite, dans le troisième cas, la production du coup de chaleur.

L'humidité favorise en outre le développement et la multiplication des germes infectieux, gaz ou corps organisés, répandus dans l'air et provenant soit du sol, soit du milieu humain. La fréquence des cas de fièvre palustre, de fièvre jaune, de choléra, de peste et de dengue comptent, sans aucun doute, l'état de saturation hygrométrique parmi les facteurs de leurs infectieux : à cet égard, les épidémiologistes sont d'accord.

§ 6. — **Pluies.**

Il est préférable de les étudier, comme les saisons et les vents, à propos des climats partiels, à cause des variations locales auxquelles elles sont sujettes. Leur caractère le plus général, dans la zone torride, au point de vue météorologique, est leur abondance, et, sous le rapport hygiénique, leur nocuité après qu'elles se sont mises en conflit avec les éléments du sol, et qu'elles ont préparé l'évaporation qui succède à leur chute. Ce n'est pas, en effet, au moment où elles tombent, qu'elles constituent un danger sérieux; c'est plus tard, alors que cesse la saison pluvieuse, quand les marécages se découvrent, quand les marigots se dessèchent, quand les eaux courantes subissent un retrait qui met à nu des surfaces palustres. C'est alors qu'apparaît une constitution médicale nouvelle et que surgissent les manifestations les plus communes du paludisme, les fièvres. « Au Sénégal, dit Dutroulau, c'est pendant les orages du troisième trimestre qu'apparaissent les fièvres, et pendant les premières sécheresses du quatrième qui achèvent l'évaporation du sol, qu'elles prennent toute leur intensité. » Il en est de même dans tous les climats partiels, en tenant compte, toutefois, des différences que l'on observe dans les époques saisonnières, suivant les localités.

Les pluies concourent en outre avec les vents à la réfrigération atmosphérique, et dès lors, on comprend qu'elles soient, dans certains cas, la cause occasionnelle des maladies *à frigore* les plus spéciales à la zone torride, les maladies intestinales.

§ 7. — **Lumière.**

La luminosité, dans les pays torrides est intense, et si, d'un côté, elle donne aux paysages intertropicaux cette variété de couleurs éclatantes, ces oppositions saisissantes d'ombre et de lumière dont Agassiz, au Brésil, Crevaux, le long des Amazones, Stanley, Cameron et Serpa Pinto dans l'Afrique australe, ont vu et tracé des tableaux merveilleux, elle soumet par ailleurs les milieux oculaires à de terribles épreuves, et conduit graduellement l'Européen qui n'y prend pas garde, au développement des mouches volantes,

à la perte partielle de l'acuité et de la portée visuelle,
à l'héméralopie, à la blépharite et à la conjonctivite
rebelles. Elle n'est pas moins aggressive pour la race
noire qui compte un grand nombre d'infirmes et de
valétudinaires de la vision. Comment s'en étonner,
d'ailleurs, quand on considère qu'à Gorée, par exemple, « les beaux jours sont deux fois plus nombreux
que les jours douteux, et les journées où les rayons
du soleil font complètement défaut, à quatre heures
du soir, sont au nombre de cinquante-deux, c'est-à-
dire un septième des jours de l'année (1) ». Thorpe,
employant, en avril 1866, au Brésil, les procédés pho-
tométriques de Roscoë basés sur l'action de la lumière sur le chlorure d'argent, a obtenu des résultats qui démontrent que le soleil, dans ce pays, avait
à l'époque indiquée, de dix à trente fois plus de force
que le soleil d'Angleterre (2).

La lumière tropicale est donc trop intense pour
des rétines européennes, et cette intensité excessive,
si elle n'est pas atténuée par l'hygiène, engendre un
certain nombre de maladies oculaires dont nous avons
à parler maintenant.

Cette nocuité des rayons lumineux, calorifiques et
chimiques du soleil torride est déjà démontrée par
ce qui se passe au sein des populations intertropicales. Au Sénégal, dit Chassaniol, les conjonctivites
et les kératites sont fréquentes parmi les noirs et entraînent souvent les taches d'albugo, l'iritis, les syné-
chies, l'évacuation des humeurs de l'œil, et finalement la cécité dans une proportion telle, que l'on
peut évaluer à 5 p. 100 le chiffre des aveugles dans la
population indigène. Aux réverbérations du soleil sur

(1) Borius, *Climat du Sénégal*, 1875.
(2) Fonssagrives, Art. CLIMAT du *Dict. encycl.*

le sable, sur la mer des rivages, sur les murs blanchis
à la chaux des habitations, à l'action irritante des
poussières de sable fin soulevées par les vents s'ajou-
tent parfois des maladies oculaires d'origine vario-
leuse, fréquentes partout où nous n'avons pu faire
pénétrer encore la vaccine. De même, dans le Soudan,
Quintin a observé l'héméralopie, l'amaurose, des conjonctivites, des blépharites, des kératites anciennes. A
Kano, dans le sud du Damergou, « la cécité est si commune qu'on a assigné aux aveugles un quartier spécial ». (J. Rochard.)

Les mêmes faits s'observent à Zanzibar (Semanne),
sur le littoral de la mer Rouge (Courbon), en Arabie
(Palgrave), à Pondichéry (Huillet), en Cochinchine
(Thorel), en Malaisie, aux îles Samoa (de Rochas) ;
aux Antilles, dit Saint-Vel, la rareté de la scrofule
explique l'absence relative des démonstrations oculo-
palpébrales qui sont la conséquence de cette dia-
thèse, mais les congestions choroïdiennes, la cata-
racte, la rétinite, l'héméralopie, le ptérygion qui,
d'après Le Vacher, reconnaît pour cause l'action prolongée du soleil sur la conjonctive oculo-bulbaire par
ses rayons directs et réfléchis, la myodesopsie, la
diplopie et les différents degrés de l'amblyopie sont
loin d'être rares.

Les Européens sont encore plus exposés que les
indigènes à ces maladies de la vision que produit la
lumière solaire directe ou réfléchie. Dans les pays
torrides, les rayons ultra-violets très abondants exercent une action chimique fâcheuse sur la cornée et
le cristallin, et provoquent, dans leur tissu, des altérations de nutrition qui peuvent être graves. Quand
ces membranes sont épargnées et quand elles ne jouent
pas leur rôle protecteur du fond de l'œil, c'est la sur-

face rétinienne et la choroïde qui reçoivent le choc lumineux et chimique, d'où résultent des désordres d'une gravité variable.

Nous dirons à propos de l'acclimatation comment il convient de remédier à cet excès de rayonnement lumineux.

Dans le groupe des maladies oculaires, l'héméralopie nautique des pays chauds doit occuper une place à part, comme ne relevant pas exclusivement de l'action du soleil, et parce qu'elle nécessite, pour sa genèse, l'action d'un second facteur, c'est-à-dire l'anémie simple ou scorbutique. Ni l'une ni l'autre de ces deux causes ne nous paraît agir indépendamment de l'autre pour produire l'héméralopie nautique, et nous ne pensons pas que l'action solaire seule, pas plus que l'anémie engendrée par de mauvaises conditions d'hygiène, suffise pour son apparition dans un équipage de navire. S'il en était ainsi, il nous semble que l'héméralopie serait beaucoup plus fréquente qu'elle ne l'est, en tous pays, car la misère physiologique n'est pas rare. Nous ne comprendrions pas, en outre, pourquoi les pêcheurs des bancs de Terre-Neuve qui comptent de nombreux scorbutiques, après quelques mois de fatigues excessives et de mauvais régime, ne sont pas héméralopes, si l'affaiblissement de l'organisme suffit. La luminosité du ciel des tropiques comparée à la pauvre lumière qui éclaire les latitudes du nord de l'Amérique nous rend compte, au contraire, de cette circonstance.

§ 8. — Électricité.

Elle abonde sous la zone torride et contribue, avec la lumière, la chaleur et l'humidité, à donner des proportions inouïes à la fécondité et au développement des espèces végétales. Les animaux semblent plutôt ne pas s'en accommoder. L'aggravation des symptômes dans le cours des maladies, de la fièvre jaune notamment, et, chez les gens valides, les insomnies, les malaises nerveux, l'oppression, la fatigue, paraissent en être la conséquence ; mais il faut convenir que les oscillations barométriques, la haute température et la saturation hygrométrique, doivent se combiner souvent à la surcharge électrique et rendre les effets de celle-ci impossibles à isoler.

Quant à l'ozone, il n'a pas été suffisamment recherché sous la zone torride pour qu'on puisse entrevoir le rôle qui lui est dévolu. Son abondance dans l'atmosphère de l'Océan, de l'équateur aux pôles, ne peut faire actuellement l'objet d'un doute, mais ses proportions dans l'air des continents et des archipels intertropicaux ne sont pas connues. Il est vraisemblable que la surcharge électrique de l'atmosphère torride a pour corrélation une grande richesse en ozone, mais, je le répète, la climatologie ozonométrique manque d'observations précises.

§ 9. — Composition.

L'intérêt hygiénique de cette question ne porte pas sur les proportions relatives d'oxygène, d'azote, d'acide carbonique ou d'ozone que l'on constate par l'analyse dans l'atmosphère des climats brûlants ; il est tout entier dans la présence d'éléments étrangers à l'air normal, effluves telluriques, microbes, corps gazeux, corpuscules germes — suivant les théories — auxquels on attribue le développement des maladies infectieuses exotiques, comme on le fait pour les typhus dans la zone tempérée du globe.

Mais il faut remarquer que l'air est absolument passif dans la production de ces infectieux, d'où paraissent dériver les maladies palustres, la fièvre jaune, le choléra, la peste, la dengue ; ce n'est donc pas à propos de lui qu'il convient d'en parler. Son rôle, sans doute, n'est pas indifférent en cette matière, car l'humidité, la température, les vents, les pluies, l'état électrique peut-être, ont leur part dans la constitution et la propagation des infectieux, mais jamais ces météores, jamais l'atmosphère, ne les créent par eux-mêmes, ils ne font qu'agir dans des sens divers, sur des poisons morbides qui viennent d'ailleurs. Les infectieux n'existent pas au milieu de l'Océan, dans l'air que respire l'équipage d'un navire ; ils apparaissent sur les continents parce qu'ils sortent des entrailles du sol ou des milieux humains. Ce que contient l'atmosphère envisagée dans ses éléments propres, est absolument pur ; ce qu'il reçoit du sol et de l'homme n'est que trop souvent souillé : c'est ce que nous allons essayer de montrer dans les pages qui vont suivre.

ARTICLE II

SOL

Deux caractères d'une importance capitale sont liés sous la zone torride à la valeur hygiénique du sol :

1° Sa hauteur au-dessus du niveau de la mer, en d'autres termes, son altitude ;

2° Sa constitution.

Ce sont là deux conditions cardinales qui rendent

les localités des climats partiels habitables ou non pour l'Européen, et aussi pour les autres races. Entrons dans quelques détails.

1° *Altitude*. La salubrité d'un climat partiel intertropical est en raison directe de sa hauteur au-dessus du niveau de la mer. Cette formule générale s'appuie sur un nombre si considérable de faits que l'on pourrait presque diviser les climats torrides en deux sous-climats : ceux d'altitude, véritables sanatoria qui rendent possible et souvent certain l'acclimatement de la race blanche, ainsi que des autres races, et ceux des terres basses qui n'ont d'autre avantage que les facilités qu'ils donnent à la navigation et au commerce.

Dans les premiers se rangeraient des altitudes dont la suite des temps historiques a démontré la salubrité, les monts Akuapem, refuge des missionnaires brémois de la côte de Guinée, les hauteurs de Salazie à la Réunion, les contreforts de l'Himalaya où les Anglais aisés vont réparer leurs forces après les chaleurs de la plaine de l'Hindoustan, les collines de Batavia, les pitons de la Martinique, le camp Jacob et le Matouba de la Guadeloupe, les villes élevées de l'Amérique du Sud, Caracas du Venezuela, Santa-Fé de Bogota, Micuipampa, Potosi, Quito, Pichincha et tant d'autres villes, et nombre d'altitudes qui sont à conquérir au point de vue de l'acclimatement et de l'acclimatation et qui foisonnent sous la zone torride.

Les seconds sont constitués par des plaines continentales et par des rivages maritimes qu'interrompent de temps en temps les embouchures des fleuves intertropicaux : la malaria empoisonne le plus souvent l'atmosphère de ces localités.

La loi que nous avons formulée plus haut ne souffre que peu d'exceptions ; il faut dire cependant que, lorsque de hauts plateaux sont en même temps très étendus, et surtout quand ils présentent des dépressions partielles favorables à la constitution de lacs sans écoulement ou au ralentissement dans la marche des cours d'eau, le sol qui les constitue rentre parfois dans les conditions des terres alluvionnaires, et, par conséquent, des régions palustres. Plusieurs localités du plateau de l'Afrique australe sont dans ce cas. Il existe en outre des altitudes qui reçoivent, malgré leur hauteur au-dessus du niveau de la mer, des courants aériens apportant les effluves de la plaine, tels certains plateaux élevés de l'Inde, du Mexique, tel le poste militaire d'Hatien en Indo-Chine (Corre). D'un autre côté, il y a des terres basses qui sont saines : les îles des archipels Polynésiens, les Seychelles dans l'océan Indien, aussi salubres sur le littoral que dans les hauteurs qui les couronnent, en sont des exemples probants.

Sous l'influence de l'altitude, les instruments qui donnent la mesure de la température et de l'humidité atmosphériques montent à des chiffres très inférieurs à ceux que l'on constate dans la plaine. Il est facile d'en conclure que l'air des hauteurs, au seul point de vue de la météorologie, aura une influence hygiénique énorme. Mais les bienfaits de l'altitude ne s'arrêtent pas là. Grâce à elle, les maladies palustres et la fièvre jaune, ces deux grands ennemis de tout acclimatement, disparaissent du cadre pathologique d'un lieu, laissant la place à des maladies d'origine météorologique qui n'ont pas d'influence sérieuse sur l'individu et surtout sur sa race. Ce résultat est tellement important qu'il contient, en grande partie, la solution du problème de l'acclimatement des Européens sous la zone torride. Nous reprendrons cette étude dans une autre partie de ce livre.

2° *Constitution*. — Les surfaces du sol intertropical sont de nature bien diverses, ce sont des déserts de sables légers, tels que le Sahara occidental, le désert de Thurr ou de l'Inde, le vaste pays appelé grand Chaco au centre de l'Amérique du Sud ; — des plaines immenses, les llanos du Brésil, arides et secs d'Octobre en Avril, inondés pendant l'hivernage, les plaines fertiles, mais insalubres, de l'Hindoustan, la plaine torride du Soudan ; — des forêts vierges, dont des surfaces très étendues n'ont pas été explorées : dans ces forêts (1) dominent les dicotylédones dont « la haute taille les fait surplomber le dôme touffu des arbres communs ; «(2) — des fleuves et des rivières de volume inégal, dont les rives sont couvertes d'une végétation touffue où « foisonnent les lianes appartenant aux Ampélidées, aux Euphorbiacées, aux Légumineuses, aux Urticées, aux Sapindacées, aux Mélastomacées, aux Pipéracées ; — des surfaces marécageuses qu'envahissent les mangles et les palétuviers — des lacs — des marigots, sorte de culs de sac envahis par les eaux des fleuves au moment de la crue et se desséchant pendant la saison sèche, — des altitudes, chaînes de montagnes, plateaux, cirques, pentes, gradins, vallées, collines.

Siliceux dans le désert, calcaire dans les llanos, couvert d'une épaisse couche de terre végétale dans les forêts, argileux et imperméable sous l'humus dans les régions marécageuses, granitique, quartzeux et salubre, si ces roches sont partout à nu, silico ferrugineux dans beaucoup de localités palustres, souvent

(1) Lire une description exacte et colorée des forêts vierges de l'Amérique du Sud, dans Paul Marcoy. *Voyage du Pacifique à l'Atlantique. Tour du monde*, 1807, II, p. 120.
(2) Mahé, *Dict. encycl. des sc. méd.* DÉBOISEMENT.

recouvert d'une faune luxueusement féconde dont les cadavres se combinent aux débris des végétaux et aux matières minérales, fréquemment détrempé par des pluies torrentielles, chargé de calorique pendant la plus grande partie de l'année, le sol intertropical agit énergiquement sur la santé humaine, dans une vaste partie de sa surface, sans qu'on ait pu pénétrer jusqu'à ce jour, le secret intime de sa nocuité.

Deux endémies graves, particulièrement compromettantes pour l'acclimatement des Européens dans la zone torride, sont ici en cause : les maladies dues à la malaria et la fièvre jaune ; avec les premières, c'est une lutte de tous les jours dans une grande étendue de cette zone ; la fièvre jaune, qui procède plutôt par surprise, porte des coups moins prévus, mais qui n'en sont pas moins cruels.

1. La malaria a pour condition principale la présence des terrains palustres, mais elle peut procéder aussi de ceux qui, vierges de toute effraction antérieure, viennent à être remués, et mettent dès lors en contact avec les éléments chimiques de l'atmosphère, des corps organiques jusqu'alors inattaqués.

La coïncidence du paludisme et des maladies palustres est le fait le plus général : on le constate dans les départements marécageux de la France comme dans les provinces palustres d'Italie, de Grèce, de Russie, d'Algérie et de la zone torride. Si ces maladies sont plus sévères et plus fréquentes dans cette dernière zone, c'est que les surfaces paludiques y abondent, et que les conditions de température et d'humidité y sont à leur maximum : ce sont là des vérités répandues dans tous les esprits et qu'il suffit d'indiquer.

Mais alors, quel est l'agent malarien et comment

se détache-t-il du sol pour infecter l'atmosphère?

Il y a un certain courage, à l'heure qu'il est, à com-battre, sur ce point particulier, la théorie parasitaire, mais il n'est pas, à mon sens, possible d'hésiter à le faire.

La multiplicité des parasites présentés comme « corps du délit » rend peu vraisemblable la nature parasitaire du poison malarien. On a successivement mis en cause :

La mucédinée de Mitchell et Massy,

La Palmelle de Salisbury,

L'Oscillariée de Hallier,

Le Coccus peruviana de Balestra,

Le Bacteridium Brunneum de Lanzi et de Terrigi,

La Limnophysalis hyalina d'Ecklund,

Le Bacillus de Thomasi Crudeli et de Klebs,

Les Corpuscules pigmentés de Laveran.

N'est-ce pas une liste bien longue et bien faite pour ébranler les bases de la doctrine parasitaire plutôt que pour les rendre plus solides? Quoiqu'il en soit d'ailleurs, est-il possible de déduire de ces recherches des infiniment petits une règle nouvelle de prophylaxie ou d'hygiène? Non ; la préservation reste ce qu'elle était ; elle consiste toujours à détruire en bloc les surfaces fébrigènes ; la thérapeutique ne change pas, heureusement, et cependant l'action parasiticide des sels de quinine est certainement inférieure à celle de médicaments tels que l'alcool et l'acide phénique, qui n'ont pas, comme l'alcaloïde quinique, le pouvoir de combattre efficacement les manifestations palustres dans l'organisme.

Mais, par ailleurs, la doctrine parasitaire du paludisme peut-elle s'accommoder du fait évident de la non transmissibilité des maladies qu'il détermine? Ces affections forment un groupe absolument à part parmi les infectieuses ; elles ne sont pas transmissibles, c'est un fait acquis, malgré les expériences de Salisbury contredites par celles de Wood, Leidy, Magnin et de notre collègue le Dr Corre. Si cependant ces maladies sont parasitaires, et s'il y a eu erreur dans l'appréciation des faits invoqués par ces derniers observateurs, comment se fait-il qu'elles ne soient pas transmissibles ? Comment admettre que ces parasites invoqués, pris dans différents milieux et absorbés par l'organisme, — comme cela a lieu dans les maladies parasitaires démontrées, — ne s'en échappent pas par l'expiration pulmonaire, les déjections, les sécrétions ou par une autre voie inconnue, à l'état de germes ou de parasites d'âges divers et ne deviennent pas les agents d'une transmission nouvelle ? Comment se fait-il que les maladies palustres ne soient pas inoculables ?

J'incline beaucoup plus volontiers du côté des idées de L. Colin et de Corre et je pense, avec ces observateurs distingués, que la malaria contient un principe infectieux de nature chimique. Cette doctrine s'appuie sur des faits qui me paraissent avoir une valeur beaucoup plus démonstrative que ceux invoqués pour étayer la doctrine parasitaire des maladies palustres. Ce sujet d'ailleurs a été brillamment traité dans ces temps derniers, et je ne puis mieux faire que de rappeler ici les conclusions formulées à ce propos par le Dr Corre (1). Elles sont établies de manière à provoquer des recherches d'une nature positive et pratique sur la formation du poison malarien.

« 1° L'agent malarien se développe sous les climats les plus divers, et, dans chacun des climats où il dé-

____

(1) Voy. *Arch. de Méd. nav.*, juillet 1881. *La théorie parasitaire et la fièvre intermittente.*

termine ses effets, il se manifeste ou peut se manifester en toute saison, à toute heure du jour ou de la nuit : sa genèse est donc, jusqu'à un certain point, indépendante des influences météorologiques extrêmes. Toutefois, il se développe avec une plus grande énergie quand prédominent les conditions de température élevée et d'humidité moyenne.

2° Le marais semble le lieu le plus favorable à sa production, car la fièvre intermittente est surtout observée dans les pays marécageux. Cependant l'agent malarien peut naître en dehors des conditions maremmatiques habituelles ; mais, presque toujours alors, son développement se rattache à quelque bouleversement d'un sol plus ou moins riche en détritus végétaux.

3° L'agent malarien prend naissance sur des terrains géologiques variés. Toutefois, il semble en voie de formation plus active dans les terrains d'alluvions modernes et dans les terrains argilo-silico-ferrugineux. Dans les premiers, l'intensité de la contamination est en rapport avec l'abondance excessive des matières organiques décomposées ; mais l'influence des terrains de cet ordre, lorsqu'ils sont isolés des seconds, est peut-être moins pernicieuse que celle de ces derniers, parce que les marées et les crues fluviales balayent, à certains moments, les éléments comme les produits de décomposition. Les terrains argilo et silico-ferrugineux qu'on retrouve, à nu ou comme sous sol, à la côte occidentale et à la côte orientale d'Afrique, aux Indes, à Singapore, en Indo-Chine, dans les Dombes, etc., c'est-à-dire sur une immense étendue de pays renommés pour leur insalubrité, favorisent la production de l'agent malarien :

a. En maintenant le sol extérieur dans un état permanent d'humidité, grâce à l'imperméabilité de leurs roches les plus compactes;

b. En emmagasinant une énorme quantité de chaleur qui active puissamment les actions chimiques;

c. En fournissant aux substances organiques, par l'intermédiaire de l'oxyde de fer qu'ils renferment, l'oxygène nécessaire aux combustions, origine de nouveaux produits parmi lesquels on rencontrera sans doute le principe de la fièvre intermittente;

d. En retenant comme des réserves permanentes de matières organiques dans les innombrables vacuoles et dans les pores de boursouflement des limonites qui constituent la roche la plus remarquable du groupe.

4° L'agent malarien s'épuise sur le lieu même où il prend origine : il ne donne par conséquent naissance qu'à des manifestations morbides *endémiques.* Il est néanmoins susceptible d'un certain transport, soit par l'eau (fièvre intermittente contractée par l'ingestion de certaines eaux), soit par l'air (fièvre intermittente éclatant en localités salubres, sous l'influence des vents qui ont traversé une zone insalubre, etc.), mais dans des limites qui sont toujours restreintes. Ce fait mérite d'appeler l'attention : il est comme un nouvel argument contre la théorie parasitaire; car on sait combien les germes animés sont susceptibles d'être entraînés *au loin* par les vents, sans perdre leur vitalité.

Le transport par l'eau plaide en faveur d'un principe soluble, le transport par l'air, en faveur d'un principe facilement volatilisable, mais cependant d'une densité relative assez grande, car, dans une zone au repos, la zone malarienne cesse à une très faible distance de la surface du sol. A Hatien (Cochinchine française, littoral du golfe de Siam), le poste occupé par les soldats européens est situé sur un monticule élevé de 25 à 30 m., très boisé vers sa base, dominant la mer, et communiquant avec la ville par une chaussée bordée de marécages ; dans les périodes de calme, la garnison n'est pas éprouvée par la fièvre ; quand la brise souffle du large, les accès apparaissent et se multiplient ; il semble que le vent de mer, bouleversant les couches d'air inférieures, les précipite, chargées de miasmes, vers le sommet du monticule, la garnison, par un curieux phénomène, trouve ainsi, dans un vent *théoriquement* bienfaisant, la cause réelle de son imprégnation malarienne (1). »

En résumé, pour le Dr Corre le poison malarien est vraisemblablement de nature chimique. J'ajouterai qu'il paraît se ranger plutôt parmi les gaz analogues à ceux qui sont de nature organique, que dans le groupe de ceux qui ont une nature chimique plus simple, comme l'oxyde de carbone, l'acide carbonique, les hydrogènes sulfurés ou carbonés. S'il était analogue à ces derniers, l'analyse chimique l'aurait sans doute déjà saisi ; de nature complexe et plus mobile, il échappe plus aisément aux recherches. La nature parasitaire de la malaria est donc de moins en moins probable.

2. L'origine tellurique de la fièvre jaune ne peut pas, à notre sens, être plus contestée que celle des maladies paludéennes. Les trois foyers endémiques de cette maladie ont des caractères communs : ils sont tous les trois situés au nord de l'Equateur, entre le 10e et le 30e degrés de latitude nord, c'est-à-dire aux Antilles, dans le fond du golfe du Mexique, en Séné-

____

(1) Corre, *Arch. de Méd. nav.*, *loc. cit.*

gambie; or, ces régions sont toutes constituées par des rivages maritimes et par des lieux où les eaux de la mer se mettent en conflit avec des sols alluvionnaires sans altitude. Ces caractères du littoral où règne le typhus amaril se retrouvent, sans doute, dans des régions intertropicales qui n'engendrent pas la fièvre jaune, comme les rivages de l'Hindoustan et de l'Indo-Chine, comme ceux de la côte orientale d'Afrique, du Zambèze au cap Gardafui, comme le littoral des grandes îles de la Sonde, mais c'est là une preuve que la latitude, le défaut d'altitude et la chaleur torride ne suffisent pas pour engendrer la fièvre jaune, et qu'il est de toute nécessité que la nature spéciale du sol intervienne par des propriétés infectieuses qui sont jusqu'à ce jour impénétrables.

Mais, dira-t-on, pourquoi chercher dans le sol la solution de ce problème? La fièvre jaune ne peut-elle pas provenir d'une source humaine, comme en proviennent, à mon sens du moins, le choléra, maladie des races indoue et indo-chinoise, la peste, maladie arabe, les typhus, maladies européennes? La fièvre jaune n'a-t-elle pas son point de départ dans les habitudes hygiéniques des races nègre et indo-américaine, comme la fièvre typhoïde dans les infractions à l'hygiène commises par les hommes d'Europe, comme le choléra et la peste dans celles dont on peut facilement accuser les races que déciment ces deux fléaux? Je ne le pense pas. Quelle exception étrange ne constaterait-on pas en effet? Le choléra et la peste frappent avec une grande sévérité les races natives, et n'atteignent qu'exceptionnellement, *dans les foyers primitifs*, les gens de race étrangère, les Blancs notamment. Au contraire, la fièvre jaune épargne les Noirs et les Indo-Américains, et sévit sur les hommes de race blanche avec une intensité qui se traduit par une mortalité de 10 à 60 p. 100, suivant les épidémies. Le contraste de la quiétude dans laquelle vivent les noirs du Sénégal et des Antilles et de l'anxiété bien légitime des Européens, en temps de fièvre jaune, se reproduit à chaque période épidémique. Or, si l'on suppose que le typhus amaril a été engendré, au début de son histoire, par les races colorées, comment se fait-il que l'on n'ait pu recueillir aucun fait démonstratif de cette antique origine, et qu'on ait à peu près démontré, au contraire, que c'est l'arrivée des Européens qui a déterminé l'apparition du fléau. Cette maladie née, dit-on, dans le sein de certaines races, les épargnerait donc maintenant? Est-ce possible? En outre, dans les régions du globe où dominent les Nègres, les Indo-Américains et les métis de ces races, il en est qui ne sont pas des foyers primitifs de fièvre jaune, les deux côtes de l'Amérique du Sud, par exemple. Là encore, dans ces foyers secondaires, ne remarque-t-on pas que la fièvre jaune épargne les races colorées et qu'elle sévit sur les hommes de race blanche? Ce qui se passe dans ces foyers de seconde main, c'est ce que l'on observe dans les foyers primitifs, c'est-à-dire le contraire de ce que l'on constate dans la genèse et la propagation du choléra et de la peste. Cela ne prouve-t-il pas que les groupes humains, quels qu'ils soient, sont étrangers à la création de l'infectieux amaril, et que le coupable, c'est le sol de certaines régions maritimes torrides, dont les émanations, de nature inconnue, sont délétères pour la race étrangère à ces régions?

Est-il possible d'aller plus loin dans cette voie et d'entrevoir la nature du poison amaril? L'hypothèse du parasitisme paraît devoir triompher ici, car elle s'appuie sur une doctrine qui a un grand crédit, à défaut de solidité, et qui est celle de la transmission de la fièvre jaune de l'homme malade à l'homme sain. La caractéristique des maladies parasitaires vraies, c'est cette transmission ; qu'elles passent de l'homme à l'homme, à la façon de la gale vulgaire, ou des animaux à l'homme, comme le charbon, la trichinose, les ténias, etc., leur caractère capital, en hygiène et en pathogénie, c'est cette migration d'un organisme dans un autre. Si la fièvre jaune peut ainsi passer directement d'un malade à son voisin indemne, elle a la plus grande analogie avec les maladies parasitaires et avec les virulentes : avec un léger effort de l'esprit, le parasitisme et la virulence deviennent évidents.

La fièvre jaune est sans aucun doute transmissible, mais il faut s'entendre. Un navire qui a séjourné dans un pays d'endémicité de fièvre jaune et qui y a pris son chargement, jette l'ancre dans une rade d'Europe : il n'a pas eu de malades pendant sa traversée ; on le décharge et ce travail est le point de départ d'une épidémie de fièvre jaune. Ces faits, je ne les suppose pas, ils ont été constatés plusieurs fois. Or, le premier cas de typhus amaril observé dans ces conditions ne procède-t-il pas de l'infection pure ? N'a-t-il pas suffi de livrer à l'atmosphère l'air intérieur confiné dans les interstices de la cargaison, ou de transporter à terre des vêtements portés antérieurement par des hommes provenant du pays d'endémicité, des objets à usage, des marchandises de nature poreuse, pour que le premier cas de fièvre jaune se manifestât ? La maladie ne peut-elle donc pas être purement infectieuse, quoique transmissible puisqu'elle vient d'un foyer éloigné d'endémicité ? Par ailleurs, aucun fait n'établit la transmission directe : l'inoculabilité des liquides morbides, sang, bile, sueur, vomito, déjections alvines, ne ressort pas des expériences nombreuses qui ont été tentées pour éclairer la nature du typhus amaril : c'est en vain que l'on a cherché le virus et le microbe. Reste donc l'hypothèse de la nature chimique de l'infectieux, laquelle s'accorde mieux avec les faits et ne change rien aux sévérités nécessaires des prescriptions d'hygiène internationale, quant à ce qui regarde les choses. Si elle triomphe, en revanche, elle aura l'avantage de soustraire les personnes aux rigueurs quarantenaires, à condition qu'elles aient été dépouillées de tout objet, de tout vêtement porté par elles pendant leur séjour dans le foyer suspect, qu'elles se purifient par les bains, qu'elles reçoivent des vêtements nouveaux, etc. La transmissibilité de la fièvre jaune restera bornée aux navires et aux choses; elle sera exclue des personnes, ce qui nous paraît être la vérité en cette matière (1).

(1) Consultez sur ce grave sujet l'article du Dr Corre : *De l'étiologie et de la prophylaxie du typhus amaril. Arch. de Médecine navale*, 1882, janvier et mois suivants, dans lequel notre distingué collègue défend, au nom des faits, la thèse de l'infection pure et de la nature chimique de l'infectieux amaril. J'incline avec le Dr Corre vers cette doctrine et pour les raisons qu'il invoque et pour d'autres motifs. Je ne puis guère comprendre les cas foudroyants de fièvre paludéenne et de fièvre jaune, sans être conduit à admettre l'effet rapide d'un gaz. Les émanations méphitiques concentrées agissent de cette façon. Les maladies à microbe ne procèdent pas aussi brusquement; il faut un certain temps pour la pullulation des micro-organismes, et s'il y a des charbons à marche rapidement funeste, ce qui n'est pas contestable, cela tient à ce que des complications locales, des tuméfactions consécutives au développement de la pustule charbonneuse, par exemple, ont compromis mécaniquement en quelques heures l'exercice de certaines fonctions indispensables à la vie. La bactéridie du charbon ne tue pas brusquement par le-même pas plus que la trichine, pour sortir des mi-

3. Le sol des pays torrides peut encore être incriminé à des points de vue pathogéniques divers. C'est ainsi que, par la nature de ses eaux courantes, il peut engendrer un certain nombre de maladies. Des sources réputées potables peuvent contenir l'infectieux palustre à l'état de dissolution ou de suspension ; dans d'autres circonstances, elles sont susceptibles de provoquer, par leur impureté, des diarrhées, des dyssenteries sporadiques et endémo-épidémiques ; on en a relaté des cas nombreux. Elles peuvent enfin être le véhicule d'embryons de ténias, d'ascarides, de filaires, d'ankylostomes, etc., parasites qui sont tous très communs dans la zone intertropicale. Nous retrouverons ces faits dans une autre partie de ce livre.

ARTICLE III

FAUNE ET FLORE.

Un grand nombre d'espèces animales et végétales de la zone torride peuvent porter atteinte, par des mécanismes divers, à la santé humaine.

I. Parmi les animaux nuisibles, les uns sont des parasites plus ou moins dangereux, et les autres des êtres agressifs qui nuisent par les blessures qu'ils font, les venins qu'ils inoculent, les matières toxiques qu'ils peuvent faire pénétrer dans l'organisme humain.

1. La *Chique* (*Pulex penetrans*) est commune dans le centre de l'Amérique et dans les régions torrides de

crobes, en restant sur le terrain du parasitisme. Les gaz infectieux peuvent, au contraire, tuer brusquement ou lentement suivant l'intensité de l'infection.

l'Amérique du Sud. C'est la femelle qui joue le rôle de parasite de l'homme : elle pénètre de préférence dans les téguments de la plante des pieds, dans ceux des orteils, des plis digito-plantaires. Elle fend l'épiderme et le derme à l'aide de ses scies mandibulaires et se loge dans une cavité qu'elle creuse à une profondeur variable de la peau. Si elle a été préalablement fécondée, son abdomen se développe en même temps que les œufs augmentent de volume ; ceux-ci sont expulsés dans les tissus qui circonscrivent l'animal, puis la chique meurt sur place. L'inflammation locale qui résulte de la présence de l'animal dans les tissus se développe alors, à des degrés divers, depuis le simple bouton inflammatoire jusqu'à l'abcès et l'ulcère plus ou moins lent à guérir.

2. La *Mouche hominivore* (*Lucilia hominivorax*) est commune dans toute l'Amérique torride et surtout dans les Guyanes. On la rencontre dans les grands bois où elle vit des détritus organiques, mais elle se transporte partout, en rase campagne, dans les villes, sur les navires. Ce sont les larves qui sont parasites : la mouche les dépose dans les fosses nasales des gens endormis et se retire : les larves se développent alors dans la partie supérieure des fosses nasales où elles rampent et déterminent la sensation du fourmillement intra-nasal, des saignements de nez, de la chaleur, du gonflement, de l'inflammation locale. Ce dernier processus s'étend bientôt aux paupières, au nez, au front : il peut y avoir de l'œdème de la lèvre supérieure. Si alors un traitement antiparasitaire n'intervient pas, le périoste des fosses nasales est atteint, les ulcérations intra-nasales et le phlegmon sous-muqueux donnent du pus qui décolle la membrane pituitaire, la cloison et le nez tout entier peuvent

être détruits. Il y a souvent de la fièvre ; parfois une méningite par propagation enlève le malade, mais la mort peut être la conséquence des seuls désordres locaux et de leur retentissement sur tout l'organisme.

3. La *Mouche du Cayor* (*Ochromya anthropophaga*) dépose sa larve, dite, *ver du Cayor*, dans la région postérieure du tronc de préférence, ainsi que sur les membres inférieurs. Le sommeil sur le sable, le dormeur étant étendu sur le dos, est une cause habituelle de la pénétration du parasite : un bouton furonculeux qui occasionne des douleurs vives pendant une huitaine de jours, mais qui guérit rapidement après l'extraction de la larve par la pression, tels sont les symptômes observés.

4. Une *Œstre* dont la détermination spécifique n'a pas été faite, l'insecte parfait n'ayant pas été recueilli, produit la larve parasite, dite *ver macaque*, qui habite la Nouvelle-Grenade, le Brésil, les Guyanes, le Pérou. Cette larve est pyriforme et a de 20 à 27 millimètres de long. Bien que Bonnet ne l'ait observé à la Guyane que sur le nègre et le coolie, il y a lieu, pour l'Européen, de s'en méfier. La mouche pique probablement la peau et dépose sa larve parasite sur les parties découvertes, le dos, les épaules. La sensation d'une fine piqûre, une légère inflammation locale qui peut s'aggraver si on ne procède pas à l'extraction de la larve, tels sont les phénomènes consécutifs.

5. L'*Œstre cuterèbre* (*Cuterebra noxialis*), commune en Nouvelle-Grenade, au Mexique, au Brésil, dans les Guyanes, et sans doute dans toute l'Amérique tropicale, bien qu'elle n'ait pas encore été signalée partout, dépose également dans les tissus des larves que l'on nomme en Nouvelle-Grenade *gusanos de monte* ou *nuches*. La *Cuterèbre nuisible* ne pique que les par-

ties découvertes. L'homme peut ne pas éprouver de douleur au moment de la piqûre, et ne la ressentir qu'au moment où la larve s'est développée. On constate alors la présence d'une petite tumeur, pourvue à son sommet d'un petit orifice, au travers duquel on aperçoit un corps blanchâtre : c'est la larve qui est toujours en mouvement. En général, sauf l'insomnie, qui n'est pas d'ailleurs la règle, le malade n'éprouve aucun symptôme incommodant ou grave. Si la larve siège dans le voisinage d'un organe important, dans l'orbite, par exemple, le malade court des dangers auxquels il faut remédier le plus tôt possible.

6. La *Tique américaine*, *tique tropicale*, *tique de Cayenne*, est un acaride microscopique d'une couleur jaune-rouge quand il est à jeun, gris-blanchâtre quand il est repu. Il pique la peau et se gorge de sang.

7. Un autre acaride microscopique, non classé encore, le *Pou d'Agouti*, se fixe, comme le précédent, dans les régions fines de la peau pour s'y gorger de sang. Il est très commun à la Guyane.

8. Dans tous les pays torrides, mais spécialement en Abyssinie, à la côte occidentale d'Afrique, en Syrie, en Cochinchine, l'Européen est exposé à prendre l'un ou l'autre *ténia*, *armé* ou *inerme*. Le second est de beaucoup le plus commun. Est-ce parce que, comme on l'a dit récemment, le ténia armé n'est autre chose qu'un ténia d'abord inerme, puis parvenu à un développement plus avancé? C'est possible, mais cela n'est que d'un intérêt secondaire ici. Les ténias, qu'on soit uniciste ou dualiste en cette matière (1), s'intro-

(1) Mon collègue et ami le D\ :superscript:r Baquié m'a communiqué tout récemment le fait de l'expulsion simultanée par un malade de son service de deux ténias, l'un inerme, l'autre armé. C'est incontestablement un argument en faveur de l'unité spécifique des ténias.

duisent dans le tube digestif, par les boissons aqueuses qui n'ont pas été filtrées ou bouillies, par l'ingestion des viandes de bœuf et de porc cuites d'une manière insuffisante. Le *Botriocéphale*, appelé à tort *tenia lata*, appartient plutôt à la zone tempérée ; cependant on l'a observé dans l'Inde, à Ceylan. On n'a pas pu établir jusqu'à ce jour s'il s'introduisait dans l'organisme par le fait de l'ingestion de certains poissons, spécialement des salmonés, ou par toute autre mode.

9. Les *Ascarides lombricoïdes* paraissent plus communs dans la zone torride que partout ailleurs. Bien que leur présence dans le tube digestif, soit le plus souvent exempte de gravité, il est des cas où elle donne lieu à des accidents inquiétants. Il faut donc éviter l'accès des ascarides dans l'organisme en ne buvant que des eaux filtrées ou bouillies, si l'on n'a pas à sa disposition des aiguades de choix.

10. On ignore généralement d'où provient la parasite, dit *Ankylostome duodénal*, produisant le mal-cœur des nègres, la cachexie africaine, dont quelques Européens ont été atteints aux Antilles ; mais on suspecte beaucoup les eaux réputées potables et non filtrées ou bouillies (1).

11. Le *Dragonneau* ou *filaire de Médine* qui détermine la maladie connue sous le nom de *draconculose*, est un ver de la famille des grandes filaires : il est endémique dans plusieurs localités des zones chaude et torride, mais surtout à la côte occidentale d'Afrique. On l'observe à Médine, localité située à 350 lieues de l'em-

______

(1) On ne peut guère s'étonner de la présence de l'ankylostome chez les Européens, en pays torride, depuis que le parasite a été signalé chez les ouvriers atteints d'anémie du Saint-Gothard. — V. *L'Ankylostome duodénal de l'anémie du Saint-Gothard*, par le Dr E. Bugnion à Lausanne, Genève, 1881.

bouchure du Sénégal, chez les nègres de la côte d'Or, au Gabon, où cependant il paraît céder le pas à la filaire de l'œil, au Cap, dans le Soudan. Au Sénégal, il est très fréquent, car Trucy a pu en relever 146 cas traités à l'hôpital de Saint-Louis, pendant une période de dix ans. On l'a signalé aussi sur les bords de la mer Rouge, dans l'Arabie Pétrée et dans l'Hedjaz, sur les rivages de la mer Caspienne et du Golfe Persique à Bokkara dans le Turkestan, sur les bords du Gange et de l'Indus, à Pondichéry, aux Antilles, à Curaçao où il est extrêmement fréquent. Il n'existe ni à Bourbon, ni à Madagascar. Dans les divers cas observés dans la zone tempérée, on est presque toujours parvenu à démontrer l'origine africaine du parasite. Le dragonneau pénètre toujours dans l'organisme, disent les uns, à la suite de l'ingestion d'eaux que l'on a cru potables, puis il chemine au travers des tissus jusqu'aux téguments. Il pénètre directement dans la peau, dit notre collègue Trucy ; car « on rencontre le plus souvent les filaires aux jambes et surtout aux pieds, or, si elles s'introduisaient dans l'économie par le tube digestif, comme l'ont voulu un grand nombre d'auteurs, pourquoi ne les rencontrerait-on pas aussi souvent et même plus souvent au tronc, aux cuisses, aux bras? Pourquoi ce parasite irait-il, de préférence, se loger dans les points les plus éloignés du tube digestif? D'autre part, comment expliquer la fréquence de cette affection chez les soldats indigènes qui vont le plus souvent pieds nus, lorsque si peu d'Européens qui, eux, sont toujours chaussés, en sont si rarement atteints? Ces deux catégories d'individus boivent cependant, à Saint-Louis du Sénégal, l'eau provenant d'une même citerne (1). » Ces arguments seraient de nature à con-

(1) Trucy, *Remarques sur la filaire de Médine*. Thèse. Montp. 1879.

vaincre s'il n'existait pas en clinique des faits évidents de pénétration du dragonneau par la voie gastrique (1). Le parasite, c'est la femelle : dans les tissus c'est un cordon blanc laiteux pelotonné sur lui-même et pouvant dépasser la longueur d'un mètre. L'animal se loge, par ordre de fréquence, dans les téguments des pieds, des jambes, des cuisses, du tronc, du scrotum, des membres supérieurs. Une démangeaison locale à laquelle succède une tuméfaction accompagnée parfois de la présence, au palper, d'un cordon cylindrique sous-cutané plus ou moins résistant, tels sont les symptômes du début. On voit ensuite apparaître, au sommet de la tumeur, une vésicule phlycténoïde qui se brise d'elle-même et qui permet de constater, à son centre, un corps filiforme et blanchâtre : c'est le *dragonneau*, dont on ne doit opérer l'extraction que peu à peu, en plusieurs jours, sous peine de le rompre.

12. On ignore quel est l'habitat exact de la *Filaire microscopique*, *filaria sanguinis hominis*, *filaire de Wucherer*, *filaire de Bancroft*, que l'on a rencontrée dans des cas d'éléphantiasis des Arabes, de tumeurs lymphatiques, d'hémato-chylurie, d'érysipèle des pays torrides, et de craw-craw. On en a toutefois constaté la présence, une fois à notre connaissance, dans les eaux d'une rivière du Brésil (2), de sorte que, quelle que soit l'opinion que l'on professe sur le rapport qui existe entre la présence de cette filaire dans le sang des malades atteints des maladies que nous venons de nommer

____

(1) Da Silva Lima, *De la filaire de Médine ou ver de Quinée* rencontré à l'état endémique dans la province de Bahia et de son introduction dans le corps humain par l'eau en boisson. *Arch. de Méd. navale*, mai 1881.

(2) Découverte de filaires embryonnaires dans l'eau potable de la Carioca (Rio de Janeiro). V. *Arch. de Méd. navale*, 1878, 1er sem., p. 313.

et la marche de ces affections, le fait invoqué conduit comme tant d'autres renseignements d'une autre nature, à la nécessité de la filtration ou de l'ébullition des eaux à boire, toutes les fois que la qualité de la source n'est pas hors de doute (1).

En dehors de tout parasitisme, la faune torride compte un grand nombre d'espèces, petites et grandes, inférieures ou élevées dans la série, qui peuvent porter atteinte à la santé ou à la vie du voyageur, de l'explorateur, du colon, du soldat, du marin.

L'*Oursin de la mer Rouge* (*Echidnus mamillatus*) pique le pied de l'imprudent qui marche sur les piquants aigus de son test. Presque toutes les *Méduses pélagiques* sont urticantes. La *Cyanée belle* de Pondichéry sécrète un venin irritant. Le *Cancer ruricola*, crabe de terre, est suspect, aux Antilles, à cause des accidents de diarrhée cholériforme qu'a quelquefois occasionnés l'ingestion de sa chair. Une *Crevette de Bornéo*, dont l'espèce n'a pas encore été définie, peut causer les mêmes accidents. Le *Garapatte* de l'Amérique du Sud pique les parties découvertes du corps et ne lâche prise que lorsqu'il est gorgé de sang et de lymphe ; sa piqûre peut donner la fièvre. L'*Argas de Colombie* fait une piqûre très douloureuse et très redoutée dans ce pays. La *Galéode vorace du Bengale* qui attaque les insectes et les petits lézards, se met sur la

(1) J'ai présenté dans la séance de l'Académie de médecine du 11 avril 1882, un jeune Breton atteint d'une dermatose eczématoïde dont les vésiculo-pustules contenaient une filaire analogue ou semblable à celle que le D^r O'Neill, de la marine anglaise, a signalé dans le craw-craw. Il s'ensuivrait que cette dernière dermatose n'est pas plus exotique que le mal-cœur caractérisé par la présence de l'ankylostome duodénal, que l'aïnhum, etc. On comprend l'importance de ces faits au point de vue de la géographie médicale, du diagnostic, du traitement.

défensive quand elle est menacée par l'homme et le mord parfois cruellement. Le *Latrodecte de Madagascar*, autre aranéide, fait une morsure qui, au dire des indigènes, peut produire la mort. Le *Vancoho* de la même île passe pour être très dangereux. L'*Araignée orange de Curaçao et de toute la côte du Venezuela*, fait à l'homme une morsure qui se reconnaît à une légère tache grise, humide, ronde comme un pois. Le *Latrodecte assassin de la Martinique* est une espèce très voisine du *Malmignatte de Madagascar* et détermine, par sa morsure, des accidents qui peuvent aussi être très graves. Les *Mygales* de toute la zone intertropicale sont des araignées venimeuses de grande taille qui attaquent les passereaux, et même, dit-on, les pigeons. Le voyageur mordu éprouve une douleur vive au point touché et voit survenir rapidement une tuméfaction plus ou moins étendue qui s'accompagne souvent de fièvre. Le *Scorpion de la Colombie* est fort dangereux. Quand il pique les téguments, « outre la douleur locale, on voit, dit le Dr Posada-Arango par expérience personnelle, une petite plaque érythémateuse, dure, avec un point ecchymotique au centre, ce sont comme des gouttes froides qui tombent sur le corps, un peu d'angoisse, de malaise vague et d'étourdissement, et, ce qui est caractéristique, un engourdissement très marqué de la langue, une sorte de paralysie incomplète. L'individu sent sa langue comme plus grosse, pesante, difficile à mouvoir, ce qui fait bégayer ou embarrasse plus ou moins la parole, en même temps que les facultés tactiles et gustatives de la langue sont émoussées. » Le *Scorpion du Mexique*, celui de l'*Inde* et celui d'*Amérique* produisent des effets analogues. Les *Scolopendres* ou mille-pieds sont redoutées dans la zone torride. Celles dont les morsures sont les plus cruelles, sont la *Scolopendra insignis* du Sénégal, la *S. morsitans* de la côte occidentale d'Afrique, le *Malfaisant des Antilles* (1). Ces animaux mordent à l'aide de leurs pieds-mâchoires, situés des deux côtés de la tête et communiquant avec une glande venimeuse. De la douleur, du gonflement au niveau de la morsure, du frisson, de la fièvre, tels sont les symptômes que l'on observe. Une scolopendre avalée avec de l'eau, dans l'obscurité, par un officier du 16ᵉ léger, à Cayenne, en 1828, a déterminé une tuméfaction énorme du cou, des accidents nerveux effrayants et finalement la mort.

Les insectes nuisibles sont en très grand nombre. Il y a plus particulièrement lieu de se défier : — de la *Mouche à tête rouge d'Abyssinie*, laquelle, écrasée sur la peau, détermine l'apparition d'une ampoule, et plus tard des furoncles douloureux et rebelles ; — de la *Mouche Tzetzé* de l'Afrique australe, dont la piqûre, peu dangereuse en général, guérit cependant parfois très lentement ; — de la *petite Mouche de Pondichéry*, fourmillant aux mois d'août et de septembre dans l'atmosphère, voltigeant constamment autour des

(1) « Je confesse que la créature que j'ai aperçue ce matin, en ouvrant les yeux, à mon réveil, ne me parut rien moins qu'agréable : c'était un énorme mille-pattes (scolopendre), ayant près de trente centimètres de long, arrêté tout près de moi ; ses pattes innombrables paraissaient sur le point de se mettre en mouvement et ses deux cornes ou palpes s'allongeaient avec une expression venimeuse. Ces animaux ne sont pas seulement hideux à voir, leur morsure est fort douloureuse sans être toutefois autrement redoutable. Je me glissai doucement hors du canapé, sans déranger autrement mon affreux voisin qui ne tarda pas à être victime de la science ; on l'emprisonna adroitement sous un large gobelet d'où il passa dans un bocal plein d'alcool. Le capitaine Faria me dit que ces mille-pattes sont très souvent apportés à bord avec le bois, dans lequel ils se cachent de préférence ; mais qu'on les voit rarement à moins qu'ils n'aient été dérangés et chassés de leur cachette. De pareils visiteurs, on se passerait volontiers. » M. et madame Agassiz, *Voyage au Brésil*, Hachette, 1874.

yeux, cherchant à se poser sur les paupières, et déterminant au bout de quelques jours une véritable épidémie d'une blépharo-conjonctivite purulente transmissible, à laquelle on donne dans l'Inde le nom de
dordeuil (1) ; — des *Mouches de l'Yapura* (2) ; — de la
fourmi noire de l'Afrique torride orientale (3) ; — le voyageur Barth a été très incommodé par la morsure de la
Fourmi noire du Soudan, dans le Baghirmi, près du lac
Tchad (4); — de la *Fourmi guissondé* de l'Afrique australe
dont parle Serpa Pinto (5) ; — des *Fourmis de Cayenne*,
dites *flammants*, dont les morsures occasionnent parfois
de la fièvre ; — des *Fourmis rouges du Gabon*, marchant
en colonnes serrées dans l'herbe et dans les sentiers ;
— des *Fourmis blondes* du même pays, au corselet
allongé, faisant leurs nids sur les arbres et toutes

(1) Huillet, *Contribution à la Géographie médicale*, Pondichéry.
Arch. de Méd. nav., 1868, 1er semestre, p. 85.

(2) J. Crevaux, *De Cayenne aux Andes. Tour du monde*, 1881,
1er semestre.

(3) *Voyage aux grands lacs de l'Afrique orientale*, par le capitaine Burton. « Bêtes et gens sont affolés par la morsure d'une
fourmi noire qui a plus de vingt-cinq millimètres de longueur ; sa
tête de bouledogue est pourvue de mâchoires puissantes qui lui
donnent la faculté de détruire les rats, les serpents et les lézards.
Elle habite les lieux humides, creuse ses galeries dans la vase, in-
feste les chemins, et comme toutes ses congénères, elle ne connaît
ni la crainte, ni la fatigue. Rien ne peut lui faire lâcher prise lorsque, ramassée sur elle-même, elle vous tord les chairs et vous
transperce de ses mandibules, qui vous lardent comme une ai-
guille rougie. » — Voyage de Burton et Speke. *Tour du monde.*

(4) « Ma grande affaire, à moi, était de me défendre contre de
grosses fourmis noires dont l'obstination m'aurait beaucoup amusé
si leurs attaques avaient été moins personnelles. Une fois, mon lit
se trouvant sur leur chemin, elles m'assaillirent avec fureur ; je
tombai sur elles, écrasant, chassant, brûlant, sans repos ni trêve,
ce flot qui coulait toujours, et cela pendant deux heures, avant
d'avoir pu le détourner. » Barth, *Voyages et découvertes au centre
de l'Afrique. Tour du monde*. Hachette, éditeur.

(5) Serpa Pinto, *Comment j'ai traversé l'Afrique. Tour du monde*,
1880-1881.

prêtes pour l'attaque ; — des abeilles du Haut-Nil et de l'Abyssinie ; — des moustiques de la zone torride tout entière.

Les voyageurs, mais plus particulièrement les marins, doivent redouter un certain nombre de poissons qui sont les uns vulnérants, les autres toxiques (1).

On a signalé parmi les accidents produits par les poissons vulnérants : la morsure de la *Murène moringue* des mers tropicales, la blessure produite par la lancette caudale de l'*Acanthure chirurgien*, la piqûre que peut faire au baigneur l'épée aiguë et dentelée de la *Raie pastenague*, celles que déterminent les aiguillons acérés du *Diodon orbiculaire*. Le Machoiran, le *Scorpène rascasse*, la *Vive araignée*, piquent au moyen des rayons épineux de leurs nageoires dorsales ; les *Chabots* sont armés d'épines préoperculaires ; le *Plotose rayé* se défend au moyen de ses épines dorsales et pectorales ; le *Niphon épineux* et la *Thalassophryne reticulata* blessent au moyen de leurs rayons épineux du dos aussi bien que par ceux de l'opercule, etc.

Les poissons toxiques sont encore plus nombreux, mais on n'a pas bien établi, jusqu'à ce jour, les différences précises qui existent entre ceux qui paraissent dangereux par leur chair propre et ceux qui doivent leurs propriétés malfaisantes à l'état de putréfaction ou encore à la nature des aliments qu'ils ont pu ingérer. En hygiène pratique, on considère comme dangereux ou suspects : le *Serran ouatalibi*, le *Serran créole*, le *Serran arara*, la *Sarde à dents de chien*, la *Sphyrène bécune*, espèce signalée surtout dans l'Amérique tropicale, la *Sphyrène yello* de la mer des Indes, le

(1) Voy. pour plus amples détails le chapitre consacré aux Poissons dangereux, dans mes *Éléments de Pathologie exotique*, p. 720. Delahaye et E. Lecrosnier, éditeurs, 1881.

Scorpène rascasse et le *Scorpène à antennes* des mêmes mers, les chairs putréfiées du *Thon commun*, du Tassart, de la *Bonite*, du *Quatre*, des *Carangues*, du *Pagre*, de la *Daurade sarbe*. Le *Gobie porte-crin* ou *Calou-oulouvé* de Pondichéry, la *Baudroie épineuse*, la *Vieille* et le *Scare catau-bleu* de l'Ile de France sont généralement considérés comme toxiques en tous temps et par eux-mêmes, ainsi que les œufs du *Ca-thiaï* de Cochinchine, la chair de la *Sardine dorée*, de la *Sardine des Antilles*, de la Melette vénéneuse des archipels océaniens, des Diodons, des Tétrodons, des Chétodons de Java.

Les serpents venimeux pullulent dans la zone torride. Dans l'Inde, disent les documents anglais pour 1880, il y a eu, dans la Présidence du Bengale seulement, 10,064 personnes mortes victimes de la piqûre des serpents. A Pondichéry, d'après Huillet, on a enregistré dans l'espace de quatre ans et demi, sur les relevés de la police, 118 piqûres dont 44 mortelles; or bien des cas appartenant aux districts ruraux ont échappé à cette statistique désolante. A la Martinique, on compte en moyenne, 50 décès annuels par la piqûre du Bothrops. A Java, à Cayenne, au Brésil, les accidents sont assez communs.

Tous les explorateurs ont parlé des dangers que leur ont fait courir les caïmans (1), les crocodiles, les hippopotames et les fauves. Parmi ces derniers, le tigre est assurément le plus redoutable. Dans l'Inde et l'Indo-Chine, il tue dans une proportion sans doute très inférieure à celle que l'on constate pour les ophidiens venimeux, mais bien considérable encore. Dans l'Inde, 359 personnes, la plupart de race indigène, ont

(1) *Jacarès*, de l'Amérique intertropicale.

été étranglées par des tigres dans la seule présidence du Bengale, pendant l'année 1880. En Cochinchine, les Annamites, qui sont beaucoup plus souvent attaqués par ces fauves que les Européens, en ont une véritable terreur. D'après Harmand, les tigres affectionnent les brousses situées dans les environs des villages qui peuvent leur fournir les animaux dont ils se repaissent. Ils attaquent rarement les hommes en général, le Cambodgien et l'Annamite beaucoup plus souvent que les Européens, les femmes plutôt que les hommes. La mort n'est pas aussi affreuse qu'on pourrait le supposer tout d'abord, le tigre bondissant sur sa victime et la frappant à la nuque « d'un coup de sa patte de fer qui suffit sinon pour la tuer, du moins pour l'assommer complètement (1). » Le Dr Corre a dépouillé les statistiques médicales des cinq premières années de l'occupation, et pendant cette période qui a vu un si grand roulement d'effectif, il n'a noté qu'un seul cas d'enlèvement par le tigre (2).

II. La flore tropicale (3) comprend un certain nombre de végétaux épineux, c'est-à-dire pouvant être vulnérants, et des espèces toxiques dont les effets ont une gravité inégale suivant le végétal qui fournit le suc irritant ou la substance vénéneuse. Le suc du *Mancenillier* irrite les téguments en y produisant des vésicules et des pustules douloureuses ; l'amande du *Sablier élastique* cause des coliques, de la diarrhée, un état syncopal, quelquefois la mort ; le suc laiteux du *Manioc* tue par l'acide cyanhydrique qu'il contient ;

---

(1) Harmand, *Bulletin de la Société d'acclimatation. Les grands mammifères de l'Indo-Chine.* Discours prononcé en séance annuelle.

(2) Communication orale.

(3) V. pour plus de détails, *éléments de Pathologie exotique*, p. 752 et suiv.

la graine du *Purguer* du Sénégal produit la superpur-
gation accompagnée de symptômes choléroïdes. Parmi
les Aroïdées, le *Draconte polyphylle* occasionne du
délire, des éclats de rire involontaires, des gestes
forcés, des étourdissements, une ivresse maniaque.
Dans le même genre végétal, les *Gouets arborescent,
vénéneux* et *hérédacé*, la *Colocasie hérédacée*, ingérés
par imprudence, produisent les effets des purgatifs
drastiques, c'est-à-dire des nausées, des vomissements,
des selles diarrhéiques et sanguinolentes, des coliques,
des sueurs froides. Aussi Fonssagrives recommande-
t-il de se méfier dans les pays torrides de toute « racine
provenant d'une plante à spathe monophylle, ventrue
inférieurement, ouverte en cornet à sa partie supérieure, contenant un spadice droit, cylindrique, renflé
à sa base, ayant assez la forme d'un gland très allongé
à cupule inférieure (1). »

Le suc d'une cucurbitacée, le *Momordique nexiquen*,
et celui que l'on exprime du fruit de plusieurs sola-
nées, du *Calebassier vénéneux*, de la *Morelle mammi-
forme*, les feuilles du *Datura stramonium*, produisent
les mêmes effets que les Aroïdées toxiques. Les feuilles
fraîches de la *Lobélie à longues fleurs* contiennent un
suc très irritant de la muqueuse oculaire, si on la
touche par mégarde, la main étant imprégnée de suc,
et de la muqueuse digestive, si les feuilles ont été
ingérées par imprudence. *L'apocyn citron* paraît tuer
à la façon de l'atropine.

Les voyageurs et les explorateurs sont en outre,
dans certaines régions torrides, exposés aux flèches
empoisonnées des indigènes. D'après Livingstone, certaines peuplades riveraines du Zambèze trempent leurs

____

(1) Fonssagrives, *Hygiène navale*, 2ᵉ édition, p. 637.

dards de guerre dans les entrailles d'une *chenille* ou
d'un *crapaud*, le venin du *Cobra capel* sert à enduire
les flèches des Hottentots ; les Boschismans emploient,
pour cet usage, le suc de la *Vipera cornu ;* les Indiens
de Colombie, le venin d'une *Rainette.* On se sert, en
pays Pahouin, du suc de l'*Inée ;* dans la province de
Sierra-Leone, du *Mancone* ou *Téli ;* à Madagascar, du
Tanghin vénéneux ; chez les Hottentots, du suc de
l'*Hœmanthus nudus*, de l'*Amaryllis distica* et de l'écorce
bouillie de l'*Acocanthera venenata.* On emploie en
Indo-Chine le poison de *Yacun ;* dans les tribus Moïs,
un poison convulsivant non déterminé ; à Bornéo, un
enduit composé dans lequel entrent le suc d'une
Antiaris toxicaria, une décoction du *Calamus pericar-*
pus, les feuilles d'une *Hydrocotyle* et du *tabac.* C'est
un mélange du suc d'une *Euphorbiacée* et de la décoction d'une *Apocynée* inconnue qui constitue le poison des flèches des archipels Polynésiens les plus
voisins de l'Australie. Les diverses variétés de *curare*
sont la base des poisons des flèches des tribus amazoniennes.

ARTICLE IV

HOMME.

Je m'occuperai dans cet article, et successivement,
de l'Européen isolé, de l'individu, oublieux des règles
de l'hygiène personnelle et s'exposant, par ce fait, à
des maladies diverses, et de ce même homme exposé
aux influences des milieux humains nouveaux que
créent les races indigènes des pays torrides.

1° Un grand nombre de maladies dérivent de l'ignorance ou de l'oubli des prescriptions de l'hygiène individuelle, de la part de l'Européen.

Alimentation. — Les excès de table, l'abus des fruits en général et surtout des fruits acides, l'emploi des eaux non filtrées, non bouillies, non corrigées, l'abus des vins et des liqueurs alcooliques, des boissons aqueuses prises copieusement dans l'intervalle des repas, des boissons froides ou glacées ingérées rapidement ou dans l'état de sueur, des condiments âcres en quantité progressive, la consommation d'animaux et de végétaux toxiques ou altérés, etc., tous ces actes constituent des infractions à l'hygiène alimentaire qui peuvent avoir pour conséquence, suivant la nature de l'infraction, des dyspepsies, des gastralgies, les coliques, le catarrhe intestinal, la diarrhée, la dyssenterie, l'hépatite, l'alcoolisme aigu et chronique, la furonculose, la congestion cérébrale. Il est bien possible que la lèpre qui atteint toutes les races, mais plus volontiers les peuples icthyophages, soit due à l'usage de poissons consommés en trop grande abondance, et surtout de poissons altérés. Le fait est qu'on l'observe surtout en Islande, sur le littoral de la Norvège et de la Suède, sur les rivages de la Crimée et de la mer d'Azof, chez les Grecs de l'Archipel, dans les provinces espagnoles maritimes de la Galice, des Asturies, de Grenade et d'Andalousie, sur le littoral de l'Hindoustan, de la Birmanie, du Japon, sur toutes les côtes de l'Afrique, chaudes ou torrides, dans les archipels Malais et Polynésiens, sur les bords du fleuve des Amazones, aux Antilles, aux îles Aléoutiennes, etc. On cite quelques pays éloignés des rivages où se retrouve la lèpre, tels le Soudan, le Dahomey, — le fait est relativement rare — mais la transmissibilité probable de la maladie et sa nature parasitaire qui prennent, de jour en jour, plus de crédit, n'excluent en aucune façon son origine alimentaire et pourraient bien donner la clef de la propagation de la lèpre en dehors du littoral. Tel le ténia exotique apporté continuellement du Sénégal, de la Syrie, de l'Abyssinie, de l'Indo-Chine, etc., en Europe, rejeté par l'homme, repris sans doute par des animaux qui entrent dans l'alimentation humaine, et rentrant par cette voie dans l'organisme humain. Tel l'acarus de la gale vulgaire qui voyage avec son porteur et se propage de climat en climat.

Vêtement. — L'Européen qui ne se conforme pas, au point de vue de son habillement, aux nécessités qui découlent des influences diverses des climats torrides, s'expose, par cela même, à différentes maladies d'importance inégale. La marche, pieds nus, au Mexique, en Nouvelle-Grenade, au Venezuela, sur les rives de l'Amazone et de ses affluents, dans le Brésil nord, provoque l'entrée de la chique femelle (*pulex penetrans*) dans les téguments de la plante du pied, sous l'ongle du gros orteil, et expose à des ulcérations lentes à guérir ; la marche, jambes nues, doit faire redouter la piqûre des ophidiens, des arachnides, des myriapodes, des insectes, et expose aux plaies produites par les végétaux épineux. Si, aux lésions simplement traumatiques de la peau, se joint, chez le blessé un état anémique suffisamment accusé, l'ulcère phagédénique des pays chauds est rapidement constitué. Le bouton de l'Inde, de Biskra, d'Alep, etc., est, pour beaucoup de praticiens des pays torrides, et spécialement pour ceux de l'Inde anglaise, la conséquence d'une piqûre venimeuse. A Balk, on attribue le bouton à la morsure d'un cousin noir. Les chiens, dans l'Inde, sont quelquefois atteints du bouton de Dehli, dans la région du nez. Dans le même pays, les chevaux sont fréquemment porteurs d'un bouton très rebelle qu'on attribue, faute d'une bonne explication, à la pluie, et qui paraît être de même nature que celui que l'on observe chez l'homme ; or, on sait combien, en tous pays, les chevaux sont exposés aux piqûres des insectes ailés. L'homme, en outre, n'est guère atteint du bouton exotique que sur les régions découvertes du corps. Disons, enfin, comme dernier argument, que la maladie traitée au début par les caustiques, comme les plaies d'origine venimeuse, guérit souvent en quelques jours.

L'Européen recouvert de vêtements trop serrés ou trop épais, le jour, s'expose à l'accumulation de la chaleur organique, aux malaises au moins qui peuvent en résulter, et quelquefois au coup de chaleur. Dépourvu de vêtements de laine, la nuit, il subit, sur les viscères les plus sensibles dans les pays torrides, l'intestin et le foie, l'effet répercussif du refroidissement. Dévêtu trop rapidement, à la suite d'une marche, d'une course, il s'expose encore aux conséquences d'un rafraîchissement trop rapide de la surface de la peau, qu'aggrave encore l'action intempestive d'un courant d'air. La tête, mal protégée, peut subir le choc de l'insolation directe, du coup de soleil superficiel ou profond, etc.

Infractions diverses. — Il est encore un grand nombre d'actes moins susceptibles d'être réunis, comme les précédents, sous un seul chef, et qui ont, dans la vie du colon européen, une importance d'autant plus grande, qu'ils sont liés, plus ou moins directement à l'éclosion possible d'une maladie. — Le passage dans l'atmosphère d'un marais, alors que l'on est à jeun, favorise l'absorption du miasme palustre ; — l'emploi, pendant le sommeil, d'une moustiquaire

d'un tissu trop serré, expose à l'insomnie, au cauche-
mar, résultat naturel d'une sorte d'asphyxie légère
déterminée par la présence du gaz de l'expiration
autour du dormeur : — l'abus du tabac, surtout si
cette feuille est fumée dès le matin et sous forme de
cigarettes, avec aspiration de la fumée, conduit à
l'inappétence, à la gastralgie, à la névralgie cardiaque,
à l'anémie nicotique ; — l'habitude de la sieste, surtout quand ce repos diurne est pris immédiatement
après le repas, ralentit le travail digestif, congestionne
les vaisseaux sanguins cérébraux, diminue la durée et
la profondeur du sommeil nocturne, alourdit l'intelligence, engourdit le système musculaire, au moins
pour un temps ; — la négligence de l'usage des bains
tièdes destinés à entretenir la propreté corporelle, et
des ablutions fraîches ou froides propres à provoquer
le rafraîchissement de l'organisme, prédispose aux
éruptions diverses de la peau, aux malaises dus à la
chaleur organique accumulée ; — les promenades
faites la nuit ou de grand matin, alors que les vapeurs
atmosphériques sont précipitées vers le sol, sont fréquemment suivies, dans les districts marécageux, d'un
accès de fièvre paludéenne ; — les fatigues de la
chasse ouvrent la porte à toutes les maladies ; — l'oubli des précautions à prendre, pendant cet exercice,
soit contre l'insolation, soit contre l'absorption des
miasmes telluriques, expose au développement des
accidents qui dérivent de ces écarts ; la répétition trop
fréquente de l'acte sexuel, cause puissante d'affaiblissement organique, détermine des maladies directes de
l'appareil génital, expose à la syphilis exotique particulièrement grave pour l'Européen, et prépare l'organisme débilité et anémique à l'imprégnation par les
divers miasmes infectieux ; — le travail de la terre,

dans les sols alluvionnaires conduit aux maladies palustres, fièvre, état larvé, cachexie. Énoncer toutes ces infractions individuelles à l'hygiène, c'est en indiquer d'avance la prophylaxie. J'y reviendrai, dans un autre lieu, à propos de l'acclimatation.

2° L'Européen, mêlé aux populations de la zone torride, subit par ce contact, des influences pathogéniques diverses. J'ai dit plus haut, en parlant du sol, que cet élément du climat engendrait les maladies palustres et qu'il était le principal facteur de la fièvre jaune considérée au point de vue de ses foyers originels. Sous l'influence du milieu humain, l'Européen peut contracter le choléra dans l'Hindoustan et l'Indo-Chine, la peste en Irak-Arabie, en Perse, en Arabie, et c'est ainsi, qu'à peine effleuré dans la zone torride par la fièvre typhoïde et le typhus, maladies si communes dans les agglomérations de la race blanche, il paie, dans les mêmes climats, un certain tribut à la morbidité et à la mortalité en s'exposant à des maladies qui ne sont pas endémiques en Europe. Il est vrai, qu'en fait, ce sont surtout les groupes indiqués de la zone torride qui souffrent de ces endémies : l'homme de race blanche ne subit qu'exceptionnellement leurs atteintes.

Je ne puis me résoudre à croire à l'origine tellurique du choléra, bien que ce mode de genèse ne fasse aucun doute dans l'esprit d'un certain nombre d'épidémologistes. N'est-il pas permis de supposer, que l'éclosion du choléra tient plutôt à certaines infractions hygiéniques — encore mal définies — commises par les populations qui vivent dans les deux foyers d'origine de ce fléau, l'Hindoustan et l'Indo-Chine ? Le choléra, dit-on, naît dans les plaines alluvionnaires du Gange, comme sur les bords des nombreux arroyos des fleuves annamites. Mais pourquoi pas alors, au niveau de tous les deltas torrides, de celui de l'Inde où cependant il ne se développe que par suite de l'importation, de celui du Nil, des bouches du Zambèze, du fleuve des Amazones, de l'Orénoque, du Mississipi? Si, en revanche, on jette un coup d'œil sur les deux peuples qui comptent le choléra parmi leurs fléaux endémiques, ne voit-on pas de suite les caractères nombreux qui les rapprochent l'un de l'autre et qui les distinguent des autres populations torrides ? Les peuples Hindous et Indo-Chinois, appartiennent aux groupesde l'humanité chez lesquels la malpropreté et l'indifférence à toute règle d'hygiène sont incroyables. Leur alimentation a la même base, le riz et les condiments âcres ; leur constitution organique, dans laquelle domine le lymphatisme, a la plus grande analogie, malgré la différence d'origine anthropologique, qui n'est qu'en partie mongolique pour l'Hindou et exclusivement mongolique pour l'Indo-Chinois. N'y a-t-il pas dans les mœurs hygiéniques qui en dérivent, le point de départ d'une endémie commune, comme cela a lieu, à mon sens du moins, pour la peste, dans le sein des groupes musulmans, et pour les trois typhus — fièvre typhoïde, typhus pétéchial, typhus à rechutes — dans les agglomérations humaines d'Europe ? Ne doit-on pas, en outre, faire ressortir ce fait capital, la quasi-indifférence du choléra pour la température de l'air et l'altitude, éléments dont il faut tenir un si grand compte dans la genèse des maladies telluriques vraies — maladies palustres et fièvre jaune. — En fait, le choléra règne, à l'état endémique, non pas dans tout l'Hindoustan ou dans l'Indo-Chine entière, mais dans des localités où les populations sont agglomérées, à Calcutta, à Cawnpore, à Allahabad, à Ascot, à Bombay. Il se développe à l'état épidémique dans les lieux de pèlerinage, à Madras, Conjeveram, Pooree, Tripetty, Mahadeo, Trivellore, Hurdwar, etc. « Les phénomènes que l'on observe à Hurdwar, à Jugurnath, à Conjeveram, dit A. Proust (1), sont partout les mêmes et se montrent également dans toutes les localités qui sont le siège de foires et de pèlerinages. Les pèlerins affluent de toutes parts dans ces lieux sacrés, ils arrivent épuisés par la fatigue et par la misère, ayant souvent fait plusieurs centaines de lieux, presque toujours à pied, sous un soleil brûlant. Leur condition va s'aggraver encore : la mauvaise nourriture ; l'absence d'eau potable, la débauche, vont s'ajouter à l'encombrement pour devenir une nouvelle cause de développement épidémique. La maladie se trouve ainsi renforcée ; la mortalité est considérable, mais ce n'est pas tout : quand cette multitude va se disperser, elle va semer partout le choléra sur son passage et devenir ainsi un agent des plus actifs de la propagation de la maladie. » Quant au choléra de Cochinchine, Thorel, qui l'a observé de près, a soutenu que ses cas les plus nombreux et les plus graves se présentent dans les localités basses, entourées de fossés malpropres, de cloaques, de bourbiers, de fosses d'aisances ; en un mot dans celles autour desquelles peuvent facilement s'accumuler des détritus humains. Ce qui prouve encore l'influence de la race, c'est que les Hindous, comme les Annamites, sont décimés par le fléau cholérique, alors que les Européens ne sont frappés qu'exceptionnellement. L'infectieux ne fructifie-t-il pas mieux dans le sein de ces races exotiques parce qu'il en procède ! — Est-ce ainsi que se comportent les maladies telluriques vraies?

(1) *Hygiène internationale*, 1878, et *Traité d'hygiène*, 1881, 2ᵉ éd.

Les maladies palustres frappent un peu moins énergiquement les races indigènes; elles ne se propagent
pas ; leur infectieux imprègne l'organisme, mais ne
s'en échappe pas pour servir d'agent de propagation :
quant à la fièvre jaune, elle frappe incomparablement
moins les races qui vivent dans les foyers d'endémie
amarile. Quand elle se propage au loin, c'est l'atmosphère d'une localité, c'est l'air, emmaganisés dans les
interstices du chargement d'un navire et transportés
par celui-ci, qu'il convient d'incriminer par-dessus
tout, tandis que pour le choléra, c'est la déjection
cholérique humaine surtout, et pour la peste, le pesti-
féré, qui sont les agents principaux de la transmission :
créés par l'homme, ces deux fléaux se propagent par
son intermédiaire.

Je dis que la peste sort, comme le choléra, d'un
milieu humain. Cette doctrine est celle de presque
tous les épidémiologistes. La peste n'est pas une maladie tellurique, car rien dans le sol des pays qui sont
les foyers de la peste n'a permis d'établir que l'infectieux qui la caractérise en procède si on envisage le
le sol en lui-même, indépendamment des infectieux
que peut y déverser le milieu humain ; la peste, comme
le choléra, se joue des températures et des altitudes ;
l'homme la transporte avec lui comme le choléra. Au
point de vue humain, la peste est une maladie presque
exclusivement arabe ; on ne l'a observée qu'exceptionnellement au sein de populations étrangères à l'Islamisme, dans l'Inde, sur les rivages russes de la Caspienne, dans le Bas-Danube. Elle règne donc surtout
dans l'Islam, tantôt engendrée sur place, tantôt importée. Les populations de l'Irak-Arabie, de l'Arménie,
du Caucase, de l'Égypte, de la Cyrénaïque qu'ont frappées les épidémies de peste, vivaient presque toujours

dans des conditions d'hygiène bien souvent énumérées par les témoins de ce fléau, — alimentation insuffisante ou malsaine, malpropreté corporelle, inhumation incomplète des cadavres autour des mosquées et des habitations, abandon des immondices sur la voie urbaine. — De même, toutes les fois que la peste s'est développée hors des pays musulmans, qu'il y ait eu ou non importation, à Vetlianka, par exemple, en 1878, c'est encore au milieu de populations insouciantes de toute hygiène que l'on a constaté le fléau.

Mais, dira-t-on, ces infractions hygiéniques devraient engendrer le typhus plutôt que la peste, ou bien encore, c'est la peste qui, sous toutes les latitudes, devrait toujours en être la conséquence. Pourquoi le typhus ici et la peste là bas? Il est bien difficile de répondre à ces objections. On a fait ressortir cependant que les conditions de genèse de l'une et de l'autre de ces endémies ne paraissaient pas être les mêmes. Le typhus semble procéder de l'homme vivant, et la peste, de la putréfaction et des cadavres. Le typhus sévit surtout dans le sein de la race blanche, et la peste, parmi les populations arabes, pures ou mélangées. Ce sont toujours là, toutefois, des conditions humaines de pathogénie, et c'est ce que nous désirions faire ressortir ici.

Est-ce à dire, en terminant, que le rôle du sol soit nul dans la genèse du choléra et de la peste? Ce serait inscrire une erreur : la nature des terrains prend, à n'en pas douter, une part importante dans la destruction ou la conservation des infectieux déposés dans leurs couches diverses par les hommes, mais ce n'est là qu'un rôle secondaire en rapport avec la propagation du choléra et de la peste, mais non avec la constitution de leurs facteurs.

CHAPITRE IV

ACCLIMATEMENT DANS LES CLIMATS PARTIELS

Précisons tout d'abord le sens que nous donnerons au mot *acclimatement*.

Pour Bertillon « l'acclimatement est l'évolution spontanée par laquelle l'organisme, dans un climat nouveau, se met en harmonie avec de nouvelles conditions fonctionnelles. » « L'acclimatement », dit J. Rochard, « est l'ensemble des modifications que subit l'organisme pour s'adapter à un nouveau climat. »

Ces deux définitions, comme l'a fait observer Le Roy de Méricourt, identifient l'acclimatement avec la série des modifications qui ont pour théâtre l'organisme, chez l'individu qui change de climat. Or, ces modifications dans les organes et les fonctions sont, à vrai dire, la préparation à l'acclimatement, lequel est un résultat. L'homme s'acclimate, c'est-à-dire tend à obtenir l'acclimatement ; il est acclimaté, c'est-à-dire possède l'acclimatement ou l'adaptation à un nouveau climat.

C'est dans cet ordre d'idées que nous dirons que l'acclimatement est l'*adaptation de l'individu seul, ou aussi de sa race, aux influences des climats exotiques.*

L'importance des notions relatives à l'acclimatement est immense. Il nous faut savoir, dès à présent, où nous en sommes à ce point de vue, ce que nous avons obtenu, ce qui nous reste à obtenir. Les colonisations, les explorations et les voyages, l'issue heureuse des expéditions militaires d'outre-mer, de travaux agricoles et industriels, du percement de isthmes, de la pose des voies ferrées sous la zone torride, l'établissement ou l'abandon des comptoirs, la création des sanatoria, tous les efforts de la race blanche, en un mot, pour utiliser les immenses richesses de la zone intertropicale, sont étroitement liés aux questions palpitantes que soulève l'acclimatement. Or, la seule base solide de l'adaptation de l'individu et de la race, c'est la connaissance des éléments hygiéniques des climats partiels : aussi ne séparerons-nous pas leur étude de celle de l'acclimatement.

ARTICLE PREMIER

AFRIQUE TORRIDE

§ 1. — **Côte occidentale.**

Bassins du Sénégal et de la Gambie. — Le fleuve Sénégal prend sa source, comme d'ailleurs le Niger, la Gambie et quelques autres cours d'eau d'ordre inférieur de la région, dans le massif montagneux du Fouta Djallon, situé à l'est du bassin de la Gambie. Il court d'abord du nord au sud, puis, décrivant une courbe à concavité occidentale, il se jette dans l'Atlantique, à quelques kilomètres au-dessous de Saint-Louis, chef-lieu du gouvernement. — Deux zones se partagent ce bassin : 1° la zone des terrains montagneux et des forêts, étendue des sources du fleuve aux cataractes du Félou ; nous n'y occupons aucun poste ; 2° la zone des terrains bas, qui s'étend des cataractes du Félou à l'embouchure du fleuve ; on y distingue deux sous-zones, l'une est le Haut-Sénégal, qui va des chutes du Félou au poste de Saldé ; l'autre, le Bas-

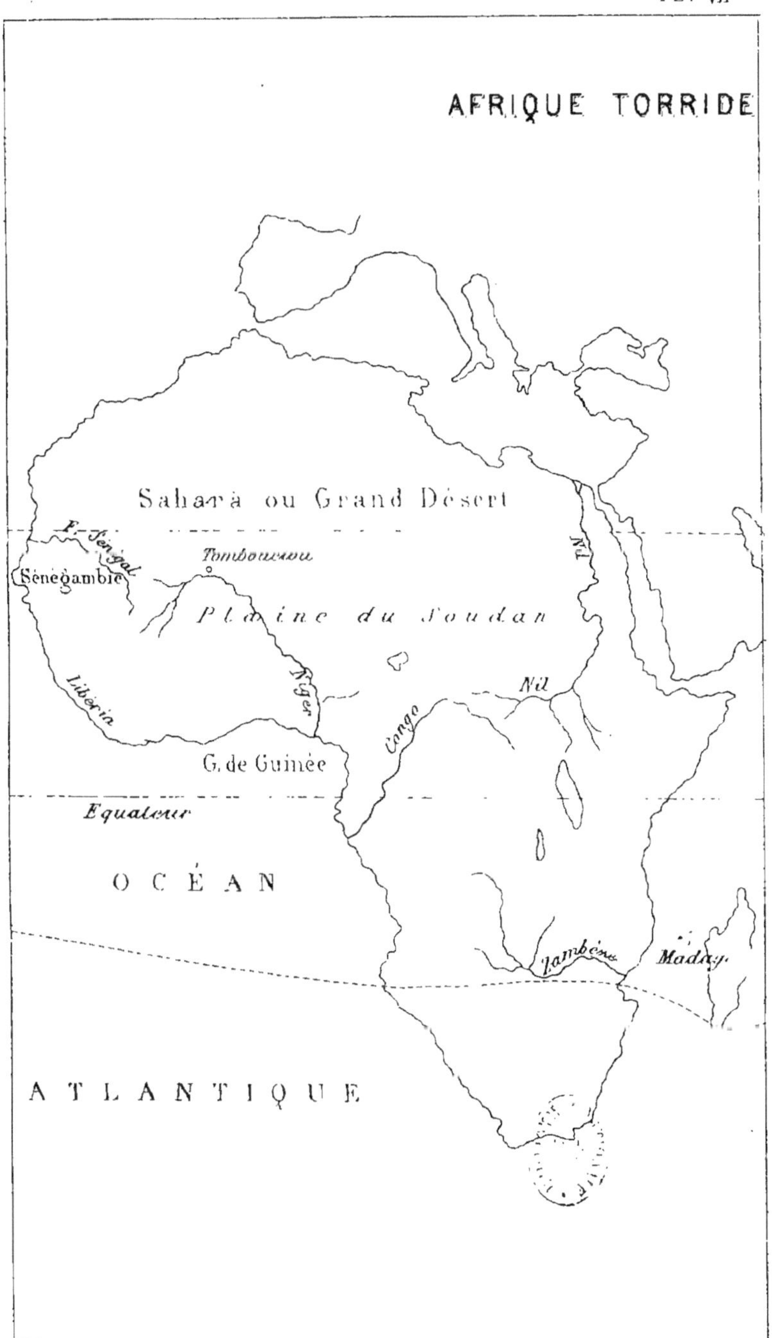
AFRIQUE TORRIDE
Sahara ou Grand Désert
F. Sénégal
Sénégambie
Tombouctou
Plaine du Soudan
Niger
Nil
Congo
Libéria
G. de Guinée
Équateur
OCÉAN
Zambèze
Madag.
ATLANTIQUE

Sénégal, s'étend de Saldé à Saint-Louis ; mais quoi qu'il en soit de cette subdivision qui n'a pas de limites absolument précises, la seconde zone, ou bassin inférieur du fleuve, se fait remarquer par l'étendue de ses vases et de ses sables, ainsi que par sa pauvre végétation. — Des cataractes du Félou à l'embouchure du Sénégal, nous occupons Médine, à près de 900 kilom. de Saint-Louis, Kéniéba, Senoudebou, Bakel, Matam, Saldé, Aéré, Podor, Dagana, Mérinaghen, Richard-Toll et Saint-Louis. — Le bassin de la Gambie est parcouru par le fleuve du même nom, lequel court de l'est à l'ouest et se jette dans l'Océan à Sainte-Marie-Bathurst. On y rencontre les postes anglais de Macarthy, à 400 kilom. de Sainte-Marie, et ceux d'Albreda et de Sainte-Marie-Bathurst. — Outre les deux grands cours d'eau que je viens de nommer, et dont le Sénégal est de beaucoup le plus important, les rivières Cazamance, Cacheo ou Santo-Domingo, Rio-Geba, Rio-Nuñez, Rio-Pongo, Mellacorée, toutes nées dans le massif du Fouta-Djallon, parcourent, dans des dépressions secondaires, le bassin de la Gambie, au sud de ce même cours d'eau. De la Cazamance, dépendent les postes français de Carabane et de Sedhiou ; de Cacheo, le poste portugais du même nom ; du Rio-Geba, l'établissement portugais de Bissao ; du Rio-Nuñez, le poste français de Boké ; du Rio-Pongo, un comptoir où vit un seul résident français ; de la rivière Mellacorée, le poste français de Mellacorée. — Au sud du plus méridional de ces cours d'eau secondaires, se trouve la colonie anglaise de Sierra-Leone, dont Free-Town est le chef-lieu. La rivière de Sierra-Leone naît, comme les précédentes, du massif du Fouta-Djallon.

Sur la côte maritime du Sénégal sont : 1° les petits postes militaires de Bétété, M'boro, M'bidjem et Thiès,

situés dans le Cayor, entre Saint-Louis et le cap
Vert, et protégeant la ligne télégraphique qui relie
Dakar au chef-lieu du gouvernement; 2° l'île de Gorée,
Dakar, Rufisque, Portudal, Joal.

Les archipels voisins de la côte sénégambienne sont au
nombre de deux; les îles du cap Vert et les Bissagos.

La température annuelle du Sénégal peut être
représentée par le chiffre de 24° centigrades; mais
c'est là une donnée générale qui n'a pas une grande
importance, puisqu'elle ne constitue qu'une moyenne.
Borius (1) a établi quelques moyennes locales, qui,
permettant la comparaison, ont une tout autre importance. D'après notre collègue, la moyenne annuelle à Saint-Louis est de 23,7; à Gorée, de 23,8; à
M'bidjem, de 23,9; à Dagana, de 25,8; à Podor, de 28,3;
à Bakel, de 28,7; à Médine de 29,9; à Macarthy, de
29,9; à Sedhiou, de 26,4; à Bissao de 26,1; à Boké,
de 27,4 et à Sierra-Leone, de 26,8.

Les saisons diffèrent par leurs caractères et leurs
influences, si on compare, à ce point de vue, les
rivages maritimes et le Haut-Sénégal. Sur le littoral, à
Saint-Louis et à Gorée, on en compte deux principales,
l'hivernage et la saison fraîche qui se succèdent presque sans interruption et ne sont séparées que par des
périodes intermédiaires à peine appréciables. L'hivernage s'étend de juin à la fin de novembre; c'est la
période des hautes températures, voisines de 27°, de
la radiation verticale du soleil, des calmes, des pluies
torrentielles, des orages, de la crue des eaux fluviales,
de la faible pression barométrique. Il n'est pas une
localité du Sénégal qui soit salubre pendant cette période. La saison fraîche va de novembre à juin : pen-

____

(1) Borius, article SÉNÉGAMBIE du *Dict. encyclopédique* et *Recherches
sur le climat du Sénégal,* ouvrage couronné.

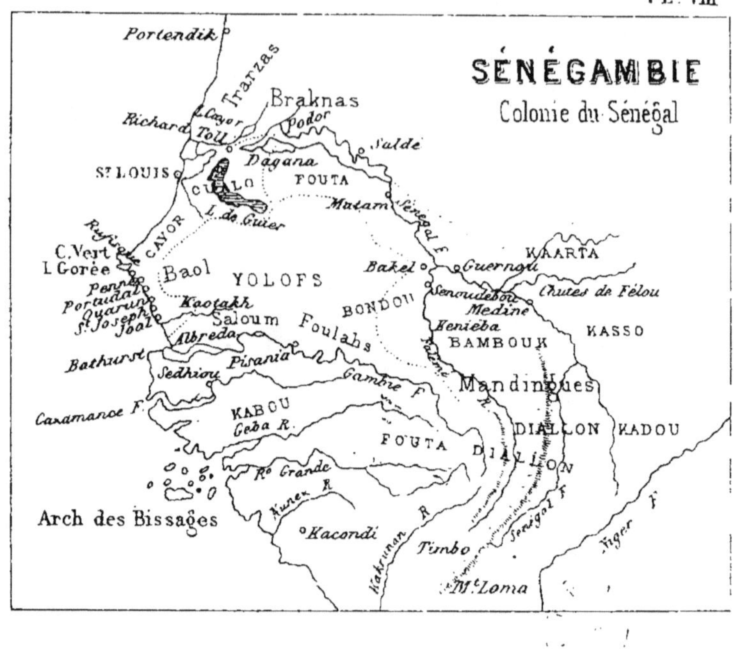
Portendik
Trarzas
Braknas
Richard Toll
L. Cayor
Podor
Salde
St LOUIS
Dagana
FOUTA
OUALO
Mutam
Senegal F.
L. de Guier
KAARTA
C. Vert
CAYOR
Bakel
Guerngu
L. Gorée
Baol
YOLOFS
Senoudebou
Chutes de Félou
Penne
Medine
Portudal
Kootakh
BONDOU
Kenieba
KASSO
Ouaroue
Saloum
BAMBOUK
St Joseph
Joal
Foulahs
Faleme
Albreda
Mandingues
Bathurst
Sedhiou
Pisania
Gambie F.
Caramance F.
KABOU
DIALLON
KADOU
Geba R.
FOUTA DIALLON
Rio Grande
Arch des Bissages
Nunez R.
Katrunan R.
Senegal F.
Niger F.
Kacondi
Timbo
Mt Loma

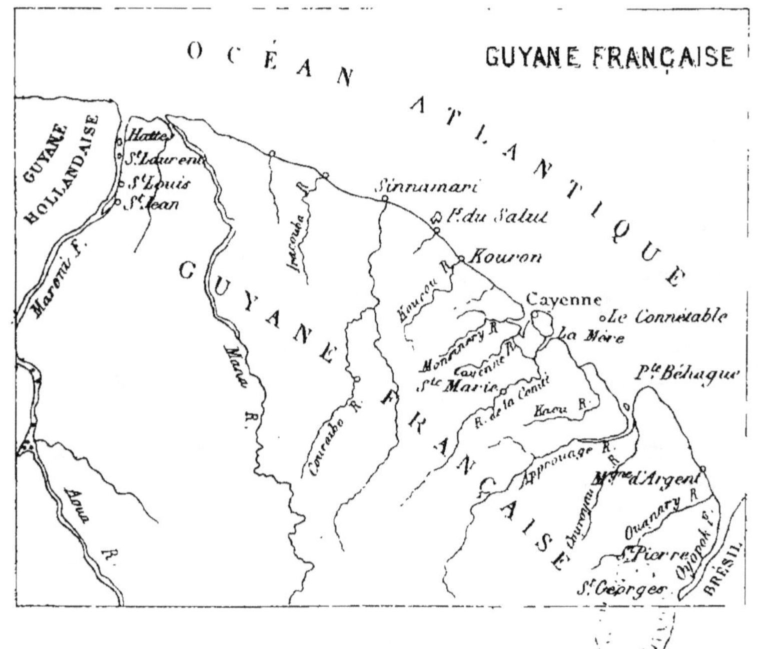
OCÉAN ATLANTIQUE
GUYANE FRANÇAISE
GUYANE HOLLANDAISE
Hatte
St Laurent
St Louis
St Jean
Sinnamari
Maroni F.
Iracouba
I. du Salut
Kourou
Kourou R.
GUYANE FRANÇAISE
Cayenne
Le Connetable
La Mère
Mana R.
Montsinery R.
Cayenne R.
Pte Béhague
Ste Marie
R. de la Comté
Counaibo R.
Kaou R.
Aproague R.
Mont d'Argent
Orapu R.
Oyapok F.
Ounary R.
Aqua R.
St Pierre
BRÉSIL
St Georges

dant sa durée, les pluies cessent, l'humidité est moins grande, les vents soufflent dans une direction résultante, voisine du N.-N.-E. Cette saison est relativement très salubre, surtout dans les derniers mois.

Pour le Haut-Sénégal, il n'en va pas tout à fait de même, et notre collègue Thaly, se plaçant à un point de vue à la fois astronomique et médical, a proposé de diviser l'année de cette région, en quatre périodes saisonnières : première saison, de mars à juin, saison salubre, quoique très chaude, caractérisée par la présence des vents d'est et l'influence, sur les fonctions digestive et respiratoire, de l'air sec et chaud qu'ils apportent ; seconde saison, de juin à octobre, c'est l'hivernage avec chaleurs constantes, pluies et tornades, périodes des méningites et des insolations ; troisième saison, d'octobre à décembre, période fatale qui correspond au retrait des eaux du fleuve laissant à découvert de vastes laboratoires de malaria ; quatrième saison, de décembre à mai, saison fraîche et salubre pour les Européens, mais assez fertile en maladies *à frigore* pour les indigènes (1).

Le sol de la Sénégambie est sans altitude jusqu'au massif du Fouta-Djallon, et, si on suit le cours du Sénégal, on voit que son niveau ne commence à s'élever qu'à partir des cataractes du Félou. Dans le bassin inférieur, ce sol est constitué par des alluvions qui recouvrent soit des terrains ferrugineux, soit une argile compacte et imperméable ; dans quelques points émergent des roches à base de fer ou s'étendent des surfaces de sable ; on y trouve rarement une mince couche de terre végétale. Dans le bassin supérieur, le sol, qui s'est élevé, repose sur des massifs de basalte, de

(1) Thaly, *Essai de topographie médicale du Haut-Sénégal. Arch. de Méd. nav.*, 1867.

granit et de grès, mais il reste encore alluvionnaire sur les bords des cours d'eau qui descendent des altitudes.

« Les eaux de source sont rares dans le nord de la Sénégambie..... A Saint-Louis, les puits ne donnent qu'une eau jaunâtre, détestable. A Gorée, on ne trouve qu'une seule petite source insuffisante. A Dakar, les puits donnent de bonne eau. Mais presque partout ce sont les eaux pluviales qui, recueillies dans des citernes, servent à l'alimentation. Entre le Sénégal et la Gambie, dans le Djolof, les puits font défaut, et le centre du pays est un véritable désert que les caravanes ne traversent que péniblement en transportant leurs eaux (1) ». (Borius.)

Dans le Haut-Sénégal, d'après Thaly (2), les puits qui alimentent les villages de l'intérieur, pendant la sécheresse, contiennent le plus souvent une eau trouble et chargée de substances organiques. Les Européens boivent de l'eau pluviale et corrigent, par l'alun, les eaux troubles des puits.

Parmi les représentants de la faune, outre les fauves et les reptiles qui abondent, l'Européen doit redouter au Sénégal deux parasites assez communs chez les indigènes, les ténias inerme et armé, et la filaire de Médine dont les larves sont contenues dans les eaux croupissantes.

Quant aux groupes humains en présence desquels peut se trouver l'homme de souche européenne, ce sont (3) : sur la rive droite du Sénégal, les cruels et dangereux Maures Trarzas, dont quelques tribus appartiennent à la race blanche pure, et les autres, en nombre beaucoup plus grand, au produit du croise-

---

(1) Article SÉNÉGAMBIE, *loc. cit.*
(2) Article cité.
(3) V. Bérenger-Féraud, *Peuplades du Sénégal.*

ment avec le nègre ; — dans le pays situé entre le Sénégal et la Gambie, les Yolofs, noirs d'ébène, intelligents, mais vaniteux et puérils ; — dans le pâté montagneux du Fouta-Djallon, les Peuls, d'origine blanche d'Algérie, disent les uns, de souche indo-européenne, d'après les autres ; — dans le pays de Bakel et de Médine, les Saracolais, nègres agriculteurs, s'engageant volontiers dans nos troupes indigènes, pouvant nous être très utiles dans l'établissement du chemin de fer Trans-Saharien ; — dans le Fouta-Djallon et sur les bords de la Cazamance et de la Gambie, les Mandingues, agriculteurs ici, commerçants et pillards ailleurs ; — sur le versant oriental du Fouta-Djallon, les Bambaras, de race nègre, — les Toucouleurs, métis de diverses races, principalement du Yolof et des Peuls, répandus dans presque toute la Sénégambie et plus condensés sur la rive gauche du Sénégal, de Dagana à l'île Morfil ; — les Serères, noirs de haute taille, vivant dans les régions situées entre le cap Vert et la Gambie.

En présence des conditions de climat que nous avons fait ressortir et surtout de l'éloignement, ainsi que de la difficulté de l'accès des altitudes sénégaliennes, on devine combien sera sévère la pathologie de ces régions et combien aussi est difficile l'acclimatement si désiré dans ces contrées pleines de richesses. Si on en doutait, le tableau qui suit, dressé par Bérenger-Féraud et donnant à la fois l'espèce des maladies les plus communes, la mortalité et la morbidité des troupes dans les hôpitaux de Saint-Louis et de Gorée pour le cours des vingt années 1852-1873, nous démontrerait toutes les difficultés du problème de l'acclimatement (1).

(1) V. Dorius, Art. Sénégambie.

Morbidité et mortalité des troupes dans les hôpitaux de Saint-Louis et de Gorée 1852-1873.

MALADIES.	MORBIDITÉ. NOMBRE D'ENTRÉES sur 1000 hommes.	MORTALITÉ. NOMBRE DE DÉCÈS sur 1000 hommes.
Maladies épidémiques.		
Fièvre jaune...............	37	17
Dengue	5	»
Choléra	5	3
Maladies endémiques.		
Fièvre paludéenne	857	»
Fièvre bilieuse mélanurique....	16	5
Accès pernicieux..............	32	13
Insolation	2	1
Embarras gastrique...........	21	»
Dysentérie et diarrhée........	296	19
Hépatite.....................	44	3
Anémie	113	2
Coliques	14	1
Tænia.......................	9	»
Maladies sporadiques.		
Bronchite....................	51	»
Pneumonie et pleurésie.......	8	1
Phthisie pulmonaire..........	7	2
Rhumatisme.................	14	»
Autres maladies internes......	101	9
Maladies chirurgicales........	109	1
Maladies vénériennes.........	119	»
Totaux.....	1.960	77

La mortalité des troupes pour cette période de vingt années a donc été de 77. Si on néglige l'élément militaire indigène qui, dans les effectifs français, est insignifiant au Sénégal, la mortalité des Européens est de 7,7 pour 100. Avant Bérenger-Féraud, Dutroulau avait calculé que pour une période de 37 années, la mortalité moyenne des mêmes troupes au Sénégal était de 10.61 pour 100 : mais, quoi qu'il en soit des différences entre ces deux précieuses statistiques, on voit, la mortalité des troupes en France étant de 1.1 pour 100 (Morache), à quels dangers de mort sont exposés nos soldats sous le climat sénégalien.

En dehors des effectifs militaires, voyons comment est constitué et de quelle façon se comporte au point de vue de l'acclimatement, le personnel européen.

« Les Français, les Anglais, les Portugais, fournissent les principaux représentants des peuples d'Europe à la côte occidentale d'Afrique. Les Portugais ont longtemps dominé sur ces côtes, et, dans le français qui se parle à Saint-Louis et à Gorée, on retrouve des traces de cette domination. Actuellement, en dehors des garnisons entretenues par les divers gouvernements civilisés dans leurs colonies réciproques, les Français forment la grande majorité des Européens commerçants sur la côte d'Afrique.

« Indépendamment des militaires, marins et employés, qui sont au nombre d'environ 1,500, on ne comptait en 1872 que 655 Européens établis dans les parties françaises de la Sénégambie, 469 hommes et 186 femmes : 344 habitant Saint-Louis ; 141, Gorée : 48, Dakar ; 67, Rufisque : et 55, les comptoirs de Portudal, Sedhiou, Carabane.

« A Sierra-Leone, la garnison ne compte qu'un

nombre très faible de soldats européens, et le nombre des blancs non employés du gouvernement est encore plus faible que dans nos possessions françaises.

« Dans les comptoirs du fleuve du Sénégal, dans ceux de la Gambie, il est fort rare de rencontrer un Européen qui ne fasse pas partie de la garnison. Le commerce se fait partout par l'intermédiaire de quelques métis et le plus souvent par des noirs français ou anglais, c'est-à-dire civilisés, chrétiens ou musulmans.

« Dans les petites rivières du sud de la côte, dans celles de la côte de Guinée, on rencontre des traitants européens isolés, mais dont le séjour est toujours de peu de durée. Aucun des points de la côte occidentale d'Afrique ne peut être considéré comme ayant le droit de porter le titre de colonie dans le vrai sens du mot. Il n'y a à la côte d'Afrique que des comptoirs, que des lieux d'échange, nulle part l'Européen ne s'y établit d'une manière définitive. Les rares essais de culture sous la direction des Européens n'ont jamais persisté. Il n'y a pas de colons proprement dits ; jamais personne ne s'établit dans ces contrées sans espoir de retour vers la mère patrie. Il n'existe pas de race créole, ni de génération de race blanche pure se renouvelant en Sénégambie.

« On cite à peine quatre ou cinq personnes ayant vingt ans de séjour dans la colonie du Sénégal, et ayant survécu aux terribles destructions des maladies endémiques et de la fièvre jaune. La mortalité des médecins, qui n'y passent que deux ou trois ans, au plus, est de 18,5 p. 100. »

Il est donc bien établi que dans les conditions actuelles, l'acclimatement individuel de l'Européen n'est possible qu'exceptionnellement au Sénégal.

Presque fatalement, les modifications graduelles de son organisme, au lieu de se maintenir dans des limites compatibles avec un état de santé acceptable, franchissent l'étape qui mène à la morbidité et à la mortalité. Quant à l'acclimatement de la race blanche pure, dans les parties de la Sénégambie que nous avons occupées jusqu'ici, il est encore moins possible, puisque l'adaptation individuelle n'y existe pas, pour ainsi dire.

Quelles sont les causes de ce défaut d'acclimatement, et par ailleurs, pouvons-nous espérer que cet état de choses pourra être modifié?

L'Européen, dans les lieux d'occupation qu'il a si malheureusement choisis au Sénégal, y rencontre deux ennemis redoutables : l'infectieux palustre qui règne dans tout le bas pays et tout le long des fleuves et de leurs affluents, et l'infectieux telluro-pélagique de la fièvre jaune, propre aux localités que baigne l'Océan, le long de la Sénégambie. Le premier de ces fléaux est endémique, le second endémo-épidémique.

Nous avons vu plus haut, dans le tableau dressé par Bérenger-Féraud, que la morbidité par maladies palustres atteignait le chiffre de 905 malades sur 1,000 hommes de garnison, et la mortalité, celui de 18 décès. C'est dire qu'un très petit nombre d'Européens échappent à la maladie. Si on considère, en outre, qu'une première imprégnation par le miasme palustre ne s'efface que par le rapatriement, que devient l'acclimatement? Cet état de choses durera longtemps encore, car, pour en entrevoir l'amélioration, il faudrait changer de fond en comble les conditions telluriques du bas pays.

La fièvre jaune endémique en Gambie, spécialement à Sierra-Leone et à Sainte-Marie-Bathurst, semble ne se développer à Gorée et à Saint-Louis que par voie de transmission, de telle sorte qu'on peut admettre que des règlements quarantenaires sévères peuvent en préserver ces deux localités (1).

« En est-il de même de la haute Sénégambie, et notre colonie ne serait-elle pas aussi menacée d'une extension épidémique par la voie de Bakel que par la voie du littoral? Si la fièvre jaune peut éclater spontanément à Macarthy (Horton), il est difficile de comprendre que les environs de Bakel, dont les conditions telluriques et météorologiques sont presque identiques à celles de Macarthy, ne puissent pas devenir eux-mêmes un foyer spontané de fièvre jaune. Dans tous les cas, nos possessions de la haute Sénégambie se trouvent dans des conditions climatologiques et dans des conditions de voisinage avec la Gambie qui les exposent beaucoup. Tous les ans, les Peuls du Fouta sénégalais font des excursions jusque sur le littoral de la Gambie. Et si le commerce européen est nul dans ces régions, il n'en existe pas moins un commerce considérable entre les indigènes. On comprend donc la possibilité de l'invasion de Bakel par la fièvre jaune, soit par développement spontané, soit par importation par l'intérieur des terres ou par les marigots qui réunissent, dit-on, les bassins des deux fleuves dans l'hivernage (2). »

Nous ne croyons pas, pour notre part, au développement spontané du typhus amaril dans l'intérieur

(1) On ne saurait trop faire ressortir avec quelle persévérance notre collègue Bérenger-Féraud a soutenu, par des arguments et des mesures pratiques, la doctrine de la prophylaxie quarantenaire appliquée aux différents points de notre colonie du Sénégal menacés par la fièvre jaune. V. B. Féraud, *Maladies des Européens au Sénégal* et *Fièvre jaune à la Martinique.*

(2) Borius, Art. Sénégambie, *Dict. encycl. des sciences médicales,*

de la Sénégambie, car ses foyers d'origine exigent toujours la présence des rivages maritimes, mais l'importation est certainement à redouter, et cela devra être une préoccupation importante des médecins et des ingénieurs qui présideront aux travaux du chemin de fer projeté. La fièvre jaune est, en effet, au Sénégal, l'occasion d'une mortalité énorme, comme on peut s'en assurer en consultant le tableau ci-joint dressé par Borius (1); en outre, comme l'Européen ne fait pas souche au Sénégal, la fièvre jaune qui l'enlève détruit tout sans retour, l'acclimatement pour le typhus amaril qu'acquièrent, dans certaines régions torrides, des enfants nés dans le pays, ne pouvant, au Sénégal, s'appliquer à des familles de race blanche. Voici le tableau de Borius.

(1) Borius, même article.

Épidémies de fièvre jaune au Sénégal.

ANNÉES des épidémies.	LOCALITÉS.	EUROPÉENS PRÉSENTS.	EUROPÉENS ATTEINTS.	DÉCÈS.	NOMBRE DES ATTEINTS sur 100 Européens.	NOMBRE DES MORTS sur 100 Européens.	NOMBRE DES MORTS sur 100 malades.
1830	Saint-Louis	650	600	328	92	50	55
—	Gorée...........	150	144	82	96	55	57
1837	Gorée...........	160	80	46	50	29	58
1859	Gorée...........	267	244	162	91	61	66
—	Sainte-Marie-Ba-thurst	30	»	16	»	50	»
1866	Gorée...........	250	178	83	71	33	47
1878	Gorée (arrondisse-ment)........	692	»	300	»	43	»
—	Dagona (colonne expéditionnaire).	437	»	211	»	48	»
—	Saint-Louis (arron-dissement).....	350	»	196	»	56	»
—	Ambulance de la pointe de Bar-barie	»	150	123	»	»	82

L'Européen a d'autres ennemis au Sénégal, mais ceux-ci sont plus saisissables et moins difficiles à combattre. Le premier, c'est l'alcoolisme, l'une des causes les plus fréquentes, à notre avis, de la dyspepsie, de la diarrhée, de la dysenterie et de l'hépatite, dites endémiques par les médecins qui leur attribuent exclusivement une origine infectieuse. L'alcoolisme ne figure presque jamais sur les tableaux statistiques de clinique, ce qui tient à différentes causes dont la nature est facile à deviner, et cependant « l'alcool est, après le miasme paludéen, le poison qui tue le plus sûrement les Européens dans ces régions (1) ». Quel enseignement ne doit-on pas tirer de ce fait qu'aucun médecin de la marine ne récusera ? Combien seraient moins sévères les conditions de l'acclimatement individuel, si tout le monde était bien pénétré de ces idées.

Le second, c'est le soleil, tantôt ennemi brutal qui foudroie l'organisme par l'un des modes de l'insolation, coup de soleil ou coup de chaleur, tantôt ennemi subtil qui porte une atteinte graduelle et sourde aux fonctions de nutrition et conduit à l'anémie progressive. Ces deux adversaires peuvent être combattus par une hygiène bien conduite.

Que faire donc pour améliorer l'état des choses et pour préparer les voies vers un acclimatement que nous n'avons pas encore obtenu ?

Améliorer les conditions pathogéniques du sol ? C'est une tâche qui demande bien du temps, mais qu'il n'est pas impossible de remplir en asséchant les terrains et en modifiant les procédés suivant la nature des lieux. L'inondation définitive de certaines dépressions du sol, le boisement, en d'autres points, par des essences végétales vivaces, avides de l'humidité des terrains, les eucalyptus notamment, la plantation de rideaux d'arbres protecteurs de la malaria, tous ces travaux d'assainissement et d'autres encore dont les circonstances locales peuvent seules indiquer la nature, peuvent et doivent être tentés. Aux noirs qui nous sont soumis

(1) Borius, article cité.

revient le travail physique, à l'Européen la direction.

Rendre plus fréquents les rapatriements et diminuer la durée du temps de séjour? Pour le commerçant, le retour en France, pendant la saison de l'hivernage, lui assurerait une longue existence au Sénégal, mais cette mesure pourrait être souvent préjudiciable à ses intérêts. Quant au fonctionnaire, qui sert pendant un temps limité, son rapatriement précoce est la conséquence de son état de santé, il est prescrit toutes les fois qu'il est nécessaire, et, grâce à cette mesure, la mortalité des Européens, dans toute la zone torride, n'est plus ce qu'elle était jadis. Le temps de séjour des fonctionnaires de la marine au Sénégal a été, d'un autre côté, abaissé à deux ans. Nous préférerions la limite de dix-huit mois, plus en rapport avec la fréquence actuelle des communications.

Répandre les idées d'hygiène? Leur diffusion dans les esprits et surtout dans les habitudes de tous les jours a une importance capitale. L'horreur de l'alcoolisme, la crainte des excès génésiques, le règlement sévère de l'alimentation et bien d'autres prescriptions hygiéniques que nous retrouverons à propos de l'acclimatation, fermeront bien souvent cette porte grande ouverte qui laisse entrer nombre de maladies au Sénégal. Bérenger-Féraud a fait ressortir ce fait bien instructif que les religieux des deux sexes, à Gorée et à Saint-Louis, s'acclimatent beaucoup mieux que les Européens, et que la fièvre jaune seule, contre laquelle nous sommes tous impuissants, leur porte des coups inévitables. Ce résultat tient beaucoup à leur hygiène qui est sévère, et plus spécialement à leur tempérance et à leur chasteté (1).

(1) B. Féraud, *Maladies des Européens au Sénégal.*

Créer des sanatoria? Dans l'état des choses, il n'est pas facile d'en décréter l'établissement immédiat. Les altitudes du Fouta-Djallon ne sont pas encore d'un accès facile pour plusieurs raisons, et le rapatriement est certes plus pratique aujourd'hui, si l'on songe à la distance qui sépare les altitudes dont je parle des points que nous occupons sur le littoral de la Sénégambie. Si l'on cherche à résoudre la question dans les archipels voisins de la côte, il faut tout d'abord renoncer aux Bissagos, extrêmement insalubres. Reste donc les îles du Cap-Vert. Santiago, Saint-Nicolas, Mayo, sont malsaines, mais Saint-Antoine, Saint-Vincent, Brava, Boavista et Fogo jouissent d'une bonne réputation. Ne serait-il pas possible de créer, sur l'une de ces îles, un lieu de convalescence international qui profiterait, au moins, aux Portugais, aux Anglais et à nos compatriotes?

N'occuper que des points relativement salubres, tels que Saint-Louis, Dagana, Gorée, Rufisque, Dakar? Mais la fièvre jaune qui a fait à plusieurs reprises irruption à Saint-Louis, à Dagana, à Gorée, à Dakar, ne fait-elle pas perdre trop largement à ces localités le bénéfice qu'elles tirent habituellement de leur climat, quelque supérieur qu'il soit à celui des postes situés le long du fleuve? Pour un motif ou pour un autre, la valeur relative des postes au Sénégal étant à peu près la même, il faut renoncer à tous ou n'en abandonner aucun. D'autre part, que deviendrait l'influence française dans cette région importante de l'Afrique, si on abandonnait cette possession, comme quelques-uns n'ont pas craint de le proposer? Est-il possible de renoncer à une contrée où nous sommes les maîtres après tant de sacrifices et qu'il est actuellement indispensable de relier à nos provinces d'Algérie? Ne commettrait-on pas la faute qui a failli être faite, il y a une quinzaine d'années, pour notre belle colonie de la Cochinchine, inhabitable, disait-on, à cause de son insalubrité, faute que l'on regretterait amèrement aujourd'hui.

Favoriser les croisements de race? D'après B. Féraud, ce que l'on constate, à l'heure qu'il est, ne serait pas favorable à cette mesure; le petit groupe de métis ne se multiplie pas, il tend même à disparaître; les filles sont plus nombreuses que les garçons; à la seconde génération de mulâtres, ces filles avortent facilement et leurs produits sont inféconds (1), etc. A un si triste état de choses qui semble devoir condamner le croisement, y a-t-il un remède? Nous le croyons. Sur ce sujet, en effet, le Dr Borius a fait, dans un travail récent (2), des réserves qui nous paraissent fondées et qui font envisager à un point de vue tout différent l'histoire passée et l'avenir du métissage au Sénégal. Pendant plusieurs siècles, les unions temporaires conjugales entre blancs, négresses et signares, étaient dans les mœurs du pays; un contrat avait lieu verbalement, devant des témoins notables, mais sans consécration civile ou religieuse, et ces unions, qui étaient très fécondes, avaient le plus souvent l'appui ou la protection des gouverneurs. Actuellement, les mœurs ont changé. Ces unions ont à peu près disparu, la naissance d'un métis est un scandale, et l'avortement est le trop fréquent résultat des grossesses qu'il faut maintenant dissimuler. La morale et l'acclimatement par le croisement ont reçu, de ce fait, un choc bien rude contre lequel il y a urgence de réagir.

(1) B. Féraud, *Maladies des Européens au Sénégal.*
(2) Borius, *Topographie médicale du Sénégal. Arch. de Méd. navale,* t. XXXIII, XXXIV et XXXV.

Transporter dans les altitudes tous les efforts de la colonisation? C'est là un problème plus facile à poser qu'à résoudre ; à notre avis, cependant, il contient tout l'avenir du Sénégal. Je ne pense pas que l'on puisse compter jamais sur la prospérité de cette possession, si l'on reste dans un *statu quo* dont nous connaissons les difficultés sans cesse renaissantes, et nous dirons ici, pour nous résumer, que la colonisation ne nous y paraît possible que dans les conditions suivantes : occupation de plus en plus restreinte, par les blancs, des postes du littoral et du bas fleuve ; hygiène quarantenaire rigoureuse sur toute la côte au point de vue de l'importation de la fièvre jaune ; emploi des nègres et des métis sur le littoral et dans le bas fleuve pour l'occupation et le peuplement de ces points ; protection et encouragement des croisements de race ; occupation aussi rapide que possible par les blancs des altitudes de la Sénégambie ; croisements de races favorisés dans les points occupés ; observance rigoureuse des règles de l'hygiène individuelle.

Bassin de la Sierra-Leone. — La rivière Sierra-Leone prend sa source dans le massif du Fouta-Djallon sur le versant opposé à celui qui donne naissance au Niger, et court suivant une direction générale N.-E., S.-O., pour se jeter dans l'Atlantique sur l'un des points d'une large baie dont une partie du rivage porte la ville de Free-Town. « Cette ville est située par 8°,30′ de latitude nord et par 15°,30′ de longitude ouest de Paris. C'est une grande et belle ville de 20,000 habitants ; son aspect riant et pittoresque ne permettrait pas de croire à son insalubrité bien connue, si l'on se bornait à une analyse superficielle. La péninsule de Sierra-Leone est formée de vertes montagnes qui paraissent d'origine volcanique, dont la plus haute, le Régent ou Pain de sucre, Sugar loof, s'élève à 900 mètres au-dessus du niveau de la mer. Sa population est de 40 à 50,000 habitants ; y compris celle de Free-Town. Au centre même de la ville de Free-Town, se trouve un coteau abrupte de 120 mètres de haut possédant un beau plateau et servant de station militaire. Le reste de la ville est bas, excepté dans la partie appelée Tower-Hill (1). »

En fait, malgré quelques-unes des conditions orographiques dont nous venons de parler, Free-Town et ses environs sont un des lieux les plus délétères du globe, ce qui tient à ce que le pays situé au sud du territoire anglais est bas, éminemment palustre, couvert de mangles et de palétuviers. L'insalubrité de cette région rappelle, au point de vue du paludisme, celle des îles de la Sonde, mais de plus, la fièvre jaune y est endémo-épidémique et y a toujours causé une grande mortalité parmi les Anglais. Aussi ontils largement substitué l'élément noir à l'élément blanc dans leurs garnisons et réduit considérablement, par cette mesure, la morbidité et la mortalité des troupes. 1,000 hommes donnent, en effet, à Sierra-Leone, 740 malades et 30 morts, pendant qu'à Saint-Louis et à Gorée, le même effectif fournit, comme nous l'avons vu, 1,960 entrées à l'hôpital et 87 décès.

Bassin du Mesurado. — A l'embouchure du Mesurado est Liberia, colonie noire d'origine américaine fondée par une société de Yankees. Les rares individus de race blanche qui habitent Liberia y subissent les influences désastreuses qui sévissent à Sierra-Leone et ne peuvent y vivre plusieurs années.

Guinée septentrionale. — Le dernier mont méridio-

____

(1) Borius, Art. SÉNÉGAMBIE, *Dict. encycl. des sc. méd.*

PAYS DES ACHANTIS

nal de la chaîne du Fouta-Djallon s'articule avec les premiers massifs de celle des monts Kong. Ces derniers, courant dès lors de l'ouest à l'est, parallèlement à la côte et à l'équateur, laissent passer le fleuve Niger dans l'une de leurs dépressions orientales et continuent leur trajet à l'est vers les régions à peu près inexplorées de l'Afrique centrale. La Guinée septentrionale est constituée par le versant sud des monts Kong et des étages de plus en plus déclives à mesure que l'on se rapproche de la mer. Ses côtes, très marécageuses, portent successivement les noms de côte des Graines, d'Ivoire, d'Or, des Esclaves, de Benin. L'espace compris entre ces rivages et la chaîne montagneuse, est un pays fertile, bien arrosé, coupé de forêts.

Les Anglais occupent aujourd'hui la côte d'Or à l'exclusion de toute autre nation, et tendent à étendre leur protectorat jusqu'au royaume des Achantis. Nous possédions, il y a peu d'années, trois établissements sur cette côte, Grand-Bassam, Assinie, Dabou, situés ainsi que les postes militaires qui les protégeaient, au milieu de marigots, de lagunes et de terrains alluvionnaires ; nous avons cru devoir les abandonner à cause de l'insalubrité du climat.

Les conditions hygiéniques de la région sont, en effet, bien mauvaises. L'année, sur toute la côte de Guinée, peut être partagée en quatre saisons, deux sèches et deux humides : en fait, il n'y a pas de saison absolument sèche, et si cette condition météorologique donne à la flore de ce pays une fécondité inimaginable, elle favorise également à un degré inouï l'éclosion des miasmes telluriques et oppose, jusqu'à nouvel ordre, un obstacle insurmontable à tout acclimatement des blancs. « Tout Européen qui met le pied sur cette terre devient promptement un valétudinaire. On trouve, à la côte de Guinée, toutes les maladies endémiques des pays chauds. Les forêts sont, autant que les marécages des terres basses, des foyers d'une production de malaria d'autant plus intense que les pluies durent huit mois et que les saisons dites sèches sont encore fort humides. Si nous cherchons à comparer ce climat à celui du Sénégal, par exemple, on peut dire qu'il est constamment aussi malfaisant que l'est celui de ce dernier pays pendant les quatre mois de son court hivernage. La réputation d'insalubrité dont nos possessions de la côte de Guinée jouissent dans les populations de Gorée et de Saint-Louis est aussi mauvaise que celle dont le Sénégal jouit lui-même en France. Il n'y a rien d'exagéré dans ce dire de l'opinion publique. » A un si triste état de choses, y a-t-il un remède qui fasse au moins entrevoir la possibilité de l'acclimatement individuel ? Il n'existerait que dans la création de *sanatoria* desquels toute influence malarienne serait bannie. Les trouverait-on dans les îles voisines ? Sainte-Hélène qui est relativement salubre est éloignée de toute côte ; Saint-Thomas, Fernando-Po, l'île du Prince en sont trop rapprochées et subissent les influences malsaines de ce voisinage ; reste l'Ascension, île saine où les Anglais ont établi depuis longtemps un lieu de convalescence. Quant aux altitudes, elles n'ont malheureusement pas été jusqu'à ce jour le point de mire de notre occupation. Il en est cependant plusieurs qui ont été utilisées par d'autres nations. C'est ainsi, qu'au dire de Lombard, des négociants et des missionnaires bâlois et brêmois épuisés par le climat palustre, humide et brûlant de la côte d'Or ont repris de nouvelles forces en séjournant sur les premières et secondes terrasses des monts Akuapem (1) : Il est indispensable que nous fassions des efforts analogues si nous voulons recouvrer un jour l'influence que nous avons perdue sur ces côtes aussi riches qu'insalubres.

Côtes du golfe de Biafra. — A l'est du golfe de Benin, la côte occidentale d'Afrique qui courait jusque-là parallèlement à l'équateur, forme le golfe de Biafra en s'infléchissant vers le sud et confine à la limite nord de la Guinée méridionale. Parallèlement à cette côte, qui porte les noms de Vieux-Calabar et de Gabon, court une ligne de montagnes dont le Camarones est le point culminant, à plus de 4,000 mètres d'altitude, et dont le pic le plus méridional s'articule avec les montagnes du Congo.

Aucun acclimatement n'a été tenté au Vieux-Calabar ; on y rencontre d'ailleurs les conditions saisonnières et telluriques, c'est-à-dire les influences désastreuses pour la santé, que nous avons signalées en Guinée septentrionale. Un jour viendra, sans doute, où l'on pourra utiliser les efforts accumulés des explorateurs, et mettre à profit l'influence probablement très bienfaisante des altitudes qui bordent les rivages.

Le Gabon et les régions qui l'environnent sont mieux connus. Notre établissement, au Gabon, est situé sur la rive droite d'un large estuaire dans lequel se jettent le Como, le Ramboë et le Boquoé, et qui se prolonge dans l'intérieur des terres, dans la direction du nord-ouest au sud-est. Les rives de cet estuaire sont constituées par un sol à trois couches ; un humus épais que recouvre une luxuriante végétation ; une couche argilo-sablonneuse de laquelle émergent par

(1) Lombard, *Climatologie médicale.*

place des rognons d'une pierre de taille ferrugineuse;
une couche de calcaire fin. Quelques plaines sablonneuses que recouvrent les pluies de l'hivernage se
rencontrent en différents points. Les bords de l'estuaire, les rives de ses nombreux affluents, sont le
plus souvent garnis de palétuviers. — La température
moyenne du Gabon est de 28°,5; pendant les mois
les plus chauds, elle est de 26 à 29° à 6 heures du matin, de 30 à 32°, à 2 heures de l'après-midi, de 28°
le soir; pendant les mois les plus froids, on observe le
matin 25 à 27°, à 2 heures 28 à 30°, puis 26 à 28° le soir.
— Il y a quatre saisons, deux sèches et deux humides.

Du 15 janvier au 15 février, petite saison sèche.
Du 15 février au 15 mai, petite saison de pluies.
Du 15 mai au 15 septembre, grande saison sèche.
Du 15 septembre au 15 janvier, grande saison de pluies.

Toutefois, dans le cours de certaines années, la petite saison sèche compte un nombre de jours pluvieux
tel qu'elle ne peut être considérée comme scindant
en deux parties les deux saisons pluvieuses, d'où il
suit, que pour ces années exceptionnelles, on ne
compte plus que deux saisons, la saison sèche, de mai
à septembre, et l'hivernage, de septembre à mai. — Les
vents soufflent au Gabon, d'une manière générale, de
l'est, c'est-à-dire du continent, pendant la première
moitié du jour, et de l'ouest, c'est-à-dire du large,
pendant la seconde moitié. — L'humidité est énorme;
les pluies et les orages très fréquents pendant les mois
de février, mars et avril; l'état électrique très accusé.
— Les maladies les plus répandues chez les Européens
sont : 1° les maladies palustres, spécialement la fièvre
intermittente à type hebdomadaire et la cachexie
paludéenne; 2° l'anémie progressive essentielle, sans

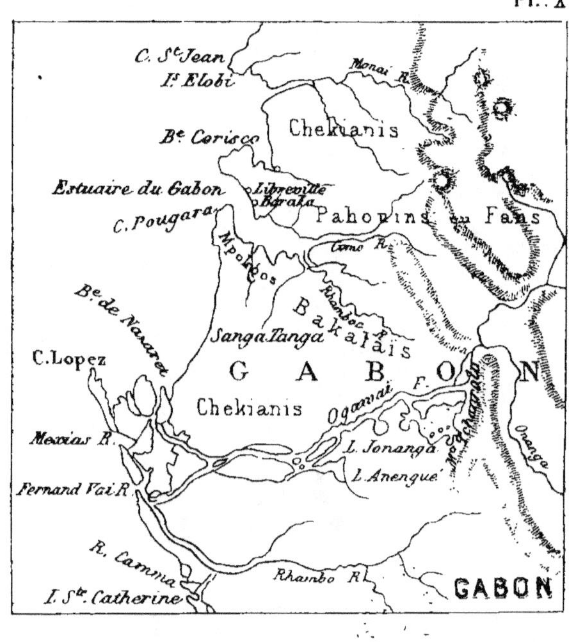
C. St Jean
I. Elobi
Monai R.
Chekianis
Be Corisco
Estuaire du Gabon
Libreville
Bajaka
C. Pougara
Pahonins ou Fans
Como R.
Mpongos
Kuoboc R.
Bakalais
Be de Nazaret
Sanga Tanga
G A B O N
C. Lopez
Chekianis
Ogowai
F.
Orange
Mexias R.
L. Jonanga
Fernand Vai R.
L. Anengue
R. Camma
Rhambo R.
GABON
I. Ste Catherine

autre cause appréciable que l'influence de la température élevée sur toutes les fonctions de nutrition. La diarrhée, la dyssenterie et l'hépatite sont relativement très rares.

Tous ceux de nos collègues qui se sont succédé au Gabon professent que les manifestations palustres et l'anémie essentielle sont un obstacle, dans l'état des choses, à l'acclimatement individuel, dans cette région. Il suit de là qu'on ne peut, *a fortiori*, y rêver un acclimatement futur de la race blanche. Il semble d'ailleurs que ce but ne serait pas utile à poursuivre, les peuplades du pays intérieur pouvant être appelées, d'un jour à l'autre, à fonder, sous notre direction, une colonie prospère et durable. Les Gabonais, race dégénérée, inintelligente, paresseuse, ne pourront, paraît-il, être utilisés dans ce but, mais certaines tribus des Pahouins sont susceptibles de fournir les éléments d'une bonne colonisation, si on sait les attirer et les retenir sur les rivages du riche estuaire qui nous appartient (G. du Bellay. — Bestion, etc.).

Congo ou Guinée méridionale (du cap Lopez au cap Negro).

Dans cette région, la côte qui s'allonge dans une direction générale N. et S., forme cependant une sorte de rentrant. Limité à l'est par les monts du Congo, le pays se compose de plusieurs terrasses successives dont l'inférieure est souvent insalubre, la moyenne fertile et peuplée, la supérieure déserte et sans végétation. Des cours d'eau, de largeur et d'étendue variables, l'Ogo-Wé au sud du Gabon, le Congo, ou Zualaba qui vient des lacs centraux de l'Afrique, le Coanza qui arrose les royaumes d'Angola et de Benguela, traversent ces terrasses et les franchissent par de nombreuses cataractes.

Cette vaste région appartient aux Portugais. Elle n'a pas un caractère uniforme au point de vue de la salubrité. Dans sa partie septentrionale, du cap Lopez à l'embouchure du Congo, les collines boisées, les prairies, remplacent les rivages marécageux de la Guinée septentrionale et du golfe de Biafra. Au sud du Congo, Saint-Paul de Loanda passe pour salubre ; on l'a comparée à notre île de Gorée sous ce rapport, et les Portugais qui y forment le tiers de la population, paraissent s'y acclimater, ce qui tient à la fois à la race portugaise et à la salubrité du pays. Mais Saint-Philippe de Benguela, située plus au sud, est éminemment palustre et comparable, d'après Raoul, au territoire anglais de Sierra Leone, sous le rapport de la salubrité. L'habitation des altitudes moyennes de la région appartient à l'avenir et modifiera complètement, sans aucun doute, les conditions de l'acclimatement de la race blanche dans ce pays.

§ 2. — Iles et côtes orientales.

I. *Mascareignes* (la Réunion, Maurice, Rodrigues).

1. *La Réunion ou Bourbon*. — Cette île, qui a pour chef-lieu du gouvernement la ville maritime de Saint-Denis située sur la côte nord, occupe dans la région sud-ouest de l'océan Indien un tout petit espace, à 600 kilom. de Madagascar, à 150 de Maurice, par 20°,51′ de latitude sud et 53°,10′ de longitude orientale. Sa forme est celle d'une ellipse allongée dont le grand axe va de l'O.-N.-O. à l'E.-S.-E. Sa surface comprend trois zones ; la plus basse, celle des ports et des rivages, est cultivée et fertile ; la seconde, zone des altitudes moyennes, est également cultivée ; la troisième, zone des plus hautes altitudes, des pics, des cirques,

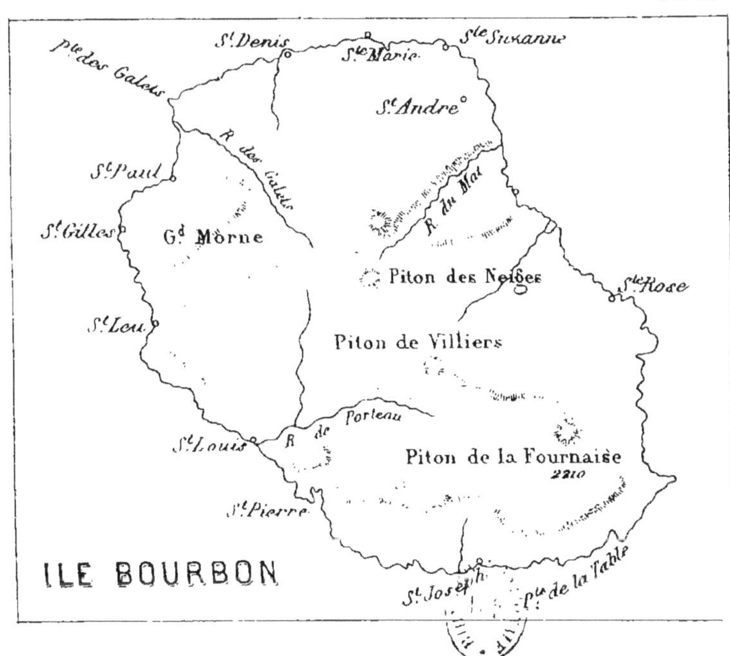

Pte des Galets
St Denis
Ste Marie
Ste Suzanne
St André
R des Galets
St Paul
R du Mât
St Gilles
Gd Morne
St Leu
Piton des Neiges
Ste Rose
Piton de Villiers
Porteau
St Louis
R de
Piton de la Fournaise
2210
St Pierre
St Joseph
Pte de la Table
ILE BOURBON

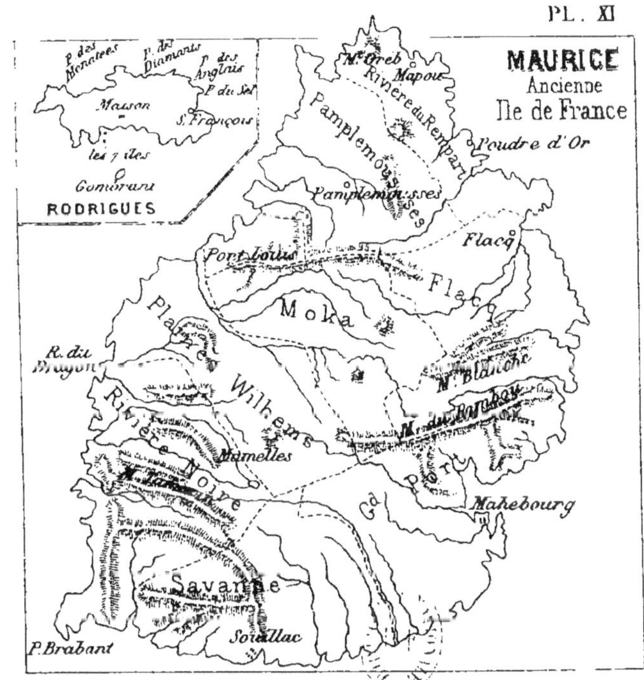

P des Menatees
P des Diamants
P des Anglais
P du Sel
Maison
S. François
les 7 îles
Gomoran
RODRIGUES
Mt Oreb
Mapou
Rivière du Rempart
MAURICE
Ancienne
Ile de France
Pamplemousses
Poudre d'Or
Pamplemousses
Flacq
Port Louis
Flacq
Moka
Plaines
Mt Blanche
R du
Wilhems
Mt du Rempart
Magon
Rivière Noire
Pieter
Mamelles
Gd
Mahebourg
Savanne
P. Brabant
Souillac

des mornes et des plateaux, est tourmentée, déchirée
et composée de deux groupes principaux de montagnes : le groupe O.-N.-O., qui a pour point culminant
le Piton des Neiges, a 3,609 m. d'élévation, et le groupe
E.-S.-E., qui à sa plus grande hauteur, a 2,616 m.,
au niveau du grand cratère, encore en ignition. Ces
deux groupes montagneux sont reliés par un plateau
central, la plaine des Cafres, à 1,600 m. d'altitude.
Les rivières, très nombreuses, sont à sec pendant la
saison sèche et coulent à pleins bords pendant l'hivernage ; leurs rivages, de même que le littoral de l'île,
ne sont pas palustres ; toutefois, depuis que le déboisement a envahi une grande surface de la partie
cultivée de la Réunion, on constate, à l'embouchure
de presque tous les cours d'eau importants, des terrains alluvionnaires peu à peu déposés par les eaux
courantes descendues avec l'humus, la terre et les
racines des terrains déboisés. — La température
moyenne de la Réunion sur la côte est de 24°,72 ; dans
les altitudes, elle est très inférieure à ce chiffre ; à
l'établissement thermal de Salazie, la moyenne thermique n'est plus que de 19°. Il résulte d'ailleurs des
observations thermométriques recueillies par Delteil :

« 1° Que les plus hautes températures de l'année
s'observent en janvier et les plus basses en août ;

2° Que l'écart entre la température moyenne de
l'hiver et celle de l'hivernage est de 3°,6 ;

3° Que la différence entre les températures moyennes
du jour et de la nuit est de 8°,72. »

Les saisons sont au nombre de quatre, dont deux
principales et deux de transition ; elles se suivent
dans l'ordre suivant : l'hivernage, de novembre à
avril ; une petite saison intermédiaire, en avril et en
mai ; la saison fraîche en hiver, de juin à octobre ;

une seconde saison intermédiaire, pendant les mois d'octobre et de novembre. — Les pluies sont abondantes pendant l'hivernage. — Les vents de la région de l'est dominent sur toute la côte orientale ou « du vent » et soufflent parfois avec violence pendant le cours de la saison fraîche, de juin à octobre. Sur la rive opposée, prédominent des vents d'ouest, qui passent pour malsains à cause de leur température plus élevée, ainsi que de l'humidité et des pluies qu'ils apportent avec eux.

La Réunion possède un grand nombre de sources d'eaux minérales, toutes placées dans des altitudes, et pouvant, par conséquent, jouer un rôle important, au point de vue de l'acclimatement. Les plus importantes sont les suivantes :

Salazie, 919 m. d'altitude, près du Piton des Neiges, alcalino-ferrugineuse ; 32° centigrades.

Cilaos, 1,114 m., entre le Piton des Neiges et le Gros-Morne, alcalino-ferrugineuse : 29 degrés.

Mafat, 682 m., sur la rivière des Galets, sulfurée sodique : 30° centigrades.

La population de l'île se compose des éléments suivants :

130,000 blancs, petits blancs, mulâtres et noirs.

50,000 travailleurs étrangers (Cafres, Malgaches, Indiens, Malabars, Chinois, Malais, Annamites).

Total : 180,000.

Quelle est maintenant, dans ces diverses conditions climatiques, la salubrité de la Réunion, et quelle idée peut-on se faire, à l'heure qu'il est, de l'acclimatement individuel et de race, dans cette colonie, relativement à la population blanche.

Pendant de longues années et jusqu'au milieu de ce siècle, Bourbon, comme Maurice, son île sœur jadis française, a passé pour une colonie essentiellement salubre, dans laquelle la race blanche pure se propageait facilement sur les hauteurs de l'île et vivait, en faisant souche, même sur le littoral, aux seules conditions de se revivifier par des mariages entre créoles et Européens, ou par des voyages en Europe. Quant à l'acclimatement individuel, c'est-à-dire à celui des fonctionnaires, des commerçants vivant dans la colonie pendant un nombre limité d'années, il ne faisait pas l'ombre d'un doute. « La mortalité des troupes, dit Dutroulau, ne s'est élevée, pendant une période de neuf ans, de 1819 à 1827, qu'à 1,72 0/0 de leur effectif. » Or, cette proportion se rapprochant beaucoup de celle que l'on constate pour les troupes de France 1,1 0/0 (Morache), résolvait la question de l'acclimatement individuel.

C'était là la période salubre. Les circonstances ne sont pas, il s'en faut de beaucoup, les mêmes aujourd'hui, car, depuis un certain nombre d'années, la Réunion et Maurice se constituent de plus en plus en . climats telluriques palustres, et nous savons quels obstacles apporte cette détestable influence, à l'acclimatement dans toute la zone torride. Ce n'est pas que la fièvre paludéenne fût étrangère autrefois à la pathologie des deux îles, car depuis Sonnerat (1772), tous les médecins qui avaient observé les maladies de l'île Bourbon, avaient constaté l'existence des manifestations morbides et palustres, mais les cas étaient exceptionnels et exceptionnellement mortels. Depuis 1865 environ, le mal s'est beaucoup étendu, il menace de s'étendre encore, et, de ce fait, la mortalité générale a beaucoup augmenté. « Elle est, à Saint-Denis, de 1,208 décès, en moyenne, pour une population évaluée à 30,000 âmes, soit une proportion de 4,02 p. 100 ; les décès par suite de fièvre intermittente sont compris dans ce chiffre pour 362. Avant l'apparition de la fièvre, la mortalité n'excédait pas 947 décès, soit 3,15 p. 100. L'année 1878 fut particulièrement meurtrière ; on compte 1,339 décès, 4,46 p. 100, dont 442 étaient dus à la fièvre paludéenne (1) ». (Deltcil.)

Cette mortalité ne porte pas toute entière sur la race blanche, sans doute ; mais si l'on considère qu'il s'agit du chef-lieu, c'est-à-dire du point de l'île où cette race est le plus condensée ; si l'on remarque, en outre, que les Cafres et les Malgaches sont à peu près réfractaires à la fièvre, et que les créoles de couleur y sont moins sujets que les blancs, on sera porté à admettre que la mortalité a porté, en grande partie, sur cette dernière race.

La mortalité de Saint-Denis, avant la fièvre, 3,15 p. 100, était donc inférieure à celle de certaines villes de France, de Brest, par exemple, où elle est, d'après les statistiques de Borius (2), de 3,28 p. 100. Combien devaient être satisfaisantes par conséquent les conditions d'existence des blancs vivant dans les habitations situées en dehors des villes, dans les altitudes de la campagne !

Les circonstances ont changé, avons-nous dit ; la morbidité actuelle tend même à augmenter et l'on se demande aujourd'hui ce que deviendront et l'acclimatement de la race et l'acclimatement individuel lui-même, si on n'y prend pas garde. Un obstacle puissant à cette adaptation s'est, en effet, élevé à la Réunion, comme à Maurice : nous avons nommé le paludisme.

Diverses causes ont été invoquées pour expliquer

(1) Delteil, *Etudes sur le climat de la Réunion. Arch. de Méd. nav.*, 1881.
(2) Borius, *Le climat de Brest.*

l'éclosion des maladies palustres dans les deux îles sœurs. L'importation des fièvres paludéennes par les immigrants indiens est une explication populaire dans ces îles ; elle ne mérite pas la discussion. C'est donc au sol lui-même qu'il faut demander l'explication des faits. Ce sol est-il palustre ? Non, en apparence. Il n'y a pas de marais, à proprement parler, à la Réunion, pas de rivières débordant, inondant des terrains plus tard asséchés, et préparant ainsi l'élaboration malarienne. Mais il y a eu dans les deux îles des déboisements, des défrichements pratiqués progressivement depuis le commencement de ce siècle, et surtout depuis 1830. Or « au point de vue météorologique, les inconvénients du déboisement sont incontestables. Il est de toute évidence que, dans une île en forme de pain de sucre, la dévastation des forêts a dû apporter des changements considérables dans le régime des pluies sous le rapport de leur fréquence, de leur quantité et du rôle bienfaisant qu'elles sont appelées à jouer. Les pluies d'hivernage ou de cyclones, n'étant plus arrêtées par un couvert forestier, entraînent les terres et lavent le sol dont les éléments actifs sont portés en pure perte jusqu'à la mer. Les nuages, au lieu d'être condensés par le voisinage des forêts, sont repoussés, au contraire, par des montagnes arides et échauffées par un soleil ardent. La quantité d'humidité dans l'air domine et le ciel ne se couvrant plus autant qu'autrefois, l'excès de chaleur et de lumière active outre mesure l'évaporation du sol et des plantes (1) ! » Il résulte donc de ces nouvelles dispositions du sol : 1° que les eaux pluviales tombant sur des terrains déboisés et en pente, charrient les terres et les matières organiques

____

(1) Delteil, *Considérations sur le climat et la salubrité de la Réunion. Arch. de Méd. nav.*, 2ᵉ semestre. 1881.

jusqu'à l'embouchure des cours d'eau et contribuent à y créer des surfaces alluvionnaires fébrigènes ; 2° que ces mêmes pluies tombant sur des terrains déboisés, mais plats, y stagnent et y constituent des terres marécageuses.

Tous ces faits sont applicables à la Réunion et à Maurice et fournissent l'explication des maladies palustres qui y règnent actuellement. Delteil s'étonne cependant que des localités non soumises au déboisement ne soient pas préservées de la fièvre ; mais ne doit-on pas objecter que, dans une île d'une aussi petite étendue, le transport des effluves par les vents doit aisément propager à distance le miasme générateur de la fièvre, et qu'en outre, les vapeurs qui se précipitent, la nuit, sur une région en apparence salubre, peuvent avoir emprunté à une localité palustre l'infectieux dont elles sont le véhicule. Ces faits s'observent journellement dans les pays torrides.

La dysenterie, l'hépatite, les lymphoses (éléphantiasis, érysipèles, lymphangiectasies, hématurie chyleuse), l'anémie simple progressive, toutes maladies assez répandues à la Réunion dans la race blanche, ne peuvent pas être considérées comme des obstacles à l'acclimatement de cette race. Reste donc toujours le paludisme, le grand ennemi du blanc sous toute la zone intertropicale. Comment lutter avec lui ? La réponse est facile ; mais l'exécution, des plus ardues. La reconstitution des forêts, c'est-à-dire des végétaux puissants qui par leurs racines arrêtent et absorbent les eaux pluviales ; la canalisation des terrains déboisés, l'émigration plus active des blancs vers les altitudes moyennes de l'île ; l'abandon partiel des villes du littoral aux petits blancs, aux mulâtres, aux Cafres, aux Malgaches, toutes races ou sous-races moins sujettes que le blanc à l'imprégnation palustre, le croisement avec la race nègre qui a contribué à plusieurs reprises à fournir une sous-race mulâtresse supérieure au nègre comme intelligence, arrivant parfois, par l'étude et le travail, a égaler l'homme blanc ; tels sont les divers moyens plus aisés à formuler qu'à mener à bonne fin, qui pourront contribuer à modifier un état de choses très inquiétant pour l'avenir. Un coup d'œil jeté sur la résistance organique des différentes races ou variétés d'hommes qui habitent la Réunion pourra nous faire mieux ressortir l'importance et la valeur des mesures que nous croyons utiles au succès de l'acclimatement dans cette colonie.

Les races sont nombreuses à la Réunion. Les créoles blancs purs sont, les uns dans les villes, où leur santé périclite, tant à cause de leur faible constitution que de leur sédentarité, les autres, dans les habitations et les montagnes, où leur constitution est plus vigoureuse, leur teint plus européen, leur santé meilleure.

Les petits blancs, créoles plus ou moins purs, sont dans les mêmes conditions, suivant la localité qu'ils habitent, villes ou districts ruraux. C'est à propos des petits blancs vivant dans les altitudes de la Réunion que Boudin a fait ressortir, il y a déjà de longues années, l'influence heureuse du séjour des montagnes sur la santé et sur la conservation de la vigueur corporelle, même sous la zone torride. Les Cafres, qui ne subissent qu'un petit déplacement et qui, à la Réunion, viennent vivre sous une latitude parallèle à celle du pays qu'ils ont quitté, s'y portent à merveille et sont réfractaires à la fièvre : ils remplissent donc bien les conditions de travailleurs dans les villes du littoral.

Les Malgaches sont dans le même cas, bien qu'ils aient moins d'entrain et de gaieté que les précédents.

Les Indiens, enfin, très sujets à la fièvre, doivent quitter le rivage et constituer le personnel des habitations dans les altitudes salubres : dans ces conditions seulement ils sont aptes aux travaux de la terre.

2. *Ile de France ou Maurice.* — Maurice a pour chef-lieu du gouvernement, Port-Louis, ville située sur la côte occidentale, au N.-O. de l'île. Maurice se trouve placée à 150 kilomètres de la Réunion, à l'E.-N.-E. de cette dernière, par 20° de latitude sud et 55° de longitude orientale. Elle a la forme d'une ellipse dont le grand axe aurait, à peu près, la direction S.-O. N.-E. Elle est très montagneuse et constituée par trois massifs principaux, avec un cirque central. Le massif du N.-O. ou de Pieter Boot a 823 mètres; celui du centre de l'île, dit Piton du milieu, en a 813; le troisième, Morne de la Rivière noire, située au S.-O., est haut de 958 mètres. De nombreux cours d'eau, des torrents interrompus par des cascades parcourent la surface de l'île. Les rivages sont madréporiques.sur la côte occidentale, souvent découpés en cirques ou *barrachois* bordés de palétuviers. La température des villes maritimes est d'un degré environ plus élevée que celle des villes du littoral de la Réunion. On y constate, comme dans cette dernière île, deux saisons principales, séparées par deux petites saisons intermédiaires : l'été ou hivernage comprend les mois de décembre, janvier, féviers, mars et avril; l'hiver ou saison fraîche, court de juin à novembre. Pendant les quatre premiers mois d'été, on constate d'abondantes pluies et quelquefois des cyclones et des bourrasques. Les vents pluvieux de N.-E. prédominent pendant les mois de janvier, février et mars; les vents de S.-E. soufflent surtout pendant la saison sèche. Maurice a, comme la Réunion, trois sources d'eaux minérales : deux d'entre elles, la

source ferrugineuse du ruisseau Rose, et la source sulfureuse du Mont-Dore, sont en même temps des altitudes : la troisième, la source Tielmann, se trouve à Port-Louis : aucune d'elles n'a la valeur des trois sources minérales de la Réunion. La population comprend 360,000 habitants, dont 85,000 blancs, mulâtres et noirs, et 260.000 travailleurs étrangers sur lesquels on compte 250,000 Indiens et 10,000 Chinois.

L'île de France est anglaise depuis 1810. Les colons de souche française s'y sont trouvés, ainsi que les Anglais, dans les mêmes conditions d'acclimatement que les créoles blancs de la Réunion : ils n'ont pu se maintenir à Maurice que par les mariages avec les Européens et les voyages en Europe. Beaucoup d'entre eux ont émigré aux Seychelles, dans ces derniers temps, Maurice étant devenue insalubre, comme Bourbon, depuis une trentaine d'années, pour les raisons que nous allons indiquer. Les maladies paludéennes ont existé de tout temps à Maurice, mais elles ont pris une intensité de plus en plus grande, à mesure que l'on a pratiqué le déboisement de l'île, entrepris là, comme à la Réunion, pour étendre la culture de la canne à sucre. Il y a produit les mêmes effets : « diminution et disparition de nos sources, abaissement du niveau des rivières et leur dessèchement ; stagnation des eaux sur le parcours et à l'embouchure des rivières, mélange d'eaux douces et d'eaux salées dans de très fortes proportions, sur le littoral : végétations fluviatile et marine énergiques (1) ». (Pellereau.) Depuis l'inondation de 1865, suivie du dessèchement, ces maladies ont été particulièrement sévères, et c'est à propos de l'épidémie de 1867 qui se déclara après cette inonda-

(1) Pellereau, *Pathologie mauricienne. Arch. de Méd. nav.*, décembre 1881.

tion que, pour prévenir le retour de pareils fléaux et sauvegarder les chances d'acclimatement de la population blanche, en particulier, une commission d'enquête spéciale a formulé des mesures hygiéniques dont les plus importantes consistaient dans le reboisement de l'île sur une grande échelle, et dans l'établissement d'un système complet de canalisation des eaux courantes.

3. *Rodrigues.* — Petite île anglaise, située à l'est de Maurice. Sol granitique, 11,000 hectares, 150 habitants, 30 kilomètres de longueur, 6 de large. Le climat passe pour doux et salubre.

II. *Madagascar.* — « Madagascar, vue de haut, a deux natures de pays ; à l'ouest et au sud, des plaines médiocres quand elles ne sont pas stériles ; à l'est et au nord, des montagnes. On peut aussi la partager, comme ses fleuves, en deux versants ; celui de l'ouest, peu visité par les vents humides, plus sec, moins boisé, moins fécond, bien que pourvu de vallées plus longues, de plaines larges, de fleuves d'un bassin plus développé ; celui de l'est, étroit, rapide, mais abondamment mouillé par les pluies montées de la mer des Indes... Le plus grand des fleuves malgaches, le Betsibouka, tributaire de la magnifique baie de Bombétok et son affluent l'Ikioupa, viennent tous les deux du pays de Tananarivou, du plateau d'Émirne ou d'Imérina, terre élevée qui est à la fois le centre, le toit et le bastion de l'île, le lieu d'où règnent ses maîtres, d'où descendent ses collecteurs d'impôts (1) ». (O. Reclus.)

Très insalubre sur ses côtes qui refuseront toujours tout acclimatement à la race blanche, salubre « comme la France méridionale » sur le plateau

____

(1) *La Terre à vol d'oiseau.*

d'Emirne, Madagascar est, depuis de longues années, le point de mire de l'ambition anglaise et française. La conquérir n'est pas chose aisée. J'ai contre les blancs deux généraux invincibles, disait Radama Ier, roi des Hovas, Tazo. la fièvre et Hazo, la forêt. Des marécages sur la côte, point de routes établies pour gagner les altitudes. tels sont les obstacles. Tout cela n'est pas insurmontable : des sauvages, d'ailleurs, nous ont montré la marche à suivre pour arriver à la conquête, à l'établissement définitif, à l'acclimatement. Franchissant rapidement les rivages maritimes, les Hovas ont gravi, d'étage en étage, les pentes de l'île, et ont trouvé dans les altitudes, au sein d'une atmosphère pure d'infectieux, la santé et la vigueur. Maîtres aujourd'hui du plateau central de Madagascar, ils règnent sur toutes les peuplades malgaches.

Ile Sainte-Marie (de Madagascar) (1). — Elle est située à six milles environ de la côte orientale de Madagascar, par 17° de latitude sud, par 47° de longitude orientale. L'île a la forme d'une étroite bande de terre, marchant parallèlement à la côte de Madagascar, du N.-N.-E. au S.-S.-O., longue de 50 kilomètres, large de 4 à 5, avec 12 ou 13 hectares de surface. Ses rivages sont constitués par de larges bancs de polypiers : sa côte orientale ou (*du vent*) est inabordable par ce fait ; sur sa côte ouest, dans la partie méridionale de l'île, est une baie ou rade fermée au N.-O. par un rocher, l'îlot Madame ; dans cette baie est le port de Sainte-Marie, l'îlot Madame est le siège du gouvernement.

Le sol de Sainte-Marie de Madagascar est sans altitudes, le sous-sol argileux, la surface de l'île palustre sur un grand nombre de points. La température est

____

(1) V. Borius, *Arch. de Méd. nav.*, 1870, 2° sem., *Climat de Sainte-Marie de Madagascar*.

celle des climats constants; elle oscille lentement au-dessus et au-dessous d'une moyenne qui doit être voisine de 25°. Les plus hautes températures s'observent en décembre et janvier, les plus basses en juillet. On peut reconnaître à Sainte-Marie quatre saisons : l'hivernage, de novembre à mars, une saison de transition en mars, une saison fraîche, de mars à septembre, une saison de transition comprenant le mois d'octobre. Les pluies sont abondantes et correspondent à la saison fraîche ou hiver. Les vents dominants soufflent dans la région de l'est, spécialement du S -E., et leur fréquence, par rapport à celle des vents d'Ouest, est dans la proportion de 7 à 2. La population est d'un peu plus de 6,000 âmes, dont une centaine de personnes appartiennent à la race blanche, Européens, créoles de Bourbon, et le reste au peuple Sakalave Malgache. Les blancs sont répartis, au point de vue de l'habitat, dans le port Sainte-Marie, sur l'îlot Madame et dans le village d'Amboutifouth situé au N.-E. de la rade.

Le pays est salubre pour la population indigène dont les décès sont inférieurs aux naissances et dont la mortalité se chiffre par 2, 31 p. 100. Mais il n'en va pas de même de la population blanche qui n'obtient qu'exceptionnellement l'acclimatement individuel. D'après Daullé, cinq mois suffisent pour que l'Européen contracte nécessairement la fièvre, et à la suite de celle-ci apparaissent les manifestations larvées et la cachexie paludéenne. Borius ne porte pas un jugement aussi sévère sur Sainte-Marie. D'après lui, la comparaison entre le climat de cette île et celui de Bourbon, faite par Daullé à l'époque où cette dernière colonie méritait encore la réputation de salubrité, a fait le plus grand tort à Sainte-Marie et à toute la côte de Madagascar. « Un fait prouve que cette salubrité n'est pas telle qu'on se l'imagine ; c'est l'acclimatement presque complet d'un assez grand nombre d'Européens qui peuvent vivre depuis vingt-quatre ou vingt-cinq ans dans différents comptoirs de la côte occidentale de Madagascar, ainsi qu'à Tamatave et à Sainte-Marie. Ces individus sont tous sujets à des accès de fièvre intermittente, mais ils les supportent et peuvent vivre dans des conditions de santé analogues à celles des indigènes. Plusieurs de ces acclimatés vivent sans observer les lois de l'hygiène, s'exposent souvent au soleil, et s'éloignent fréquemment des lois de la tempérance. Je ne parle que des habitants de la côte, car sur les plateaux supérieurs de Madagascar, à Tananarive, la capitale, les Européens vivent dans des conditions analogues à celles qu'ils trouvaient dans leur patrie (1). »

Quoiqu'il en soit, il y a du paludisme à Sainte-Marie, et il convient de porter remède à un état de choses qui nuit à l'acclimatement des Européens dans cette île. Borius a fait remarquer, à ce sujet, que les dispositions locales, à Sainte-Marie, se prêtent à une amélioration radicale du sol dans le voisinage de notre établissement. Le port se trouve placé à l'extrémité sud de la rade, l'îlot Madame dans le N.-O., le village d'Amboutifouth dans le N.-E. ; mais la rade tout entière, située dans le sud de l'île, est creusée dans une bande de terre qui n'a guère plus d'un kilomètre de largeur. Les vents dominants, soufflant de la région d'est, ne passent donc que sur une surface marécageuse très restreinte, le marécage d'Anza ou de Saint-Joseph. Quand cette surface palustre sera assainie, et plusieurs projets ont été proposés pour arriver à ce but, il est certain que l'état sanitaire des Européens

____

(1) Borius, *Arch. de Méd. nav.*, 1870, 2ᵉ sem., p. 81.

s'améliorera d'une manière très salubre et que les maladies palustres qui frappent la race blanche ne seront plus un obstacle à son acclimatement.

Ile Nossi-Bé (de Madagascar.) — Elle est située à deux milles environ de la côte ouest de Madagascar, entre 13°,10′ et 13°,25′ de latitude sud, et 46°,04′ et 45°,53′ de longitude orientale, au nord de la grande baie de Passandava, creusée dans la partie septentrionale de la côte ouest de Madagascar. La température oscille entre 25 et 31 degrés, les saisons y sont les mêmes qu'à Sainte-Marie. Le sol volcanique par place, avec un seul pic de 453 mètres, est palustre en beaucoup de points par le fait de la présence de marais salés à l'embouchure de tous les cours d'eau, et de marais d'eau douce dans l'intérieur des terres. La côte qui fait face à Madagascar est creusée d'une sorte de baie où se trouvent Hellville, siège du gouvernement, bâtie sur un plateau rocailleux, et Ambanourou, village où dominent les Cafres et les Sakalaves.

Nossi-Bé est essentiellement palustre ; elle l'est, à ce point, que l'acclimatement des Européens n'y est pas possible. « En 1853, dit Daullé, la colonie comptait vingt-trois Européens civils (colons, marchands, ouvriers). Aujourd'hui (octobre 1854) le registre de l'État civil indique que quinze de ces hommes sont morts de fièvre pernicieuse ou de cachexie paludéenne, un seul d'accident. Les survivants ont presque tous fait des absences ; ceux qui sont morts comptaient trois à cinq ans de séjour (1). » Depuis cette époque, les choses se sont un peu améliorées, au dire de tous ceux de nos collègues que leur service a appelés dans cette colonie ; on a remarqué, entre autres choses,

(1) Daullé, *Rapport sur l'état sanitaire de Nossi-Bé. Revue coloniale*, 1855.

que les maladies palustres, contrairement à ce qui
s'observe dans les pays à fièvre, n'avaient pas un caractère de constance aussi manifeste qu'ailleurs, qu'il
y avait des années d'immunité (1); toutefois on peut
encore affirmer que l'île restera inhabitable pour la
race blanche tant que le sol n'aura pas été assaini, au
moins partiellement, c'est-à-dire autour des points
que nous occupons.

III. *Comores.* — Cet archipel comprend quatre îles
dont trois sont indépendantes, Comore, Mohéli et An-
jouan, et la quatrième française. Cette dernière est
Mayotte, la plus méridionale et la plus orientale de
l'Archipel, dans le N.-O. de Madagascar.

Mayotte est située entre 12°,38′ et 13° de latitude
sud, entre 42°,45′ et 43°,2′ de longitude orientale, à
900 milles de la Réunion. Sa forme est elliptique, à
grand axe courant du N.-N.-O au S.-S.-E. Elle a une
surface de 40,000 hectares. — D'après Grenet (2), qui
nous a donné sur Mayotte les meilleurs renseignements que nous possédions, le thermomètre n'y monte
jamais au-dessus de 31° centigrades; la moyenne minima est de 20°,7, en juin; la moyenne maxima de
29°,5, en mars. — Les saisons sont les mêmes qu'à
Madagascar; deux saisons principales de quatre mois
chacune, l'une, chaude, l'hivernage du 15 décembre au
15 avril, l'autre, fraîche, de juillet à octobre, avec deux
petites saisons intermédiaires ou de transition. Le
sol est volcanique par place, palustre en beaucoup de
régions. Une chaîne de montagnes, dont les altitudes
ne dépassent pas 600 mètres, parcourt Mayotte dans

(1) Corre, communication orale.
(2) *Souvenirs médicaux de quatre années à Mayotte*, Thèse Montpellier, 1866, et *Constitution médicale de Mayotte. Courrier médical*, décembre 1861.

la direction de son grand axe, mais de ces hauteurs et de leurs contreforts descendent un grand nombre de ruisseaux et de torrents qui entraînent le long des versants montagneux des débris du sol, des détritus organiques, et vont former à l'embouchure des vallées des marécages nombreux. A Mayotte, comme à la Réunion et à Maurice, le déboisement a favorisé la formation de surfaces palustres considérables.

C'est donc encore l'endémie paludéenne qui règne en souveraine à Mayotte et qui s'oppose à l'acclimatement. Le siège du gouvernement, pour des raisons stratégiques, il est vrai, a bien été placé sur l'îlot de Zaoudzi qu'un bras de mer d'un mille sépare de Mayotte, mais le voisinage de la terre rend ce poste des plus malsains ; et la garnison doit y être renouvelée tous les ans. L'étendue des terrains à assainir sera longtemps encore un obstacle à l'adaptation de la race blanche dans cette région, aussi a-t-on projeté de fonder un nouvel établissement sur la presqu'île de Choa, en face de Zaoudzi ; on ne saurait agir trop radicalement dans l'état des choses, car, en 1854, année pendant laquelle on n'a pas eu à subir d'épidémie, la mortalité des Européens s'est élevée à 7,07 pour 100.

IV. *Ile et côte de Mozambique.* — L'île de Mozambique est comme enclavée par 13°,1' de latitude sud et 39°,20' de longitude orientale. Elle est longue et étroite, son grand diamètre ayant 3 kilomètres environ, et sa largeur moyenne n'étant que de 300 mètres. Sa température moyenne oscille entre 22 et 26 degrés. Les saisons sont au nombre de quatre, deux principales, deux intermédiaires et l'année se partage assez exactement de la manière suivante : 1° saison chaude ou hivernage de décembre à avril ; 2° saison de transition d'avril à juin ; 3° saison fraîche de juin à

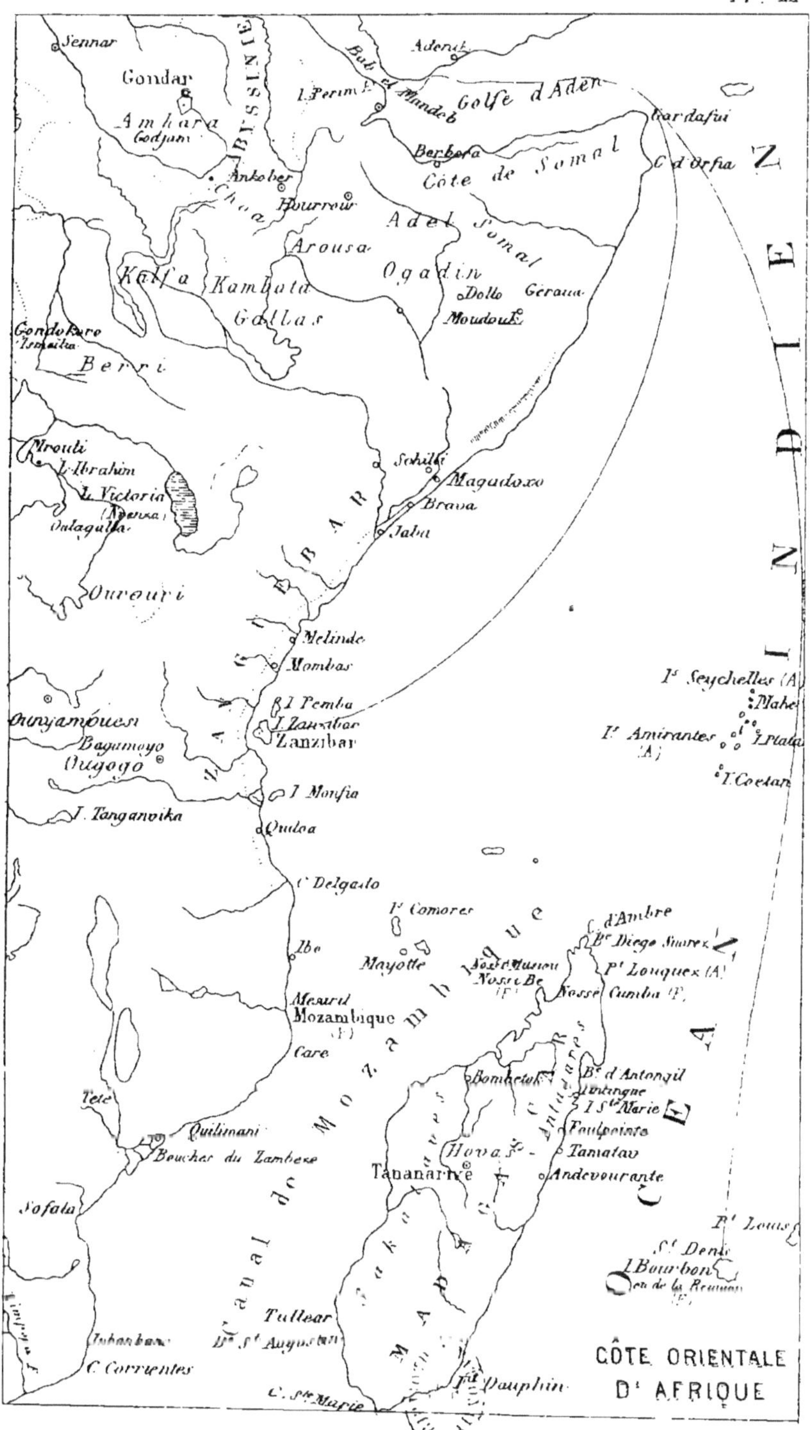
Sennar
Gondar
Amhara
Godjam
ABYSSINIE
Ankober
Choa
Hourrour
Adel Somal
Arousa
Kaffa Kambata
Ogadin
Gallas
Dollo Geraua
Moudoug
Gondokare
Ismailia
Berri
Adena
Bab el Mandeb
I. Perim
Golfe d'Aden
Berbera
Côte de Somal
Gardafui
C. d'Orfia
Mrouli
I. Ibrahim
I. Victoria
Nyanza
Oulagulla
Schillé
Magadoxo
Brava
Juba
ZANGUEBAR
Ourouri
Melinde
Mombas
I. Pemba
I. Zanzibar
Zanzibar
Ounyambouesi
Bagamoyo
Ougogo
I. Tanganvika
I. Monfia
Quiloa
C. Delgado
Ibo
I. Comores
Mayotte
Mozambique
Mesuril
Care
Tete
Quilimani
Bouches du Zambese
Sofala
Tullear
Johanbau
B. St Augustin
C. Corrientes
C. Ste Marie
Ft Dauphin
Canal de Mozambique
Tananarive
Hova
I. Seychelles (A)
Mahé
I. Amirantes (A)
Platta
I. Coetan
C. d'Ambre
B. Diego Suarez
Pt Louquex (A)
Nossé Cumba (P.)
Nossé Mitsiou
Nossé Be (F)
B. d'Antongil
Vintingne
I. Ste Marie
Foulpointe
Tamatav
Andevourante
Bomactok
MADAGASCAR
Pt Louis
St Denis
I. Bourbon
ou de la Réunion (F)
OCEAN
INDIEN
CÔTE ORIENTALE
D'AFRIQUE

octobre; 4° saison de transition d'octobre à décembre. — L'humidité moyenne est de 77° environ : les pluies sont abondantes pendant les mois d'hivernage. Les vents soufflent du N.-E. au N.-O. en passant par le nord, pendant la saison chaude ; du S.-E. au S.-O. en passant par le sud, de juin à septembre. — L'île de Mozambique a pour charpente une roche aride couverte d'un sol sablonneux ; elle est presque entièrement occupée par la ville de Saint-Sébastien, chef-lieu de la colonie et du gouvernement portugais. Pas d'altitudes, pas d'eaux courantes, les eaux pluviales sont recueillies dans des citernes.

L'insalubrité de l'île de Mozambique est très grande, mais elle ne tient pas à l'île elle-même dont le sol, de roc et de sable, n'engendre pas d'infectieux tellurique. C'est le voisinage de la grande terre qui souille l'atmosphère de Saint-Sébastien, et rend impossible jusqu'à nouvel ordre l'acclimatement des Portugais dans cette localité.

La côte de Mozambique s'étend de la baie Delagoa au cap Delgado, c'est-à-dire du vingt-cinquième au dixième degré de latitude australe. Les bouches du Zambèze la partagent en deux moitiés inégales. Les Portugais occupent plusieurs points de cette côte : Inambane près de la baie Delagoa, Laurenço Marquez sur la même baie, Sofala dans l'île du même nom, par 20° de latitude sud, Quilimane au nord de l'embouchure du Zambèze, les petites îles du cap Delgado. Sofala, Laurenço Marquez et Quilimane sont particulièrement insalubres. « La ville de Sofala est située sur les bords de la mer dans un lieu bas; les eaux, abandonnant le lit des petites rivières (Cavone, Zembe, Belangane), qui coupent dans différentes directions le terrain contigu, vont s'accumuler autour de la ville, et rencontrant, du côté du littoral, une barrière que leur opposent les sables amoncelés par la mer, deviennent stagnantes et forment de véritables marais couverts de mangliers. On a tenté de combler et de détruire ces foyers d'infection, mais les travaux exécutés jusqu'en 1862 étaient tout à fait insuffisants pour améliorer des terrains aussi éminemment palustres (1). » Les établissements d'Inambane et du cap Delgado sont un peu moins insalubres.

Les maladies palustres dominent la pathologie de toute la côte ; elles ont, jusqu'à ce jour, arrêté toute tentative d'acclimatement de la race portugaise, malgré l'aptitude de cette race à vivre et à faire souche sous d'autres latitudes torrides ; elles sévissent surtout pendant le deuxième trimestre de l'année. La dysenterie, moins fréquente, y est souvent la conséquence de l'alcoolisme et constitue un deuxième obstacle à l'adaptation des Européens ; le choléra enfin y a été plusieurs fois importé, et bien que son développement sur cette côte puisse être conjuré par des prescriptions quarantenaires sévères, il n'en donne pas moins, de temps en temps, à la population blanche un choc dont elle se relève difficilement. L'avenir de l'acclimatement, sur cette côte, est tout entier dans l'assèchement définitif des terres marécageuses qui la couvrent et dans l'établissement de Sanatoria sur les contreforts des chaînes montagneuses qui courent parallèlement aux rivages du Mozambique.

V. *Ile de Zanzibar, côte de Zanguebar, côtes de Magadoxo et d'Ajan, île de Socotora.* — L'île de Zanzibar, située par 6° de latitude australe et 37° de longitude orientale, à 31 kilomètres environ de la côte de Zan-

(1) Antonio Pinto Roquete, *Arch. de Méd. nav.*, 1868, 1er sem., p. 161.

guebar, a une forme oblongue et s'étend sur une longueur de 80 kilomètres, sur 33 environ de largeur. Le
thermomètre n'y monte pas au-dessus de 30°, pendant l'hivernage, et ne descend pas au-dessous de 25°
pendant la saison fraîche. Ces deux périodes saisonnières occupent la plus grande partie de l'année, l'hivernage de décembre à avril, la saison fraîche de juin
à octobre ; pendant la première, souffle la mousson
du N.-E. ; pendant la saison fraîche, souffle le vent sec
de S.-O. Les pluies sont torrentielles en avril et en
mai, c'est-à-dire pendant l'une des saisons de transition. Le sol de Zanzibar est d'origine madréporique ; il
est peu accidenté, ne présente aucune altitude, mais
seulement des inégalités et des dépressions en forme
de petites vallées dans lesquelles séjournent les eaux
pluviales, formant ainsi quelques petites surfaces marécageuses. On compte peu d'Européens à Zanzibar,
dont la population très mélangée se compose surtout
de Souhahélis ou Maures d'origine croisée avec les
Africains indigènes, d'Arabes, d'esclaves africains : en
tout plus de 50,000 âmes.

Zanzibar subit l'influence palustre de la côte voisine
plutôt que la sienne propre. Aussi la côte occidentale
de l'île est-elle moins saine que celle qui regarde l'o-
céan Indien ; de même, la campagne de l'île, qui renferme les quelques marécages dont j'ai parlé, est sensiblement moins salubre que la ville elle-même. Les
fièvres de Zanzibar, dit Semanne, adoptent une forme
particulière, la forme bilieuse de Madagascar, mais les
accès pernicieux y sont rares, même chez les blancs.
Par rapport à la côte, Zanzibar serait donc un lieu de
convalescence. L'acclimatement de la race blanche y
paraît possible si l'Européen, l'Asiatique slave, le créole
de la Réunion ou de Maurice, s'astreignent à une

hygiène suffisamment sévère, et s'ils n'habitent pas les habitations sucrières voisines des terrains marécageux de l'intérieur de l'île.

La côte de Zanguebar, du cap Delgado au fleuve Juba, n'est plus habitée par les Européens, les Portugais ayant abandonné leurs comptoirs de l'île de Quiloa et de Mélinde. Les noirs d'Afrique, les Arabes et les métis de ces deux groupes dominent dans la population de cette côte qui compte en outre des Cafres et des Banyans ou commerçants hindous. Quiloa est actuellement un centre de commerce d'esclaves.

Les côtes de Magadoxo et d'Ajan, du Juba au cap Guardafui, jadis occupées par les Portugais, sont actuellement sous la domination des Arabes. A l'exubérance de la végétation tropicale, très sensible sur la côte de Zanguebar, succèdent la sécheresse, l'aridité, les hautes températures des rivages sablonneux. On sent que l'on approche du foyer brûlant de la mer Rouge. Nous n'avons pas de renseignements précis sur l'acclimatement de la population blanche arabe qui vit sur cette côte ; on peut affirmer cependant, d'après les récits des voyageurs, qu'elle s'est multipliée en différents points de la région, soit en conservant son type pur, soit par le croisement avec les noirs indigènes.

Socotora est située près du cap Guardafui par 13° de latitude environ. C'est une île montagneuse et très boisée dans laquelle les Bédouins, les Arabes, les Portugais et leurs métis se sont bien acclimatés malgré la présence de quelques fièvres de mauvais caractères dont la nature palustre n'est pas probable.

VI. *Seychelles et Amirantes.* — Ces îles, toutes anglaises, forment deux archipels situés par 5° de latitude sud environ. La plus importante, parmi les vingt-neuf îles du groupe des Seychelles, est Mahé ou Victoria que surmonte un pic de 1,920 mètres. Toutes sont montagneuses, à base de corail ; leurs collines sont couvertes de forêts, l'irrigation naturelle de leurs vallées est heureusement disposée pour l'écoulement des pluies, le déboisement n'y a pas opéré son œuvre malsaine. Aussi, comparant les Seychelles à Mayotte au point de vue de la salubrité, Grenet a-t-il pu formuler les propositions suivantes : « Aux îles Seychelles, à 250 lieues de Mayotte et à 3° sud de l'équateur, on trouve les mêmes coraux, les mêmes bancs, à l'embouchure des vallées, mais ces bancs, outre quelques débris végétaux, sont formés uniquement de sable quartzeux ; la charpente de l'île est granitique et de même apparence que les rochers de la Normandie et de la Bretagne. La végétation des deux pays est la même, mais sur les montagnes, aux Seychelles, il n'y a de nu que les rochers, tandis qu'à Mayotte, sur la plupart des sommets, le sol est à découvert, sans végétation, et fournit constamment les matériaux de la vase. — Il n'y a donc que la nature du sol qui peut faire des Seychelles un pays sain et à Mayotte un pays à fièvres (1). » En fait, malgré la haute température et les pluies d'hivernage qui font surtout des Seychelles un climat intertropical, les fièvres et les maladies palustres y sont des plus rares, d'où un état sanitaire des plus compatibles avec l'acclimatement des Européens. Leur race y a fait souche à plusieurs reprises ainsi que les blancs de la Réunion et de Maurice ; et la sous-race mulâtresse, issue de l'union des blancs avec les négresses du Mozambique, y prospère depuis de longues années.

(1) Grenet, Thèse citée.

VII. *Abyssinie.* — Comprise entre la Nubie au nord, le Sennaar et le Fazokl à l'ouest, le pays des féroces Gallas, ses plus acharnés ennemis, au sud, et la mer Rouge à l'est, l'Abyssinie devrait être une contrée tropicale par sa latitude ; elle comprend cependant quatre zones dont la valeur hygiénique est bien différente au point de vue de l'acclimatement. La zone sablonneuse du littoral, le Samhara, borde la mer Rouge, et a, comme cette mer, une température torride ; au-dessus d'elle est la zone chaude, les Kollas ou Kouallas, couverte de forêts, de surfaces mouillées par les pluies d'hivernage, zone palustre où le blanc ne peut séjourner ; plus haut est la troisième région, celle des terres tempérées de la Woïna, de la Woïna-dega, où des altitudes de 1,500 à 3,000 mètres permettent au blanc de vivre sans difficulté ; au sommet enfin, sont les Degas, ou grandes altitudes, dont la Samen est, à plus de 3,000 mètres, le point culminant. De ces hauteurs abyssiniennes descendent des fleuves et des rivières, dont les plus importants sont le Tsana qui donne naissance au Nil bleu, et le Takazzé, qui, traversant de l'est à l'ouest le plateau abyssinien, en fait deux régions, toutes deux fraîches et salubres, où prospèrent les races blanches et métisses de blanches qui constituent le peuple abyssin.

L'acclimatement des Européens dans les altitudes de ce pays, à partir de la troisième zone, ne peut faire l'objet d'un doute. Les blancs ne pourraient vivre dans les deux premières, où règnent les fièvres palustres, la dysenterie et l'hépatite. C'est après avoir séjourné près des marécages du Mareb que le Dr Dillon et cinq de ses domestiques sont morts par la fièvre palustre ; c'est en quittant cette zone et en gagnant les altitudes que le Dr Petit, son compagnon, a pu échapper à une mort certaine. Dans la Woïna et dans les Degas, au contraire, l'Européen jouit, comme l'Abyssin et l'Arabe, d'un climat que Reclus compare à celui de la Suisse (1). 34 Européens, dit Aubert Roche ont pu vivre quatre ou cinq années sur ces hauteurs sans cesser de jouir de la meilleure santé (Lombard) (2).

Ces questions d'acclimatement sur les plateaux d'Abyssinie sont du plus grand intérêt pour l'explorateur et le général d'armée ; l'un et l'autre doivent quitter au plus vite les zones inférieures sous peine de désastre. Les Anglais l'ont bien compris en 1867 lors de leur expédition contre le négus Théodoros, dans laquelle ils ont engagé 4,208 Européens. Après un séjour aussi court que possible dans la baie d'Annesley, non loin de Massowa sur le littoral de la mer Rouge, ils ont gravi les gradins qui conduisent d'abord à Sénalé, dans la zone tempérée, puis à Magdala, au centre du plateau abyssin. Grâce à cette précaution et à diverses autres mesures — choix de la saison, d'octobre à avril, emploi de plusieurs grands transports hôpitaux, choix des vivres, des vêtements, de l'équipement — ils ont pu terminer en quelques mois une campagne difficile sans que la mortalité des troupes se soit notablement élevée au-dessus du chiffre que l'on constate en Angleterre.

VIII. *Nubie*. — La brûlante Nubie, dont la surface se partage en un désert aride, en plaines marécageuses que traverse le Nil et en quelques régions salubres peu nombreuses, n'a jamais été l'objet d'une tentative d'acclimatement des Européens. Seuls, quelques rares explorateurs l'ont traversée, recueillant le plus souvent

(1) O. Reclus, *La Terre à vol d'oiseau*, t. II, p. 42.
(2) Lombard, *Climatologie médicale, Abyssinie*, t. III, p. 713.

des renseignements peu favorables au climat. L'Égypte exerce sur ce pays ainsi que sur le Sennaar, le Darfour et tous les territoires qui s'étendent jusqu'aux grands lacs d'où sort le Nil, une suzeraineté plus nominale que réelle, et il est probable qu'elle ne pourra pas, de longtemps, fonder un établissement durable dans ces contrées. La malaria règne, en effet, partout où les affluents du Nil, ainsi que ce grand fleuve lui-même, voient leurs rives marécageuses desséchées par les températures torrides du troisième trimestre. Les Égyptiens, les Arabes, les Européens qui ont accompagné les hardis explorateurs de ces régions, ont toujours été décimés par les maladies palustres.

§ 3. — Afrique centrale.

Il ne peut être question à propos de l'acclimatement de la race blanche dans l'Afrique centrale que de cette adaptation passagère au climat dont ont eu besoin les voyageurs qui ont traversé ces régions ou qui les traversent à l'heure qu'il est. Hélas ! cette adaptation elle-même leur a été bien souvent refusée. Que de victimes en effet, dans le cours de ce siècle !

Le major Peddie part du Sénégal en 1816 et succombe à Kakondy, sur le Rio Nunez, presque au début de son expédition ; Campbell, son successeur, meurt avec plusieurs de ses compagnons au point même où s'était éteint Peddie. Richte quitte Tripoli en 1819 et succombe la même année à Mourzouk, au centre du Tezzan. Denham et le lieutenant de vaisseau Clapperton, quittent la Tripolitaine à la fin de 1821, atteignent Mourzouk le 8 avril 1822, parcourent le Bornou et le Damergou, reconnaissent le lac Tchad et la ville de Kano, et assistent, le 22 janvier 1825, après des

fatigues inouies, à l'agonie d'un de leurs compagnons,
le chirurgien de marine Oudney, tué par la cachexie
palustre. Malgré les dangers de son premier voyage
Clapperton tente une seconde fois l'aventure ; il part
de la rivière de Lagos, traverse le royaume de Dahomey, voit périr sous ses yeux Pearce et Morrisson,
atteints de fièvre paludéenne, et meurt lui-même le
12 mars 1827, à Sackatou, dans le Haoussa, tué par la
dysenterie. Caillié, Lander, Mollien, Gordon Laing,
Barth, Schweinfurt, Stanley, Cameron plus heureux,
survivent aux maladies, aux dangers, à leurs fatigues,
mais Richardson, Owerweg, Crespel, Moës, et le plus
grand de tous, Livingstone, grossissent la liste des
martyrs !

Ce n'est pas, il s'en faut, que l'Afrique intérieure soit
partout malsaine, et qu'il faille renoncer à y trouver
des régions où l'Européen pourra, dans l'avenir, jouir
d'un climat compatible avec sa santé. Tous les explorateurs ont rencontré de ces régions heureuses. Le
pays d'Aïr, au centre du Sahara, celui de Touat, à
mi-chemin d'Alger à Tombouctou, le Darfour, sont
salubres. Stanley a vanté l'heureux climat de M'pou-
apoua (1), sur le versant oriental des monts Bambourou : des brises fraîches, des altitudes couvertes de
bois, des eaux vives et pures, voilà ce qu'il y a trouvé.
A ses yeux le pays merveilleux des Oukahouendi (2)

(1) Stanley, *Voyage à la recherche de Livingstone*, Hachette.
(2) Même voyage. « Bel Oukahouendi, pays enchanteur! A quoi
pourrai-je comparer le charme sauvage de ta nature libre et féconde?
L'Europe n'a rien qui puisse en approcher. Ce n'est que dans la
Mingrélie, dans l'Iméréthie ou dans l'Inde que se retrouvent ces
rivières écumantes, ces vallées pittoresques, ces fières collines, ces
montagnes ambitieuses, ces vastes forêts aux rangées solennelles
de grands arbres dont les colonnes droites et nues forment ces
longues perspectives que l'on voit ici....., On se passionne pour

n'attend que le bras de l'Européen pour donner la santé et la richesse au lieu de la fièvre et de la misère. Pour le même explorateur, plusieurs districts du pays de Gogo, Kigoma sur la rive orientale du lac Tanganyika, la région que traverse le Malagarazi, Kiti, Roubouga (1) et d'autres points, sont sains, fertiles et propres, pour quelques-uns d'entre eux, à des établissements durables. A Demmo, Barth (2) a traversé des plaines d'une fécondité excessive, arrosées d'un grand nombre de cours d'eau. Le district de Toula, sur la route de Zanzibar à Cazeh suivie par le capitaine Burton (3), abonde en.légumes, en céréales et apparaît à l'explorateur comme une terre promise. Le Dr Schweinfurth (4) ne cesse de s'extasier sur le magnifique pays, les terres susceptibles d'être cultivées, les forêts ombreuses qu'il a rencontrées au cœur de l'Afrique, dans le pays des Mombouttous et en d'autres lieux. Cameron (5) parle dans les mêmes termes de la

cette région dont un peuple civilisé chasserait la malaria et ferait un pays à la fois salubre et producteur. »

(1) Même voyage. — V. aussi, *A travers le Continent mystérieux*, par Stanley, *Tour du monde*.

(2) *Voyage de Barth*, 1849-55, *Tour du Monde*, Hachette.

(3) *Voyage aux grands lacs de l'Afrique Orientale*, par le capitaine Burton, *Tour du Monde*.

(4) *Au cœur de l'Afrique*, par le Dr G. Schweinfurt. « Le territoire des Mombouttous n'a pas une aire de plus de quatre mille mètres carrés ; mais, d'après ce que j'ai vu dans les districts que nous avons traversés et où les cultures se succèdent d'une manière ininterrompue, sa population doit être d'un million d'âmes..... Le pays des Mombouttous produit sur le voyageur l'effet d'un paradis terrestre. D'innombrables bosquets de bananiers y couvrent les ondulations du sol ; des élaïs d'une beauté sans pareille, et d'autres monarques des forêts étendent leurs cimes majestueuses sur cette végétation favorisée. Au bord des cours d'eau s'épanouit une verdure pleine de grâce et de fraîcheur, tandis qu'une épaisse ramée enveloppe de son ombre les coupoles des habitations rustiques. » *Tour du Monde*. Paris, Hachette.

(5) *A travers l'Afrique*, par le lieutenant V.-H. Cameron.

plaine du N'gommbé méridional, de celles qu'il a traversées en quittant le pays montagneux de Bambarré, des merveilles du pays de Lounghi, de la beauté des rives du lac Victoria Nyanza. Mage nous a laissé un tableau charmant de la plaine de Natiaga dans le Soudan occidental (1)..... Il y a donc, dans toute l'Afrique centrale, à côté des zones funestes qu'il faudra fuir ou assainir, des régions salubres qui seront, dans un avenir plus ou moins éloigné, suivant nos efforts, des centres d'acclimatement pour les Européens. Recueillons simplement ces faits aujourd'hui et n'oublions pas, en les inscrivant, que c'est la mort des Mungo-Park et des Livingstone, que ce sont les fatigues et l'intrépidité des Cameron, des Schweinfurt, des Stanley, des Serpa-Pinto, des Mage, des Quintin, des de Brazza, des Ballay, qui nous ont fait savoir, après tant d'années d'ignorance, que l'Afrique n'est plus ce désert immense et torride, dévorant sans pitié les hommes de notre race, auquel nous croyions autrefois.

(1) La plaine magnifique du Natiaga, divisée par ses massifs montagneux et de nombreux ruisseaux, se déroulait au loin, et allait se perdre dans des gorges étroites, surmontées de pics nombreux..... Je ne pouvais me lasser d'admirer ce pays, où la Providence a semé ses biens avec une prodigalité peu commune. La terre y est d'une richesse incroyable ; l'eau y abonde et y fournit des poissons succulents. L'or est à quelques pas au bout du défilé que je vois à ma gauche ; le fer partout, sous nos pieds, dans la vallée et sur les pentes, et au-dessus de nous, dans les escarpements des hautes cimes ; le fleuve abonde en chutes dont la puissance motrice serait incalculable ; mais la main des hommes n'a rien fait de ce monde de richesses ; les indigènes n'ont pas su seulement tirer de quoi se vêtir proprement. — Mage. *Voyage au Soudan Occidental. Tour du Monde.*

ARTICLE II

ASIE TORRIDE.

§ 1. — Arabie.

Aucune condition de climat ne s'oppose, dans les altitudes de l'Arabie, à l'acclimatement de l'Européen : le peuple qui y prospère depuis un temps immémorial, constitue l'un des groupes de la race blanche, le groupe arabe, qui appartient au rameau sémite. Mais le paludisme, ce grand ennemi de l'adaptation au climat, pour toutes les races, règne en maître dans deux régions importantes du littoral, les rivages de la mer Rouge, en face de l'Égypte, et ceux qui bordent le golfe Persique. Dans ces deux régions, les Arabes et les Européens qui passent ou qui séjournent, se trouvent dans les conditions détestables qui sont la cause de l'insalubrité d'un grand nombre de rivages torrides.

L'Arabie est, en effet, « une Afrique torride liée à l'Asie » (O. Reclus). Vue d'ensemble, c'est un vaste plateau dont le centre est constitué par les altitudes fertiles du Nedjed, les régions nord et sud par de vastes déserts sablonneux qui reçoivent, celui de Syrie, le vent du Nord sec et chaud qui a traversé la Syrie et la Mésopotamie, celui du Sud, les vents torrides de la mer des Indes et de l'Afrique ; par les montagnes de l'Hedjaz et de l'Yemen à l'ouest et celles du pays d'Haça et d'Oman près du golfe Persique. Toutes ces régions exemptes d'infectieux naturels, sont, sauf les déserts, peuplées et salubres : les deux déserts, traversés par les caravanes, ne font subir au voyageur

d'autre influence que celle qui découle des hautes
températures, de la poussière, de la réverbération lumineuse intense.

Tout autre est le climat des bords de la mer Rouge
et du golfe Persique, de l'Hedjaz et de l'Yemen à
l'ouest, du pays d'Haça sur le golfe Persique. Dans ces
rayons basses, la malaria sévit avec une telle intensité
qu'elle rend très difficile, pour les Européens, l'habitation des villes de Médine, de Yambo, de la Mecque,
de Loheia, d'Hodeida. Le littoral sud n'est pas dans le
même cas : il est en général salubre, parce qu'il n'est
que torride, sans être palustre. A Aden, on constate
rarement la fièvre intermittente : on y souffre de la
chaleur, de la lumière, de la privation d'eau et de vivres frais ; mais non d'infectieux locaux : le choléra,
la dengue, ont visité sa garnison, mais c'était là de
l'importation.

Si on ajoute aux causes d'insalubrité que j'ai signalées pour les rivages latéraux de la Péninsule, la
fréquente apparition du choléra parmi les pèlerins qui
se rendent aux villes saintes, le développement possible de peste spontanée, comme cela a eu lieu en 1874
dans le pays d'Assyr, entre l'Hedjaz et l'Yemen, au
sud de Djeddah et de la Mecque, et de la peste transmise par les caravanes venant de l'Irak-Arabie (1), les
atteintes possibles de plaie de l'Yemen, de bouton
d'Alep, des ténias, de la filaire dragonneau, parasite si
commun, de l'Arabie au Sénégal, en passant par le
Soudan ; de la gale, des ophthalmies aiguës, des insolations, de la variole, de la dysenterie, de la diarrhée,
de l'hépatite, on se rendra un compte assez exact des
obstacles qu'ont rencontrés jusqu'à ce jour, pour l'ac-

(1) Partie sud de la Mésopotamie, *Tour du Monde*, 1867.

climatement individuel comme pour celui de la race, les explorateurs de la Péninsule et les colons étrangers fixés sur le littoral. Ces derniers ont dû le plus souvent avoir recours au rapatriement pour combattre l'anémie essentielle ou morbide développée sous les influences du climat arabique.

§ 2. — Mésopotamie.

C'est la plaine elliptique du Tigre et de l'Euphrate, fleuves qui, descendant des monts d'Arménie, parcourent du nord au sud toute la région mésopotamienne pour se jeter dans le golfe Persique après s'être réunis en un seul cours d'eau, le Chatt-el-Arab. D'après Lejean, cette triste contrée jadis si florissante représente « un immense désert jauni, couvert de monticules de ruines, sillonné en tous sens de canaux desséchés : quelques pauvres villages de fellahs, semés le long des fleuves ; de loin en loin quelques groupes de tentes noires habitées par des Arabes, tous plus squalides et plus maraudeurs les uns que les autres : voilà ce qu'est aujourd'hui l'héritage de Sémiramis. Les canaux obstrués, l'Euphrate a répandu l'excédant de ses crues annuelles sur les plaines de l'ouest, qui se sont couvertes de lagunes empestées. » On trouve en Mésopotamie toutes les influences climatiques des régions basses et fluviatiles, aggravées par une moyenne thermique élevée. A Bagdad, au mois d'août, la température atteint le chiffre moyen de 34°,5 : c'est l'époque des maladies palustres, de la dysenterie et de l'hépatite ; il est vrai que ces conditions morbides disparaissent à peu près complètement pendant l'hiver, dont la moyenne thermique est, à Bagdad, de 7 degrés. Les ophthalmies, les ulcères atoniques, les insolations s'y observent comme en Arabie ; mais en outre, la peste y trouve, dans la misérable Irak-Arabie, un foyer plus actif, et le choléra, venant tantôt de l'Inde, tantôt de la Perse, menace continuellement la contrée, soit par les caravanes, soit par les pèlerinages.

§ 3. — Hindoustan.

La principale chaîne du groupe montagneux central de l'Asie, l'Himalaya, renferme les pics les plus élevés du globe : ses contreforts, du côté de l'Indus, ne font qu'un court trajet dans les plaines de l'Indus et du Gange, tandis qu'ils parcourent, d'une extrémité à l'autre, la vaste surface de l'Indo-Chine. Vue d'ensemble, de l'Himalaya au cap Comorin, l'Inde anglaise est un vaste triangle péninsulaire dont les régions appartiennent à des climats différents, la Penjab, le Népaul et le Boutan, sur le court versant de l'Himalaya, jouissant d'une température à peine chaude, pendant que le reste de la surface de l'Hindoustan, appartient, sauf les altitudes, à la zone torride.

Les régions brûlantes de l'Inde sont limitées à l'ouest par la mer d'Oman, à l'est, par le golfe du Bengale. Près de leurs côtes surplombent deux chaînes de montagnes parallèles aux rivages ; les Ghattes occidentales, dont les altitudes dominant la côte de Malabar dépassent 1,500 mètres, et les Ghattes orientales, dont les pics beaucoup moins élevés, sont plus éloignés des rivages maritimes. Ces deux chaînes constituent les deux côtés d'un triangle intérieur à l'Inde, dont les monts Windhya, hauts de 2 à 3,000 mètres, placés transversalement au centre de l'Hindoustan, constituent la base. Entre l'Himalaya et les monts Windhya, qui ont une direction à peu près transversale comme lui, s'étend la grande plaine de l'Hindoustan, exposée à des chaleurs torrides, foyer de malaria que traversent le bas Indus, le Gange et le Brahmapoutre. En revanche, au sud des monts Windhya, dans l'aire du triangle montagneux intérieur, se place le plateau du Dekhan, haut de 600 à 1,000 mètres, beaucoup moins chaud que l'Inde gangétique, région de l'acclimatement facile, comme le sont les Ghattes, les Windhya et les contreforts indiens de l'Himalaya.

On le voit déjà, par ce rapide coup d'œil, l'acclimatement de l'Européen obtenu ici sans effort, lui sera impitoyablement refusé là. L'Inde en effet a tous les climats : polaire dans le haut Himalaya, elle est couverte, dans les altitudes moyennes de cette chaîne, ainsi que dans celles des Ghattes, de lieux de convalescence, de sanatoria ; tropicale dans la présidence du Bengale, dans la vallée de l'Indus inférieur, et sur tout le littoral maritime, elle est chaude ou tempérée sur le plateau du Dekkan. Par malheur, dans l'Inde, comme dans la plupart des régions torrides, l'Européen trop confiant dans ce printemps éternel qui lui était promis de loin, a fixé sa résidence et placé ses intérêts sur les rivages maritimes, à l'embouchure et sur le parcours des fleuves : l'hygiène et les résultats des tentatives d'acclimatement lui démontrent aujourd'hui que la plupart du temps il a fait fausse route, au point de vue de l'adaptation de sa race. L'étude que nous allons faire de quelques climats partiels de l'Inde, en faisant le tour de la Péninsule, nous éclairera plus complètement sur ce sujet si important pour l'avenir de la race blanche dans cette région torride.

Calcutta, située par 22°,35′ de latitude nord, a été bâtie sur l'Hoougly, l'une des branches du Delta gangétique, à 80 lieues de son embouchure, à la place d'un marais désert. Dans cette immense ville sont concentrés 450,000 habitants, dont 9 à 10,000 Européens, les natifs occupant des quartiers infects, les hommes de race blanche vivant dans des habitations confortables, parfois splendides, mais dans lesquelles rien ne peut protéger cependant contre la malaria et toutes les influences des climats torrides insalubres. Le sol de la ville est dépourvu de pente, la température de l'année y est de 26°,3, 19°,5 au mois de décembre, 31°,4 au mois de mai. Deux saisons principales, avec de courtes périodes intermédiaires, s'y partagent l'année ; l'hivernage s'étend de mai à octobre ; c'est la saison torride, celle du vent de terre ou mousson du S.-O. ; la saison fraîche, de novembre à avril, doit sa température supportable à la mousson du N.-E. Il tombe à Calcutta 1928 millimètres de pluie par année, à l'udomètre, mais si ce chiffre est inférieur à celui que l'on enregistre pour les provinces du N.-E., limitrophes de la Birmanie, l'hygromètre, en revanche, accuse à Calcutta, une humidité considérable. Sol alluvionnaire, chaleur torride, humidité intense, tels sont les caractères dominants de ce climat qui brise, en quelques années, les ressorts de la santé, et refuse tout acclimatement à l'Européen, si celui-ci ne lutte contre ces influences par des séjours fréquents dans l'atmosphère des sanatoria ou par des voyages en Europe.

Voici, en effet, des chiffres trop éloquents, relatifs à la mortalité des enfants européens dans l'Inde et recueillis, pour la présidence du Bengale, par le Dʳ Fayrer.

	MORTALITÉ DES ENFANTS POUR 1000	
	ANGLETERRE moyenne de 29 années (1838-1866)	PRÉSIDENCE DU BENGALE 1 an (1870)
Au-dessous de 5 ans	67,58	148,10
De 5 à 10 ans	8,80	17,73
De 10 à 15 ans	4,98	11,51

Les obstacles à l'acclimatement pour les adultes, sont les maladies palustres qui, au Bengale, figurent pour 26,8 p. 100 dans la mortalité générale, la dysenterie qui entre pour près d'un tiers dans le chiffre total des décès des troupes anglaises, l'hépatite qui est très commune à Calcutta, la phthisie qui tue rapidement les gens prédisposés à la tuberculose (J. Rochard, Ewarts, Weldson), les anémies essentielles ou symptomatiques, dont le dévevoppement n'est jamais qu'une question de temps, l'alcoolisme qu'on peut toutefois éviter par une hygiène bien entendue. Le choléra, les insolations ne sont en général que des accidents : le premier ne frappe et ne décime guère que les natifs, les secondes sont des événements de cause météorologique dont on peut se garantir le plus souvent.

En descendant la côte de Coromandel, Yanaon situé entre le 16e et le 17e degré de latitude, sur le bras le plus large du Godavery, subit, dans des proportions moins sévères, les influences saisonnières et telluriques des rivages orientaux de l'Hindoustan.

Il en est de même de Madras : si la moyenne thermique annuelle de cette ville qui est de 29°,6 détermine fréquemment, comme à Pondichéry, l'anémie essentielle qui oblige au rapatriement, elle ne se combine pas, comme à Calcutta, avec des influences de foyers endémiques palustre ou cholérique, de sorte que la mortalité des troupes blanches anglaises qui est de 7,38 p. 100 à Calcutta, tombe à Madras à 3,87 p. 100.

Les mêmes conditions de faible mortalité relative se retrouvent à Pondichéry et semblent y permettre l'acclimatement de l'Européen. Pondichéry est situé sur une plage droite de la côte de Coromandel, par 11°,55 de latitude nord, c'est-à-dire à la même distance de l'équateur que Saïgon. Sa température moyenne annuelle, qui a atteint 28°,55 en l'année 1877 (1) (Follet), est de 28,34, d'après les recherches de Huillet (2), pour 10 années : c'est un des points les plus chauds de l'Inde : c'est, après la Basse-Cochinchine, notre colonie la plus chaude. La température la plus basse de l'année s'observe le plus souvent en janvier, 20° en 1877, et la plus élevée en juillet, 29° pour cette même année. La pression barométrique moyenne est, d'après Huillet, de 756,4 : c'est l'une des plus basses moyennes de pression que l'on constate dans nos possessions coloniales torrides, lesquelles d'ailleurs ne présentent entr'elles, à ce point de vue, qu'un faible écart. Les saisons, à Pondichéry, sont influencées et caractérisées surtout par les vents réguliers, les moussons, celle du S.-O. soufflant de mars ou avril à octobre et apportant avec elle les hautes températures et les orages, celle du N.-E. régnant de novembre à

(1) Follet, *Considérations sur l'état sanitaire de Pondichéry pendant l'année* 1877. *Arch. de Méd. nav.*, 1880, 1er semestre.
(2) Huillet, *Topographie médicale de Pondichéry. Arch. de Méd. nav.*, 1867. 2e semestre.

mars et correspondant à une saison fraîche mais pluvieuse et très humide. Mars et octobre sont deux saisons de transition qui participent, pour chacune d'elles, de la saison qui les a précédées. L'humidité est considérable à Pondichéry, surtout pendant la saison fraîche, avons-nous dit ; mais, si on compare sa moyenne annuelle à celle de nos autres possessions torrides, on constate que notre colonie de l'Inde est, sauf le Sénégal, la moins humide de toutes celles que nous habitons. « La ville blanche, dit Huillet, séduit le nouvel arrivant par l'aspect riant et agréable de ses habitations et de ses jardins, par son cachet moitié européen et moitié oriental, par la régularité et l'ampleur de ses voies de communication, son exquise propreté, et surtout sa séparation complète de la ville noire, disposition exceptionnelle dans l'Inde, avantage immense que lui envient les Anglais et qui lui fait, à la fois, sa beauté et sa salubrité..... A partir des sables de la côte, le sol est bas et plat, quelquefois au même niveau que la mer, comme dans les anciennes salines, où il est détrempé durant la saison des pluies, et rempli de mares stagnantes, à émanations paludéennes : pendant l'été, une couche blanchâtre d'efflorescences salines recouvre presque complètement cette partie. Le terrain ne commence à s'exhausser un peu qu'à une certaine distance de la ville : de là, se relevant progressivement, il arrive à constituer une série de petits monticules qui forment le coteau. Cette éminence située dans le N.-O. de Pondichéry, à une lieue et demie de la ville, est un délicieux endroit, où pendant les mois de décembre, janvier et février, on jouit d'une grande fraîcheur que donne sa légère altitude et l'évaporation des eaux du Grand-Étang. Des riantes villas qui couronnent ses hauteurs, on découvre une jolie perspective : à ses pieds, le lac tantôt calme et dormant, tantôt roulant sous l'impulsion de la brise ses petites vagues irritées ; à l'est, les vertes campagnes des environs de la ville, puis la ville elle-même, plus loin la rade et la haute mer : à l'ouest, une vaste plaine, terminée à l'horizon, par les montagnes de Gingy..... Pondichéry est un des endroits les plus privilégiés, non seulement de l'Inde, mais encore de beaucoup d'autres pays, sous le rapport de l'excellence de ses eaux potables. »

En résumé, température élevée, mais humidité faible relativement aux autres colonies, ville Blanche isolée, terrain marécageux par places, mais ne paraissant pas produire une malaria très active, vents du N.-E. venant de la mer pendant la saison fraîche, vents du S.-O. n'arrivant à Pondichéry qu'après avoir passé sur le plateau salubre du Dekkan et s'y être purifiés pendant la saison chaude ; voies urbaines larges, habitations spacieuses des blancs, eaux potables de bonne qualité, telles sont les conditions de salubrité relative qui distinguent Pondichéry de plusieurs de nos possessions coloniales sous la zone torride, et qui font qu'à part l'anémie, qui est la conséquence des hautes températures qu'on y subit, la pathologie de cette colonie n'est pas très sévère. Aussi la mortalité des Européens est-elle très inférieure à celle que l'on constate au Sénégal, dans l'Inde anglaise, en Cochinchine (1), à la Guyane et aux Antilles. De 1856 à 1865, en effet, elle n'a été que de 3,14 p. 100 ; en outre, si on compare le chiffre des naissances à celui des décès de 1856 à 1864, on trouve 300 naissances pour 246 décès dans la population blanche. En 1856 et 1866, on a

(1) Pendant les premières années de l'occupation de cette colonie.

constaté, il est vrai, un résultat bien différent, 28 naissances pour 34 décès en 1865 et 25 naissances pour 40 décès en 1866, mais ces fâcheuses circonstances ont été attribuées par Huillet à la disette de l'année précédente et à une émigration plus grande que de coutume, vers nos autres colonies. En résumé l'acclimatement y est-il possible? Oui, quant à l'acclimatement individuel qui a été souvent obtenu ; non, quant à celui de la race. Si, en effet, on compare avec Godineau le chiffre de la population blanche de 1824 qui était de 783 habitants, à celui de 1856, qui n'a atteint que celui de 790, bien que dans cet espace de trente et un ans, un grand nombre d'immigrants européens soient venus remplir les vides des départs et des décès, on ne peut admettre l'acclimatement de la race à Pondichéry. Là encore malgré le paludisme relativement faible, l'organisme de l'Européen ne peut lutter contre l'ensemble des influences torrides réunies, et le blanc qui résiste pendant un nombre variable d'années ne peut y faire souche. L'établissement sur les altitudes, s'il avait été possible au début de l'occupation, eût tout sauvé, race et individus. A 100 kilomètres environ au sud de Pondichéry est Karikal, second établissement français dans l'Inde situé par 10°,35 de latitude nord, sur une des branches du Cavery. C'est un des points les plus chauds de la côte. « Les observations faites pendant trois ans par le Dr Godineau, à la maison de santé de Karikal, lui ont donné les résultats suivants : moyenne annuelle 29°,6 ; moyenne du mois le plus froid, décembre 23,3 : du mois le plus chaud, juin, 32°, etc. : température la plus basse observée, 20° ; la plus haute 40°,5 (J. Rochard). On retrouve à Karikal, malgré cette chaleur torride, les conditions de salubrité relative que nous avons constatées à Pondichéry; car, d'après Godineau (1), la mortalité des troupes blanches n'y a pas dépassé le chiffre de 3,57 p. 100 pendant la période comprise entre 1851 et 1856. Mais ces proportions ne représentent que l'acclimatement individuel que nous croyons possible. Si nous cherchons, en revanche, ce que devient la race blanche, nous constatons qu'à Karikal, on a compté 15 naissances et 22 décès, de 1849 à 1856, dans cette population. Le croisement avec des nouveaux immigrants et mieux avec la race indigène serait le seul remède à un pareil état de choses, le séjour des blancs sur le littoral n'étant pas compatible avec leur acclimatement.

Il s'en faut de beaucoup que les conditions d'existence soient aussi fâcheuses à Mahé, pour l'Européen. Cette ville, située à l'embouchure de la petite rivière navigable de Mahé, que l'on peut remonter en canot jusqu'à la hauteur de 13 milles en traversant de riants paysages, « occupe une colline qui finit en angle aigu sur l'ouest, c'est-à-dire du côté de la mer, et dont les autres versants ont, à leurs pieds, au nord, quelques contours de la rivière coulant de l'est à l'ouest, tandis que du côté oriental, cette colline semble limitée par une dépression du terrain, au-dessus de laquelle s'élève, à perte de vue, des forêts de cocotiers..... La colline de Mahé, dans la partie qui est occupée par le chef-lieu, représente un véritable bois de cocotiers, sillonné de rues ou chemins percées généralement en lignes, sinon bien droites, du moins régulières (2). » (Chanot.) Ces rues sont en

____

(1) Godineau, *Etudes médico-hygiéniques sur l'établissement français de Karikal. Revue coloniale*, 1857, t. XVIII. Tirage à part, Paris, J.-B. Baillière, 1857.

(2) Chanot, *Note sur Mahé. Arch. de Méd. nav.*, 1872, 2ᵉ sem.

général larges et bien aérées, les immondices n'y séjournent pas, de nombreux corbeaux les enlevant à
toute heure du jour; les eaux potables de puits et de
source y sont nombreuses. Le sol est perméable et ne
conserve pas les eaux pluviales à l'état stagnant.
Comme dans tout l'Indoustan, les saisons principales
correspondent aux moussons. La mousson de S.-O.
correspond à notre été et règne d'avril à septembre :
c'est l'hivernage, saison chaude et humide, car la
brise a passé par l'atmosphère torride de la mer des
Indes. La mousson de N.-E. règne pendant le cours de
notre hiver; c'est une saison sèche que caractérisent
des brises fraîches, descendant des pics élevés des
Ghattes occidentales. Dans ces conditions diverses, le
climat de Mahé est incontestablement très salubre,
si on le compare à ceux que nous avons étudiés jusqu'ici dans l'Indoustan. Permet-il l'acclimatement de
la race blanche ? D'après Chanot, la population de
Mahé croît rapidement, et c'est ainsi qu'en 1868,
172 naissances ont remplacé 109 décès. Si ces chiffres se rapportaient exclusivement à la race blanche,
l'acclimatement de celle-ci ne pourrait faire l'objet
d'un doute; mais, en fait, il représente le mouvement d'ensemble de la population de Mahé, blancs,
métis et indiens : il ne se rapporte en outre qu'à une
seule période de temps, l'année 1868. Des renseignements plus étendus seraient donc nécessaires pour
se prononcer en toute connaissance de cause : s'il
est possible de les recueillir, il est bien probable
que l'acclimatement de la race blanche à Mahé en
ressortira comme un fait acquis, et que ce résultat
sera la conséquence de la faible influence du paludisme, dans ce climat partiel, sur la santé des
Européens,

Goa, située comme Mahé sur la côte du Malabar, se trouve placée par 15°,30 de latitude nord, à 75 lieues au sud de Bombay, et bâtie sur une langue de terre comprise entre deux rivières. La capitale actuelle, Pangin ou Nova-Goa, est assise, dit le commandant Guillain, à deux milles en dedans de la barre qui ferme l'embouchure de la Mandovi, sur un terrain marécageux. Elle aurait gagné beaucoup en agrément et en salubrité, si elle avait été construite sur le plateau même de la colline qui la domine (1). La hauteur barométrique moyenne de l'année est, à Goa, de 751,46, la température moyenne de 27,88, le minimum étant en décembre et le maximum au mois de mai ; l'humidité y atteint le chiffre de 73 centièmes, les pluies y sont abondantes, le sol palustre. — Il suit de là que la pathologie de Goa est représentée par toutes les endémies les plus meurtrières de la zone torride — à l'exception de la fièvre jaune toutefois — et que les Portugais, malgré leur adaptation facile aux influences météorologiques excessives, n'ont jamais pu s'acclimater dans cette région.

A Bombay, par 18°,56 de latitude nord, la salubrité est plus grande que celle de Calcutta et de Goa, mais moindre que celle de Madras, de Pondichéry et de Karikal ; elle est surtout très inférieure à celle de Mahé. A Bombay, en effet, la mortalité des troupes européennes atteint le chiffre de 5,07 p. 100. C'est l'endémie palustre qui domine la pathologie de cette présidence ; très sévère, à Bombay même et dans les îles voisines de cette capitale, elle rend, dans l'état de choses, tout acclimatement impossible pour l'Euro-

(1) Guillain, capitaine de vaisseau, *Relation du voyage d'exploration à la côte orientale d'Afrique en 1846, 47, 48. Madagascar, mer des Iudes, Goa, etc.*, t. I, p. 322.

péen. Les Anglais, les Portugais et les Français n'ont jamais fait souche à Bombay.

Ceylan, par 6°,10 de latitude nord, contient en petit toutes les influences salubres et insalubres de la zone torride. Ses rivages maritimes, ses lagunes du nord et de l'est de l'île sont des régions chaudes et le plus souvent malsaines. A Colombo, dans l'ouest de Ceylan, la température moyenne de l'année est de 27° ; à Trinquemalé, dans le nord-est, elle atteint 27,4. Le massif central de Ceylan, qui couvre à peu près la sixième partie de l'île, est, suivant les régions, chaud ou tempéré, jamais torride. A Kandy, la moyenne thermique annuelle est très inférieure à celle de la côte de cette région ; l'acclimatement y serait assuré pour la race blanche. Le contraste des influences de la côte et des hauteurs centrales de l'île est donc très accusé à Ceylan, comme dans beaucoup de climats partiels de la zone torride. Sur les rivages, pas d'adaptation possible ; dans les altitudes, existence assurée pour la race blanche. Hâtons-nous d'ajouter cependant que Pointe-de-Galles, point de relâche des paquebots de l'Extrême-Orient, situé dans le sud de l'île, fait exception, au point de vue de la salubrité, si on le compare aux autres stations des rivages maritimes de Ceylan.

Nous avons jusqu'à présent parcouru, en faisant le tour de la grande péninsule indienne, les points les plus insalubres de cette région géographique ; mais si, laissant maintenant de côté ces zones maritimes si généralement malsaines, ainsi que toutes les plaines du bas Indus, du Gange et du Brahmapoutre, nous cherchons, sur la vaste surface de l'Inde, des régions où l'acclimatement de l'Européen est possible, nous les trouvons aisément dans les altitudes nombreuses dont cette grande presqu'île est couverte. Ces régions élevées sont autant de sanatoria qui jouent actuellement un grand rôle dans l'adaptation passagère des Européens' au climat de l'Inde. Les hommes de race blanche, énervés par les chaleurs torrides du bas Punjab, vont se réfugier pendant quelques semaines dans les montagnes qui séparent ce pays de l'Afghanistan, les monts Suleyman : les Européens de la présidence de Calcutta se rendent sur les pentes méridionales de l'Himalaya, à Katmandou dans le Népaul, à Simla, à Darjeling, à Murree, à Landoux, à Sanauer, à Nyncetal, à Almora, et gravissent ainsi des hauteurs qui varient entre 8 et 5,000 pieds anglais. De Bombay, on peut gagner le sanatorium de Punah, à 600 mètres d'altitude, celui de Malcompett, à 1,500 mètres, dans les Ghattes occidentales. Les Européens de la côte de Coromandel se réfugient sur divers points du plateau de Nilgerrhis, dans les Ghattes orientales ; à Ceylan, ils gagnent les altitudes de 1,900 mètres où se trouve le sanatorium de Neuera-Allia. Mais ce ne sont là que des lieux de passage, des régions d'acclimatement individuel : l'acclimatement de la race n'est possible que sur le plateau du Dekkan, c'est-à-dire sur cette vaste terrasse que limitent les trois chaînes intérieures de l'Hindoustan, région des altitudes moyennes, des chaleurs tempérées, des pluies beaucoup plus rares que partout ailleurs dans l'Inde, zone où une atmosphère sans humidité se trouve en contact avec un sol sans paludisme.

§ 4. — Indo-Chine.

Politiquement, l'Indo-Chine comprend cinq régions :
1° A l'ouest, la Birmanie indépendante, capitale Mandalaï, et la Birmanie anglaise, dont Rangoon, dans le delta de l'Irraouady, est la ville la plus importante.

2° Au centre, le royaume de Siam, capitale Bangkok, qui se prolonge au sud par la longue et étroite presqu'île de Malacca. Les Anglais se sont assuré la possession du détroit important qui sépare l'Indo-Chine de Sumatra et ouvre les mers de l'Océanie, par l'île de Poulo-Pinang qui en commande l'entrée, par celle de Malacca qui en occupe la partie moyenne et par celle de Singapore. Ce dernier port constitue, à la sortie du détroit, un centre important de commerce maritime avec l'Inde, la Chine, l'Indo-Chine et les grands archipels de l'Océanie.

3° A l'est, l'empire d'Annam, capitale Hué, longue bande de terre étendue de la Cochinchine au Tonquin.

4° Au sud, le royaume du Cambodge, capitale Oudong, qui a accepté le protectorat de la France et dont la partie méridionale, delta du Cambodge et du Donnaï, constitue :

5° La Cochinchine française, avec Saïgon pour capitale.

Physiquement, l'Indo-Chine est une grande péninsule bordée de larges échancrures et constituée par des bassins allongés qui coulent du nord au sud et que séparent des chaînes montagneuses de direction analogue dont les altitudes méridionales, d'une hauteur moyenne de 2 à 3,000 mètres, sont seules bien connues, pendant que les pics voisins de la Chine qui atteignent vraisemblablement une grande hauteur restent complètement à explorer.

Dans ces bassins coulent, à l'ouest, l'Irraouady et le Salouen, fleuves birmans tous deux ; le premier finit au sud par un delta dont la ville de Rangoon occupe une des branches ; le second se rend à la mer par une seule embouchure. Au centre coule le Meïnam, fleuve siamois qui finit dans le golfe de Siam ; à l'est, descend

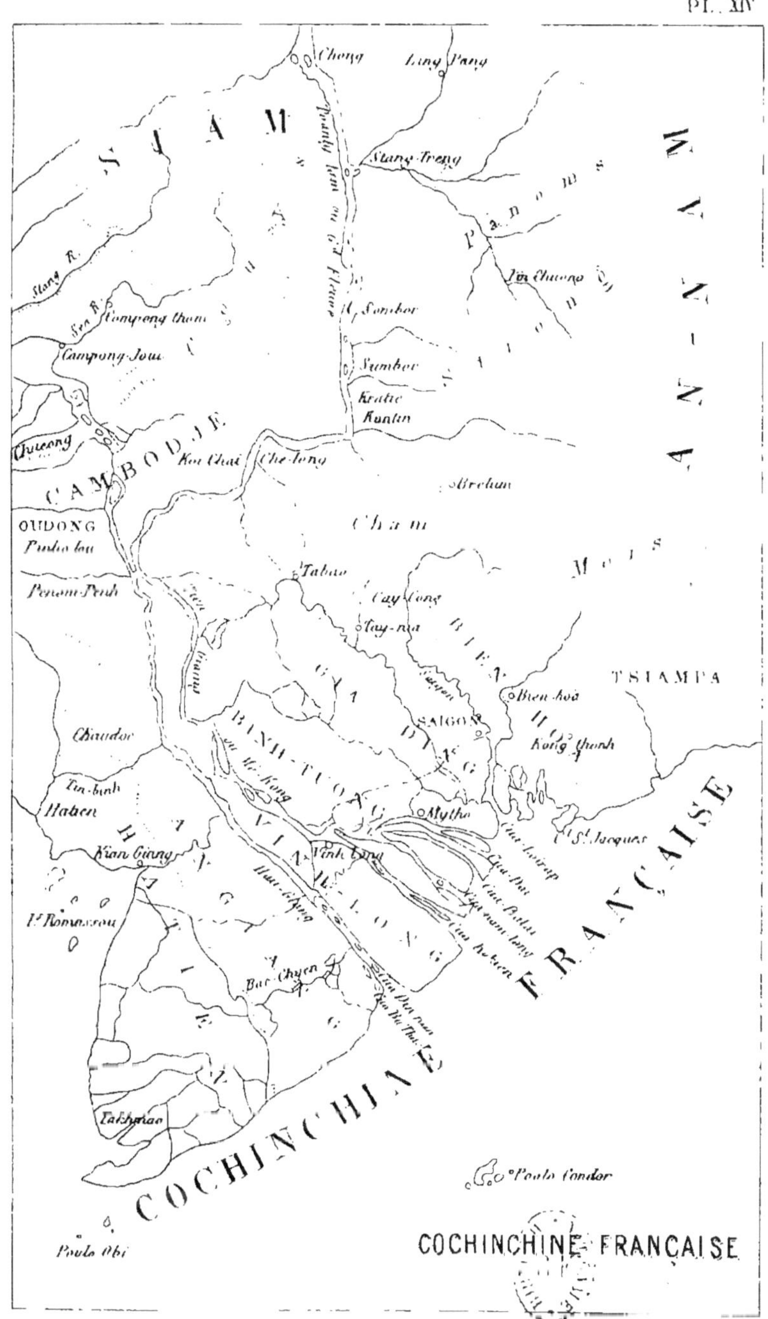
SIAM
CAMBODJE
AN-NAM
TSIAMPA
COCHINCHINE FRANÇAISE
Chong
Ling Vang
Stang Treng
Panom s
Fin Chuong
Stang R.
Sea R.
Campong thom
Campong Jou
Mu Sombor
Sombor
Kratie
Kuntin
Chreong
Kou thai
Che Teng
Strehan
Cham
OUDONG
Poulo lau
Penom-Penh
Tabao
Cay Cong
Tay-nia
Mois
BIEN
Bien-hoa
SAIGON
Kong thanh
HOA
Chandor
Tin-binh
Ha ten
Kian Giang
BINH-TUONG
VIN-LONG
Mytho
Ise Ke Kong
Hau-giang
C^t St Jacques
P^t Romassou
Bac Chyen
Takimao
Poulo Condor
COCHINCHINE FRANÇAISE
Poulo Obi

le grand et beau fleuve Mékong ou Cambodge, dont le delta ouvre ses embouchures dans la mer de Chine, en Basse-Cochinchine, après avoir traversé les royaumes de Siam et du Cambodge et la Cochinchine française ; plus à l'ouest encore coulent les deux Vaïco et le Donnaï, lequel peut être considéré comme formé par la réunion des deux rivières de Saïgon et de Bien-Hoa.

Au point de vue de l'acclimatement, l'Indo-Chine est, sans aucun doute, très supérieure à l'Inde. Comme cette dernière péninsule, elle a ses altitudes salubres dans la Birmanie indépendante, les Laos siamois et birman, et ses rivages insalubres dans la Birmanie anglaise, sur les rivages du détroit de Malacca, du golfe de Siam, de la Basse-Cochinchine, de la longue bande maritime qui constitue l'empire d'Annam et sur les rivages du Tonquin. Rangoon, Bangkok, Singapore, ont cependant supérieurs comme salubrité à la plupart des villes de la côte orientale de l'Hindoustan, et Saïgon, ainsi que la plupart des postes de la Cochinchine française, ont acquis dans ces derniers temps et grâce à une hygiène bien comprise, une salubrité supérieure à celle de la plupart de nos colonies torrides. En somme, comme nous allons le voir à propos de la Cochinchine et du Tonquin, pays de l'Extrême-Orient sur lesquels nous concentrerons tout l'intérêt de la question de l'acclimatement des Européens dans la presqu'île indo-chinoise, notre situation, dans cette région de l'Asie, est satisfaisante à plusieurs points de vue.

1. *Cochinchine française.* — Cette colonie importante, comprise entre 8°,30 et 11°,40 de latitude nord, et 102°,10 et 105°,30 de longitude orientale, se trouve située à la pointe méridionale de cette partie de l'Indo-Chine qu'occupent les royaumes de Siam et du Cam-

bodge et l'empire d'Annam. Le royaume du Cambodge, actuellement protégé, la limite à l'ouest ; à l'est, elle confine à l'empire d'Annam ; au midi et à l'ouest, elle est baignée par les eaux du golfe de Siam et de la mer de Chine. Si on ajoute à sa surface propre, celle des Iles Poulo-Condore et Phu-Quoc, on constate que la France s'est annexée par la conquête de la Cochinchine, 5 à 6 millions d'hectares et 1 million d'habitants.

Nous avons déjà vu plus haut que le Meï-Kong ou Cambodge, descendu des montagnes qui continuent en Chine la grande chaîne de l'Himalaya, traversait d'abord les deux Laos birman et siamois, puis le pays de Siam et enfin le Cambodge et la Cochinchine, où il finit par plusieurs deltas ; dans ce parcours, de trop nombreuses cataractes ont fait perdre l'espoir de se servir de ce beau fleuve pour le commerce avec le pays des Laos et la Chine méridionale.

Pendant son trajet à travers le Cambodge, le fleuve Meï-Kong se partage, à la hauteur de Pnem-Penh, en trois branches : « 1° celle du Grand Lac, véritable soupape de sûreté par où se déversent les eaux au moment de la crue ; 2° le fleuve postérieur ou branche occidentale, bras de Chandoc, et 3° le fleuve antérieur ou branche orientale, bras de Vin-Luong et de My-tho, qui se jettent à la mer par sept embouchures larges et profondes, mais obstruées par des barres ou soulèvements limoneux qui en rendent l'accès difficile et dangereux. La basse Cochinchine est ainsi divisée en deux parties, dont l'une, la plus grande, située au nord et à l'est du bas Meï-Kong, comprend d'immenses étendues de terres composées d'humus alluvionnaire et de sable argileux que des cours d'eau sans nombre transforment en boueuses et fécondes rizières. » Cette région nord-est de la Cochinchine est, en effet, arrosée par les deux Vaïco et le Donnaï, confluent des deux rivières de Saïgon et de Bien-Hoa ; les deux Vaïco et le Donnaï se jettent tous trois dans les mers de Chine, après avoir communiqué, sur le sol de la Cochinchine, par un nombre considérable de cours d'eau secondaires ou arroyos. A l'ouest du fleuve Cambodge, la province d'Hatien, moins alluvionnaire que celle des deltas, est arrosée par le canal d'Hatien et le Rach-gra qui dépendent tous deux du fleuve postérieur ou bras de Chandoc. En résumé, la Cochinchine française est un vaste delta limoneux que surmontent, à l'est et au nord de Saïgon seulement, quelques terres hautes, quelques collines couvertes de forêts, auxquelles il est impossible de donner le nom trop ambitieux de montagnes. Son sol est formé « d'alluvions argileuses et rouges, recevant, dans le voisinage des cours d'eau, des couches de limon qui en exhaussent continuellement la surface ; au-dessous on trouve une couche de sable et une couche de galets dans lesquelles se rencontre de l'eau (1) ». Ces terres « sont couvertes de rizières, d'immenses marais et de forêts de palétuviers n'ayant pas plus de deux à trois mètres de hauteur. Les terrains plus élevés et situés à gauche du Donnaï, sont composés d'une couche métamorphique, espèce de poudingue très chargé de fer, appelé pierre de Bien-Hoa. Cette pierre rouge se décompose en une argile qui couvre toutes les routes (2). »

La Cochinchine est torride sur toute sa surface, ce qui tient, d'une part, à sa latitude, et, d'autre part, à l'absence d'altitude. A Saïgon, la moyenne thermique

____

(1) Le Roy de Méricourt et Layet. — COCHINCHINE, *Dict. encycl. des sciences médicales.*

(2) Candé, *De la mortalité des Européens en Cochinchine.*

annuelle atteint 28°,66 d'après les observations faites en 1866 par Lalluyeaux d'Ormay ; d'après les recherches de Candé, elle est plutôt comprise entre 27 et 28 degrés. C'est donc un climat torride qui rappelle, par sa température, celle des rivages arabiques et abyssiniens de la mer Rouge, celle du haut Sénégal et de la côte de Coromandel. En outre, les écarts thermiques sont peu considérables en Cochinchine, la température moyenne des mois d'hivernage étant à peu près égale à celle des mois de la saison sèche, ce qui donne à notre colonie le caractère d'un climat constant.

Deux saisons principales et deux courtes périodes de transition s'y partagent l'année : la saison sèche correspond, comme dans l'Inde, à la mousson de N.-E. et coïncide à peu près avec notre hiver : elle règne de décembre à avril ; la saison pluvieuse est caractérisée par la mousson du S.-O. Les mois d'avril et de novembre sont des périodes de transition pendant lesquelles ont lieu, en général, les changements de mousson ; « c'est généralement pendant cette période intercalaire que la santé des Européens court le plus de dangers (1) » ; cela s'explique : c'est, en effet, pendant le mois de mars et la première moitié d'avril, que la température de l'air acquiert son maximum, ce qui tient à ce que le sol, absolument desséché, n'est rafraîchi par aucune évaporation. En novembre et en décembre, le sol imprégné des pluies de l'hivernage se refroidit sans doute par l'évaporation, mais les vapeurs qui encombrent l'atmosphère sont chargées d'émanations telluriques et engendrent la malaria : les Européens ont donc à craindre les influences thermo-mé-

____

(1) Candé, *loc. cit.*

téorologiques à la fin de la saison sèche et l'influence palustre au déclin de l'hivernage. Il résulte de ces conditions saisonnières fâcheuses que le moment le plus favorable à l'arrivée des Européens en Indo-Chine, est le milieu de la saison sèche, janvier et février. Mars doit être évité : c'est le mois du choléra.

L'humidité est extrême en Cochinchine, elle est représentée par le chiffre moyen de 84,0 ; les pluies y sont très abondantes, car « le pluviomètre marqua $3^m,197$ en 1864, $2^m,564$ en 1866 et $2^m,438$ en 1871 ; ce qui fait 4 à 5 fois plus de pluie qu'en France, où la moyenne annuelle est de 0,665 d'après Boudin (1). »

Dans ces conditions extrêmes de climat, on ne peut s'étonner que l'acclimatement n'ait pas encore été obtenu en Cochinchine. Les Européens y subissent, en effet, bien que les choses aillent en s'améliorant depuis l'occupation, une forte mortalité qu'ils doivent, par ordre de gravité décroissante, à la dysenterie, aux formes graves de l'endémie palustre, au choléra, à la diarrhée, à l'anémie, à l'hépatite, à l'évolution rapide de la tuberculose pulmonaire, à l'insolation. Au dire de Candé, la dysenterie est la plus redoutable des endémies de la Cochinchine : elle fournit à elle seule près des 2/5 de la mortalité générale. D'après l'auteur, l'aggravation des cas existants de dysenterie et l'éclosion des épidémies de cette maladie coïncident le plus souvent avec les chaleurs excessives et le dessèchement du sol, c'est-à-dire avec l'imprégnation aérienne par des miasmes telluriques. J'y vois plutôt les effets désastreux ordinaires de la chaleur torride sur les fonctions digestives, soit directement par les troubles qu'elle apporte dans l'énergie de l'appétit et de la di-

(1) Candé, *loc. cit.*

gestion, soit indirectement par les variations thermiques nycthémérales qu'elle provoque, et qui influencent si profondément, dans les climats brûlants, les sécrétions intestinales.

Il n'en est pas de même des fièvres palustres graves qui viennent après la dysenterie comme cause fréquente de décès; ici, l'origine tellurique n'est pas plus discutable que la coïncidence des manifestations morbides avec l'abaissement de la nappe d'eau souterraine, le dessèchement du sol, et la présence, dans l'atmosphère, de molécules malariennes, quelle que soit leur nature, détachées des terrains inondés préalablement.

Le choléra vient au troisième rang; il est surtout fréquent en mars, en avril et en mai, c'est donc l'époque que l'on doit surtout éviter pour le renouvellement des garnisons.

La diarrhée, l'hépatite, l'anémie tropicale, la phthisie pulmonaire fournissent des chiffres de moins en moins élevés dans l'évaluation de la mortalité générale.

Quelle est donc cette mortalité? Au début de l'occupation, elle a été terrible. Dans le cours de l'année 1861, c'est-à-dire pendant les expéditions de Ki-hoa, de Mytho, de Bien-Hoa, de Baria, 5,291 malades du corps expéditionnaire et des navires qui l'avaient transporté en Cochinchine, fournirent 347 décès dans la colonie même, et 73 à l'hôpital de Macao; mais ce n'est pas là toute la mortalité, car on n'a pas tenu compte d'un certain nombre de décès qui ont certainement eu lieu parmi les nombreux rapatriés en Europe. C'est donc néanmoins une mortalité de 12 pour 100, quant à ce qui a pu être enregistré. En 1863, d'après Lalluyeaux d'Ormay, 8,000 hommes d'effectif ont fourni 735 décès, c'est-à-dire 9 pour 100 de mortalité, chiffre encore inférieur à la réalité, car les décès consécutifs au rapatriement n'y figurent pas.

Toutefois ces chiffres désastreux ne donnent pas la mesure de l'inacclimatement, car ils correspondent à des années d'expéditions militaires et maritimes, à une époque d'inexpérience des effets du climat, de nécessités d'un premier établissement en pays conquis. Pour se rendre un compte plus exact des atteintes que porte à la santé des Européens le climat de la Cochinchine, il convient de comparer le présent au passé, et d'interpréter le tableau statistique si consolant et si instructif dressé par notre collègue le Dr Candé, et que nous reproduisons.

Tableau général

De la mortalité des Européens en Cochinchine (1).

ANNÉES	EFFECTIFS moyens	ENTRÉES		RAPATRIÉS	DÉCÉDÉS		TOTAL	Proportion p. 100 des décès.
		hôpitaux	ambu-lances		Saïgon	Postes		
1861	3.000	5.291		400	170	177	347	11.56
1862	7,570	8.786	5.222	1.272	359	340	699	9.23
1863	7.464	9.717	4.822	680	291	332	623	8.21
1864	9.233	9.407	4.678	617	234	267	501	5.42
1865	7.665	7.613	4.110	1.004	188	179	367	4.78
1866	7.825	8.130	3 693	840	187	187	374	4.17
1867	7.783	8.318	1.661	1.119	249	225	474	6.09
1868	8.229	8.366	816	1.035	145	110	255	3.09
1869	8.044	8.126	637	1.297	174	79	253	3.14
1870	6.183	7.216	489	1.354	246	40	286	4.62
1871	4.745	7.031	350	1 552	211	36	247	5.25
1872	4.730	6.654	245	1.444	111	35	146	3.09
1873	4.626	6 259	470	1.297	144	33	177	3 82
1874	4.674	4.780	945	1.061	121	47	168	3.46
1875	4.723	5.613	1.019	915	107	54	161	3.40
1876	5.031	4.747	1.058	1.022	159	34	193	3.83
1877	5.273	4.083	971	950	153	80	233	4.41
1878	5.508	3.956	1.057	1.094	88	28	116	2 10
1879	5.457	3 200	1.099	1.068	48	19	67	1.22
19	117.773	127.293	33 342	20.021	3 285	2.302	5.687	4.82

(1) J.-B. Candé, médecin de 2e classe de la marine, *De la mortalité des Européens en Cochinchine*, depuis la conquête jusqu'à nos jours. Paris, 1881, p. 30. CHALLEMEL aîné, éditeur.

Il ressort nettement, et pour la première fois, de l'étude de ce tableau, que la mortalité a diminué, en Cochinchine, dans des proportions considérables, et qu'actuellement l'acclimatement individuel est presque assuré dans cette colonie. Le Dr Candé trouve les raisons de cette diminution des décès dans la cessation des expéditions militaires, des grands travaux telluriques, dans le rapatriement plus rapide et plus fréquent, dans la diminution du temps de séjour en Cochinchine, et dans les progrès considérables de l'hygiène publique et privée à Saïgon aussi bien que dans les postes détachés. Rien de plus légitime que ces conclusions.

L'acclimatement de la race blanche pourra-t-il être obtenu? Notre collègue semble l'annoncer dès maintenant, en faisant observer que la santé des enfants européens est généralement bonne en Cochinchine. Nous ne pensons pas qu'il soit possible de formuler aujourd'hui des conclusions que le temps seul permettra de poser. Si l'acclimatement de la race était obtenue dans l'avenir, la Cochinchine serait une de nos trop rares colonies où l'Européen pourrait vivre dans sa descendance, malgré l'absence d'altitudes, malgré un paludisme assez actif. Nous n'avons jusqu'à présent qu'un acclimatement individuel relatif, car si on meurt beaucoup moins qu'il y a vingt ans en Cochinchine, il ne faut pas oublier que le rapatriement prématuré vient heureusement arrêter parfois une expérience que la continuation du séjour rendrait peut-être fatale. Quel pas n'y a-t-il donc pas à franchir pour arriver à l'acclimatement de la race ! L'adaptation des Européens par le croisement avec les Annamites ne soulèverait pas tant de difficultés : il est à souhaiter qu'on entre dans cette voie.

2. *Tonquin*. — Récemment annexé à l'Annam, et

occupé par nous en deux points, Haïphong et Hanoï, le Tonquin fut jadis une province chinoise. Compris entre les 18ᵉ et 23ᵉ degrés de latitude nord, et entre les 101ᵉ et 106ᵉ degrés de longitude orientale, ce pays représente une sorte de vaste triangle irrégulier, dont les rivages maritimes, baignés par les eaux du golfe du Tonquin, forment la base arquée, et dont l'aire est traversée, du sommet à la base, par le fleuve Rouge ou Song-Koï, né dans la vallée que limitent au N.-E. les monts de la Chine, et, dans l'ouest, la plus orientale des chaînes indo-chinoises. Le fleuve Rouge se divise, à une vingtaine de milles de la mer, en un delta à sept branches, communiquant entr'elles, comme en Basse-Cochinchine, par des arroyos, et s'étendant sur trente lieues environ de rivages maritimes. Le poste de Haïphong, par 20°,52′ de latitude et 104°,26′ de longitude, se trouve placé à sept milles de la mer, c'est-à-dire à la base du delta, au confluent des arroyos Song-tam-bac et Cua-Cam. Hanoï, capitale du Tonquin, située à 48 milles environ en amont d'Haïphong, est peu éloignée du sommet du delta du fleuve Rouge.

Les saisons au Tonquin se caractérisent d'une façon tout à fait spéciale : elles donnent à ce pays un climat manifestement inconstant, dont les grandes variations de l'hiver et de l'hivernage influencent, dans un mode absolument inverse, la santé des Européens.

« L'hiver commence avec novembre, sec au début, humide à ses derniers jours, il se passe délicieusement, favorable à l'Européen qui y reprend vite ses couleurs du pays. Je le crois suffisamment tonique pour lutter *pendant deux années*, mais deux années seulement, contre la dépression amenée par l'été.....

C'est la saison variable par excellence ; un jour, on allume du feu et on se vêtit de drap ; au lendemain, le vent du sud vous force à reprendre la flanelle d'été (1)... La moyenne des cinq mois d'hiver du Tonquin est de 19°,2... Un bon marcheur, en décembre, janvier et février, fait aisément ses dix lieues par jour. — Le printemps, de courte durée, existe sans conteste, manifesté par des jours chauds alternés de retours froids... Son histoire est celle du mois d'avril, mais on pourrait lui adjoindre les derniers jours de mars et les cinq à six premiers jours de mai. — De mai à la fin de septembre, le Tonquin n'est plus qu'un pays tropical..... Mai et juin sont les mois les plus chauds ; mai étant plus sec a quelques journées supportables..... La moyenne des cinq mois d'été est de 28°,1. — Avec ses températures et ses vents variables, ses arrêts de végétation, octobre constitue une manière d'automne qu'on pourrait agrandir des derniers jours de septembre (2). »

En résumé, quatre mois d'un hiver révigorant, un printemps salubre d'un mois et demi, cinq mois d'un hivernage chaud, humide, orageux et énervant, qui rappelle les mauvais mois de la Cochinchine, un automne d'un mois et demi, telle est la formule saisonnière du Bas-Tonquin. Débilité pendant cinq mois de saison torride et pluvieuse, l'Européen se refait pendant environ sept mois de l'année.

La pathologie de la région ne semble donc devoir être sévère que pendant le cours de l'hivernage et sur-

______

(1) Il s'agit ici du vêtement de flanelle et non du gilet appliqué sur la peau qui, à notre avis, ne peut convenir dans les pays torrides en dehors d'un valétudinarisme spécial. V. le chapitre de l'acclimatation.

(2) G. Maget, *Climat et valeur sanitaire du Tonquin. Archives de Médecine navale*, mai 1881, avec une carte.

tout à son déclin : c'est, du moins, de la sorte que se passent les choses dans les pays torrides palustres que nous avons déjà parcourus, en Sénégambie, sur les côtes des deux Guinées, sur les rivages de l'Hindoustan et de l'Indo-Chine. Au Tonquin cependant, malgré la constitution paludique du delta du fleuve Rouge, malgré les pluies de l'hivernage et l'évaporation tellurique qui leur succède, malgré les arroyos, malgré la présence d'un marais de « plusieurs milliers de lieues carrées, » la malaria ne manifeste qu'à peine ses effets. C'est là une exception bien bizarre, analogue à celle que nous constaterons bientôt à Taïti et dans plusieurs autres îles des archipels Polynésiens, mais pour des raisons différentes de celles que l'on peut invoquer en Océanie. Relativement au Tonquin, notre collègue Foiret a donné une explication très plausible du fait singulier qui nous occupe, et nous n'hésitons pas à la considérer comme résolvant la question. Dans le Bas-Tonquin, dit Foiret, « le sol est argileux et quasi imperméable. Le produit agricole par excellence est le riz. Objet de soins actifs et intelligents, il donne deux récoltes chaque année, et c'est sans doute à ce surmènement de la terre, à l'énorme consommation de gaz et de liquides qu'il comporte, que nous devons l'absence presque complète de la malaria, absence fort remarquable dans un pays qu'on pourrait, sans lui faire aucun tort, assimiler en bloc à un immense marais. »

Le climat du Tonquin est donc surtout actif par sa météorologie, et encore celle-ci n'est-elle agressive que pendant cinq mois de l'année : il est donc probable que les maladies n'y seront pas nombreuses, comme cela arrive toujours quand la malaria est presque exclue des relevés nosologiques. Foiret, qui a dressé le tableau des maladies du port de Haïphong, pour les deux années 1876 et 1877, en ne comprenant dans le mouvement des malades qu'un nombre tout à fait insignifiant d'Asiatiques, l'a démontré comme on va le voir :

MALADIES.	EXISTANTS.	ENTRÉS.	GUÉRIS.	ÉVACUÉS.	MORTS.	RESTE.
Anémie.............	»	6	4	2	»	»
Bronchite.........	»	9	8	1	»	»
Choléra...........	»	2	»	1	1	»
Diarrhée..........	»	32	24	6	1	1
Dysenterie........	»	15	8	7	»	»
Fièvre palustre.....	»	38	37	»	1	»
Hépatite	»	6	5	1	»	»
Insolation.........	»	14	14	»	»	»
Affections internes diverses	»	11	11	»	»	»
Affections externes.	»	30	25	2	2	1
Accidents vénériens primitifs	3	35	36	»	»	2
Accidents vénériens secondaires	»	6	7	»	»	»
	3	201	971	20	5	4

Or, le décès cholérique concerne un Annamite, deux

autres morts se rapportent bien à des Français, mais l'un de ces événements est un accident de chasse, et l'autre la conséquence d'une submersion ; reste donc deux décès d'Européens imputables au climat, *dans l'espace de deux années*, l'un par la diarrhée endémique, l'autre par la fièvre palustre. Notre collègue G. Maget n'est pas moins rassurant. « Pendant deux années, dit-il, le climat est admirablement supporté par nous, et, dans cette période, les chances de mortalité imputables au seul climat et chez les troupes seules, ne dépassent pas 1 pour 150 pour Haïphong et Ha-noï (1). »

On meurt donc très peu au Tonquin, et nous voilà loin des chiffres de mortalité du Sénégal, de l'Inde gangétique, des Guyanes, des Antilles. L'acclimatement de l'Européen est-il possible dans ces conditions ? Oui, si pendant la saison chaude on peut fuir les températures torrides du Bas-Tonquin en se réfugiant dans des sanatoria dont les postes devront être créés dans le haut pays, et vraisemblablement non, si on s'expose dans le delta du fleuve Rouge aux rigueurs de l'hivernage, lesquelles, sans être précisément agressives par la malaria, détruiraient cependant peu à peu la résistance des Européens, par l'anémie progressive. Quant à l'acclimatement de race qui n'a pu être tenté encore, notre occupation dans le Tonquin étant toujours à l'état embryonnaire, il sera susceptible d'être obtenu de la même manière, en corrigeant les effets fâcheux de la plaine par l'établissement dans les régions d'altitude. L'avenir, au Tonquin, comme dans presque toutes les régions torrides, est subordonné à l'exécution de cette règle importante de l'acclimatation, ri-

(1) G. Maget, *loc. cit.*

goureusement nécessaire pour l'adaptation de la race
blanche, toutes les fois que cette race ne cherche pas
dans le croisement ses conditions de résistance aux
climats torrides.

OCÉANIE TORRIDE.

1° Malaisie, Nouvelle-Guinée, nord de l'Australie.
a. Malaisie.
Sumatra. — Grande île à direction générale du
N.-O. au S.-E., située entre 5° de latitude nord et 5° de
latitude sud et entre 95°,16′ et 106°,3′ de longitude
orientale. Elle a 1,500 kilomètres de long sur 350 environ de large. Une longue chaîne de montagnes, dont
quelques pics atteignent 4,500 mètres, la parcourt dans
le sens de son grand axe.
Java. — Cette île prolonge en quelque sorte Sumatra, au sud-est de laquelle elle se trouve placée. Elle
présente, avec des altitudes un peu moindres, une
disposition orographique analogue.
*Bali, Lombok, Sumbawa, Florès, Ombaï, Welter,
Sumba, Timor.* — Toutes à l'est de Java. Les plus importantes sont Bali, qui mesure 625,000 hectares, et
commence la chaîne de cet Archipel, et Timor, beaucoup plus étendue, qui la termine, entre le 8ᵉ et le
11ᵉ degré de latitude sud.
Bornéo. — Grande île qui occupe le centre de la
Malaisie ; c'est la plus grande du monde entier après
l'Australie, car elle a plus de 5,000 kilomètres de rivages et 73 millions d'hectares. Son plateau intérieur,
incomplètement inconnu, offre des altitudes de 2 et
3,000 mètres.
Célèbes. — Ile bizarre découpée en grands golfes et
en étroites presqu'îles. Elle est située à l'est de Bor-

néo, et en est séparée par le détroit de Macassar. Ses pics intérieurs sont moins élevés que ceux de Bornéo et semblent appartenir au même système.

Moluques (Ceram, Gilolo, Amboine, Termate, Tidor, etc.). — Située à l'est de Célèbes ; rivages très palustres ; altitudes et plateaux intérieurs.

Philippines. — (Un millier d'îles dont les plus importantes sont Luçon et Mindanao). La latitude plus septentionale de ces îles contribue à en rendre le climat beaucoup moins sévère que celui des archipels qui précèdent.

b. Nouvelle-Guinée ou Papouasie. — Ile presque aussi étendue que Bornéo, montueuse, fertile, mais torride et palustre à un très haut degré sur ses rivages.

c. Australie nord. — Constituée par les deux grandes péninsules qui, situées des deux côtés du golfe de Carpentarie, terminent au nord l'immense continent australien. La péninsule occidentale, massive et large, a ses rivages baignés par la mer d'Arafoura ; l'Orientale, terminée en pointe aiguë par le cap York, limite au sud le détroit de Torrès et sépare le golfe de Carpentarie de la mer de Corail.

Toutes les régions péri-équatoriales que je viens d'indiquer sont éminemment torrides et palustres, au moins sur leurs rivages ; aussi constituent-elles, au point de vue des localités dans lesquelles la race blanche a fondé ses villes et établi ses comptoirs, les zones terrestres les plus insalubres qui soient sur la sphère. Il y a en outre un contraste saisissant entre ces régions et les îles polynésiennes, sous le rapport de la salubrité. Mais l'Européen a été attiré en Malaisie parce que les îles qui composent ses archipels sont de vaste étendue, et que leur sol, qui est d'une fécondité inouïe, y représente un avenir d'immenses richesses.

Les îles polynésiennes, de leur côté, sont les infiniment petits de la planète, de sorte que les excellentes
conditions de salubrité de la plupart d'entre elles ne
compensant pas les sacrifices à faire pour les exploiter
une à une, la race blanche les a souvent dédaignées et
est allée là où la fortune pouvait être rapidement acquise : elle y a trouvé par malheur les conditions climatiques les plus déplorables.

Sur les deux rivages de Sumatra, la température
moyenne dépasse 26 degrés. Dans l'île de Java, elle
atteint ou dépasse, suivant l'année, 27 degrés à Batavia. La moyenne annuelle de la température, sur la
côte ouest de Bornéo, s'élève au-dessus de 27 degrés ;
à Timor, à Célèbes, aux Moluques, la chaleur est tout
aussi accablante. Aux Philippines, le climat est l'un
des plus chauds que l'on connaisse, du moins dans les
régions dépourvues d'altitudes. Si l'Européen, quelle
que soit la localité, se réfugie dans les hauteurs, il
voit la température s'abaisser, et c'est grâce à cette
précaution que les Hollandais de Batavia peuvent pro-
longer leur séjour dans la colonie de Java, insalubre
au premier chef, et composer avec la fièvre.

L'acclimatement n'a pas été obtenu dans les possessions néerlandaises toutes les fois que les Européens
ont cherché à s'établir près des rivages. Individuel, il
est soumis à des aléas terribles ; de race, il n'a jamais
réussi. Voici d'ailleurs, à l'appui de ces assertions, des
chiffres extraits d'un journal colonial néerlandais et
relatif à l'état sanitaire de l'armée. L'effectif des troupes, tant européennes qu'indigènes, était, au 31 décembre 1876, de 37,931 hommes dont 15,513 Européens ; sur ce dernier nombre on a compté 1,343 décès,
soit plus de 11 p. 100 de l'effectif de race blanche. Dans
d'autres circonstances, plus désastreuses encore, la

mortalité des soldats hollandais s'élève à 12, 13, 14 p. 100, c'est-à-dire à des chiffres très supérieurs à ceux que l'on enregistre dans toutes les autres colonies torrides, en dehors des périodes funestes d'épidémie. Le choléra, la dysenterie, les maladies palustres, la diarrhée, l'hépatite, l'alcool et l'opium, tels sont, en Malaisie, et spécialement dans les possessions néerlandaises, les ennemis de tout acclimatement. Les Philippines ne sont pas dans le même cas : les Espagnols n'y subissent qu'une mortalité d'un peu plus de 3 p. 100, ce qui tient à la latitude plus élevée de ces îles, à la présence de la race espagnole plus apte que les Hollandais à la colonisation torride, et enfin au métissage plus facilement accepté à Manille et à Mindanao, comme d'ailleurs dans toutes les colonies de l'Espagne, que dans celles qu'occupent les colons de France, de Hollande et d'Angleterre. En bonne économie politique, les îles de la Sonde auraient dû être colonisées par les compatriotes de Charles-Quint.

Australie septentrionale. — Préoccupés depuis de longues années du danger que courent leurs navires sur les rivages pleins de récifs des deux presqu'îles nord-australiennes, et désireux en même temps de fonder dans ces parages et dans un lieu favorable, si on parvenait à le découvrir, quelque établissement durable, les Anglais ont exploré toute la côte à différentes reprises, abandonnant bientôt tel point insalubre, se fixant dans tel autre, souvent découragés par les conditions sévères du climat et l'attitude des indigènes.

Dans la péninsule de l'ouest, ils ont été contraints de se retirer de Port Essington et de Raffie-Bay pour se transporter à Mount-Harris Bay et sur les îles de l'Archipel voisin. Crocker Island, Darch. Valentia, Cope-

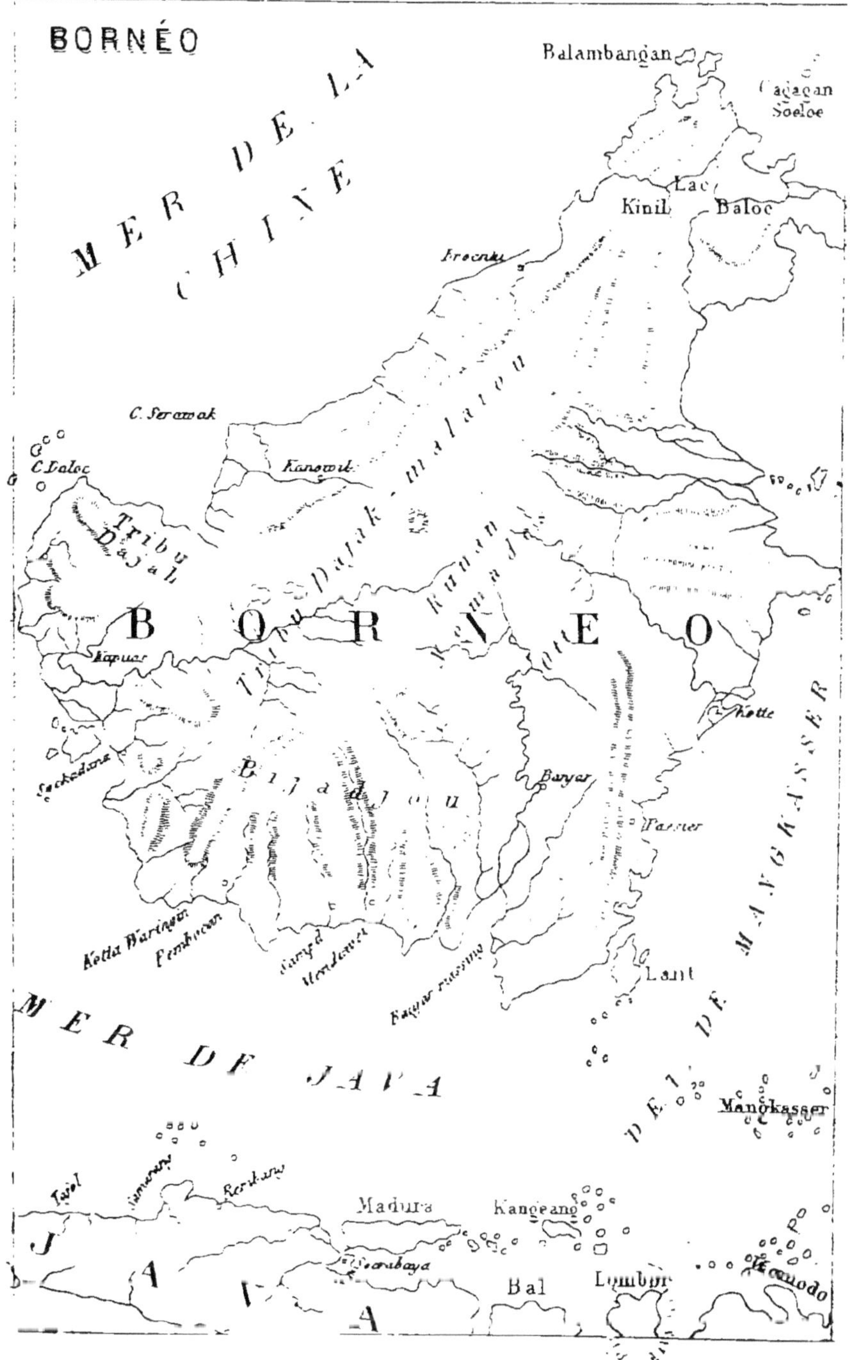

BORNÉO
MER DE LA CHINE
Balambangan
Cagayan
Soeloe
Lac
Kinil
Baloc
Froenu
C. Serawak
C. Datoc
Kanowit
Tribu Dayak
Kapuar
BORNEO
Koetei-malatou
Banan
Nedau
Kotte
Bajadjou
Bayer
Passer
Sackadana
Kotta Baringin
Pembucan
Sangd
Mendawei
Bayar radjing
Lant
DÉT. DE MAKASSER
Makassar
MER DE JAVA
Tayol
Samarang
Rembang
Madura
Kangeang
Gomodo
JAVA
Socrabaya
Bal
Lombor

land, etc., mais sans y trouver encore des conditions satisfaisantes pour un établissement définitif. Ils ont eu, en effet, à y supporter les atteintes de la diarrhée, de la dysenterie, de l'insolation, de la fièvre paludéenne grave. Dans la péninsule du cap York, ils paraissent avoir été plus heureux, d'après ce que rapporte le Dr Haran, au sujet de l'établissement de Somerset (1).

2° Polynésie. — Les îles polynésiennes placées sous la zone torride, foisonnent dans la région équatoriale du Pacifique et s'y groupent en de nombreux archipels que j'ai énumérés ailleurs à propos de la géographie torride océanienne. Toutes ces îles, par lesquelles la surface terrestre est pour ainsi dire émiettée, ont une structure géologique analogue, outre que leur constitution orographique est presque partout la même. Des rivages qui ne sont le plus souvent dangereux que pour les navires, des montagnes d'altitude variable que couvre fréquemment une végétation luxuriante, une température moyenne qui tend à décroître à mesure que l'on s'éloigne des archipels Malais et qui d'ailleurs est presque toujours rafraîchie par les brises océaniennes, l'absence de paludisme sur beaucoup de points, malgré les pluies torrentielles de l'hivernage, telles sont les principales conditions climatiques de la plupart de ces petits archipels. Ils constituent donc souvent des climats presque exclusivement météorologiques et l'on entrevoit déjà qu'ils se prêtent, dans nombre de cas, à un facile acclimatement.

Aujourd'hui, on peut affirmer que l'Océanie poly-

(1) V. *Somerset, cap York, etc.* Dr Haran, de la marine anglaise. *Arch. de Méd. navale*, 1868, 2e sem. — V. aussi *Exploration dans l'Australie septentrionale*, d'après le Dr Belgrave, de la marine anglaise. *Arch. de Méd. nav.*, 1869, 2e semestre.

nésienne compterait de nombreuses colonies européennes florissantes, si l'intérêt qui s'attache à la colonisation ne s'amoindrissait pas lorsqu'il s'agit de petites îles nécessitant chacune une surveillance spéciale, un personnel, des dépenses qui grossissent par la profusion des localités à occuper. Ces îles sont en outre éloignées de la patrie européenne; pour les atteindre il faut de longues traversées; le caractère sauvage des indigènes qui les peuplent est un obstacle à la colonisation, à cause des sacrifices d'hommes et d'argent que nécessite une première occupation. Le percement de l'isthme de Panama changera sans doûte l'état des choses et rapprochera singulièrement les distances maritimes; mais ce travail est à peine commencé. En attendant, il faut ne pas oublier dès aujourd'hui, que les archipels océaniens sont pour la plupart salubres ou assainissables et que la colonisation bien conduite de chacun d'eux, rencontrera souvent, dans les conditions de climat, au moins, de précieuses facilités.

C'est ce que nous allons montrer en jetant un coup d'œil sur la plupart des groupes insulaires du Pacifique. Nous verrons que ceux d'entre eux qui confinent à la Malaisie conservent une partie de l'insalubrité de cette région de l'Océanie torride; plus, au contraire, nous pénétrerons dans le Pacifique en nous rapprochant du continent américain, plus grande sera la salubrité, et plus certaine aussi l'adaptation de la race blanche ou de ses métis.

1. *Groupe occidental.* — Les Carolines avec les îles Pelew ou Palaos constituent un archipel d'une trentaine d'îles, entre le 5e et le 10e degrés de latitude septentrionale. L'Espagne les compte parmi ses possessions sans les avoir toutes soumises. Quelques-unes

jouissent d'un climat analogue à celui des Philippines ; d'autres ont un climat exclusivement météorologique excluant la Malaria.

Nous sommes mal renseignés au sujet des Salomon qui passent pour fraîches et salubres dans leurs altitudes, mais dont les rivages, défendus par des indigènes Papous et par des récifs madréporiques, sont des obstacles que l'on n'a pas encore jugé à propos de franchir.

L'archipel de Santa-Cruz qui fait suite aux îles Salomon, par 10 degrés de latitude sud environ, passe pour très salubre.

L'archipel de la Louisiane est composé d'un très grand nombre d'îles et d'îlots qui semblent une dépendance de la Nouvelle-Guinée. Les principales îles, Rossel, Saint-Aignan, du Sud-est, Trobriand, toutes situées à peu près par le 12ᵉ degré de latitude sud, à la hauteur de l'Australie septentrionale, s'échelonnent dans une direction générale du N.-O. au S.-E. Dangereuses par leurs habitants, négroïdes barbares et anthropophages, ces îles, peu connues pour la plupart ont encore des rivages très palustres, comme en Malaisie ; mais leurs altitudes sont toujours très voisines des côtes et susceptibles de constituer des stations favorables à l'acclimatement.

Aux Nouvelles-Hébrides, du 14ᵉ au 20ᵉ degré de latitude australe au nord-est de la Nouvelle-Calédonie, le paludisme existe encore sur quelques rivages, mais les îles de Mallicolo et d'Espiritu-Santo passent pour hospitalières, outre que les régions montueuses et saines sont communes dans cet archipel comme dans tous les autres. La Nouvelle-Calédonie recrute une partie de ses travailleurs parmi les Néo-Hébridais.

2. *Groupe central*. — Les îles Marshall au nombre de

deux, Ralik et Radak, sont peu importantes et ne paraissent appelées qu'à fournir des travailleurs à gage. Les Gilbert sont peu connues ; Lesson n'y a pas signalé le paludisme.

Nous manquons également de renseignements au sujet des îles Phénix, situées dans le N.-E. de l'archipel des Ellice, par 5° environ de latitude australe. Elles appartiennent au gouvernement des États-Unis.

Les Wallis (1) constituent un petit archipel entouré presque complètement de récifs madréporiques d'une forme régulièrement elliptique, à grand axe nord et sud. Uvéa est le principal îlot de ce groupe par 13° environ de latitude sud. D'après Reynaud (2), le climat d'Uvéa possède une salubrité qui ne peut être mise en doute : les températures de ses périodes saisonnières ne sont jamais excessives à cause du rafraîchissement qu'apportent à l'atmosphère les brises de l'Océan : au thermomètre, la température moyenne de l'année serait, au dire des missionnaires, de 26° centigrades ; mais il faut distinguer entre les effets thermiques enregistrés par un instrument nécessairement placé à l'abri du vent, et ceux produits sur l'organisme par des températures même élevées que corrigent les influences de la brise. Celle-ci souffle aux Wallis, pendant presque toute l'année sous forme d'alizés d'E.-S.-E., et surtout pendant la saison sèche, de mai à novembre ; pendant la saison chaude et pluvieuse, de novembre à mai environ, les vents de nord sont assez fréquents et concourent à élever la température atmosphérique. En somme, sauf quelques rivages, quelques embouchures de ruisseaux, où la fièvre pa-

(1) Les Wallis sont placés sous le protectorat français.
(2) *Rapport sur la campagne de l'aviso* le L'Hermitte. *Arch. de Méd. nav.*, 1876.

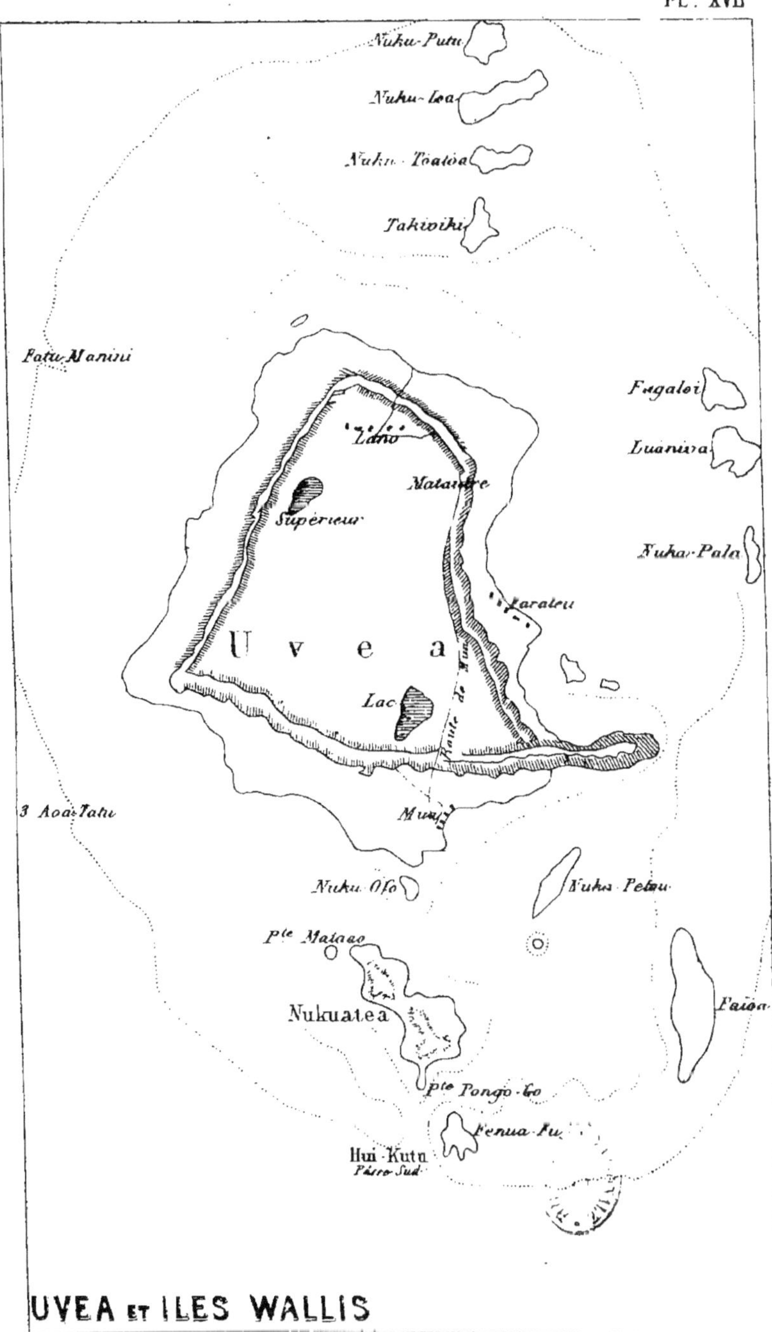

UVEA ET ILES WALLIS

lustre peut trouver ses éléments de genèse, le sol d'Uvéa et des autres îles de l'Archipel est généralement très sain : là encore des altitudes peu éloignées des côtes constituent des points parfaitement salubres et favorables à l'acclimatement. Ici, en outre, la race blanche n'a pas à compter avec des indigènes féroces ou anthropophages comme dans les archipels situés plus à l'ouest ; les habitants des Wallis, comme presque tous ceux des îles orientales de la Polynésie, sont doux, hospitaliers, de mœurs paisibles. La population de ces îlots tend, dit-on, à augmenter, par une exception qu'expliquent des mœurs plus sévères dans cet archipel que dans les autres groupes polynésiens.

Les îles Samoa ou des Navigateurs forment un archipel composé de trois îles qui sont, de l'ouest à l'est, Savaï, Upolu, Tutu-ila, et de quelques îlots, par 14° environ de latitude australe. Apia est la ville principale de l'île la plus importante, Upolu. La salubrité de cet archipel serait, au dire des navigateurs, analogue à celle de Taïti, quoique un peu inférieure. Le nombre des indigènes y diminue toutefois de jour en jour, ce qui ne tiendrait pas au paludisme, mais aux diverses manifestations de la scrofule, à la syphilis et aux abus des liqueurs fermentées. Reynaud n'y a observé qu'un très petit nombre de cas de fièvre intermittente parmi les marins de l'équipage du l'*Hermitte* (1).

L'archipel des Tonga ou des Amis se compose de 150 îles environ, dont la plus importante est Tonga-Tabou, l'île Sacrée, située par 21° de latitude sud. L'année s'y partage en deux saisons principales, l'hivernage avec des températures maxima de 33°, la saison sèche pendant laquelle le thermomètre peut des-

____

(1) Reynaud, *Campagne de l'aviso le L'Hermitte Arch. de Méd. nav.*, 1876.

cendre à $+$ 18°. Le sol est très accidenté, dépourvu de paludisme, et les indigènes parmi lesquels on a constaté de nombreux exemples de longévité, jouissent en général d'une constitution vigoureuse.

Nous ne connaissons rien de précis au sujet des îles Ellice, mais on est mieux renseigné sur l'archipel important des Viti ou Fidji situé dans le sud des Ellice, entre le 18° et le 20° degrés de latitude australe et placé sous le protectorat des Anglais. Obalaou est salubre, sans paludisme, fertile et abondante en eaux fraîches et potables. Viti-Liébou passe pour ne pas être aussi salubre. La petite île de Mélar est palustre. En somme, le climat de ces îles n'est point défavorable aux gens issus de l'Europe, grâce à la brise de terre, comme à la brise de mer, à la présence de montagnes, à l'inclinaison des rivières : la moyenne annuelle sur le littoral n'en varie pas moins « entre 25 et 27 degrés » (O. Reclus). Les Anglais australiens, les Américains et quelques Allemands qui se sont établis comme planteurs aux îles Fidji, n'y subissent pas de graves atteintes dans leur constitution, toutes les fois que leur hygiène est bonne. A la longue cependant les influences torrides peuvent être débilitantes dans cette région comme dans les autres, si on ne combat pas leurs effets par le séjour aussi continu que possible dans les altitudes, par la crainte salutaire de l'alcool et par des habitudes hygiéniques régulièrement observées.

2. *Groupe oriental.* — L'archipel des îles Marquises (1) est situé entre le 8° et le 9° degrés de latitude nord, par 142° de longitude occidentale, à 1,300 kilomètres

______

(1) V. *Arch. de Méd. nav.*, 1865 ; *Rapports* de Maillié, chirurgien-major de *La Durance*. — Même recueil, 1880 ; *Rapport* de Savatier, médecin principal.

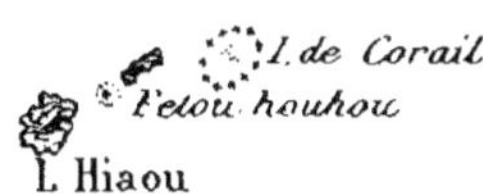
I. de Corail
Fetou houhou
I. Hiaou
Banc de Clarke
Motou iti
ou Kikimai
I. NOUKA-HIVA
I. Houa-Houna
pt Taïo-hae
I. Houa-Poou
Fotou houhou
I. Hiva-Oa
pt Vaüohou
I. Taouata
I. Motane
pt de Marchand
ILES MARQUISES
I. Fatou-Hiva

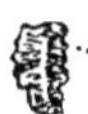

environ de Taïti et des Tuamotou. Onze îles, dont Nouka-Hiva et Hiva-oa sont les principales, constituent cet archipel. La température moyenne annuelle de ces régions paraît être de 24° centigrades. Dans la baie de Taï-o-aé, mouillage de Nouka-Hiva, où a été fondé notre premier établissement, les saisons ne se succèdent pas d'une manière régulière, de sorte que si pendant le cours de telle période annuelle, on pourra observer un hivernage et une saison sèche avec des mois plus ou moins bien caractérisés par des phénomènes météorologiques de transition, le plus souvent ces coupes de l'année, générales dans la zone torride, se trouveront modifiées par des événements atmosphériques inattendus Le sol des rivages, à Nouka-Hiva, est constitué par du galet et du sable, puis il s'élève en s'éloignant de la côte et s'accidente de vallées riantes et fraîches. L'argile qui le constitue en partie étant de nature perméable, les eaux stagnantes n'existent nulle part, et le paludisme ne s'y constitue pas. Aussi la population est-elle naturellement belle : si elle diminue tous les ans, cela tient à une mauvaise hygiène internationale, ou individuelle, ou sociale, qui laisse pénétrer la variole, la syphilis, l'alcoolisme et favorise la genèse de la tuberculose et de la dysenterie. En fait, il n'y a pas d'endémie spéciale aux Marquises, et le travail de la terre y est sans aucun danger pour la race blanche. On peut donc affirmer que, placée dans de bonnes conditions d'hygiène et de colonisation, cette race y obtiendrait aisément l'acclimatement.

Les îles Tuamotou, Iles Basses, anciennes Pomotou, constituent un archipel de 79 îlots placés sous le protectorat de la France et situé à l'est de l'archipel de la Société. Ce sont surtout, jusqu'à nouvel ordre, des écueils

dangereux pour les navires et ne se prêtant guère qu'à
la pêche des huîtres perlières et du corail. Mais ces
îles sont salubres ; en outre, il s'y forme en plusieurs
points des dépôts d'humus qui ont pour première
origine les végétaux provenant des îles voisines, apportés par les courants marins et échoués sur les rivages
des Iles Basses : il se peut donc que, dans un temps
qu'on ne peut préciser, on arrive à y fonder des établissements basés sur le travail de la terre.

L'archipel de la Société se divise en deux groupes
d'îles, celles du S.-E. et celles du N.-O. : les premières,
Iles du Vent, qui reçoivent, avant celles du second
groupe, les brises des alizés, sont au nombre de cinq,
et Taïti en est l'île principale : les secondes, *Iles et
Ilots sous le Vent,* sont au nombre de six.

Taïti, l'île la plus importante du protectorat français qui s'étend sur l'archipel de la Société, les Marquises, les Iles Basses, les Toubouaï et les îles Gambier, est située entre 18°,30' et 17°,53' de latitude sud,
entre 151°,26' et 151°,57' de longitude occidentale. Deux
régions circulaires, la grande et la petite Taïti, séparées
par l'isthme de Taravao, lui donnent la forme générale de ses contours. Papeete, capitale de l'île, est
située sur la côte du nord-ouest, sur le bord d'une rade
hospitalière.

La température moyenne de l'année n'y atteint pas
25° centigrades. L'hivernage y règne de novembre à
mai, et pendant sa durée, le thermomètre ne dépasse
guère 29 degrés. La saison sèche s'étend de juin à
octobre, avec des températures minima voisines de
de 19°, et exceptionnellement chiffrées au-dessous.
L'humidité y est extrême : la pression atmosphérique
n'y subit que de très faibles oscillations saisonnières.

Au point de vue pittoresque, « vue du large, la reine

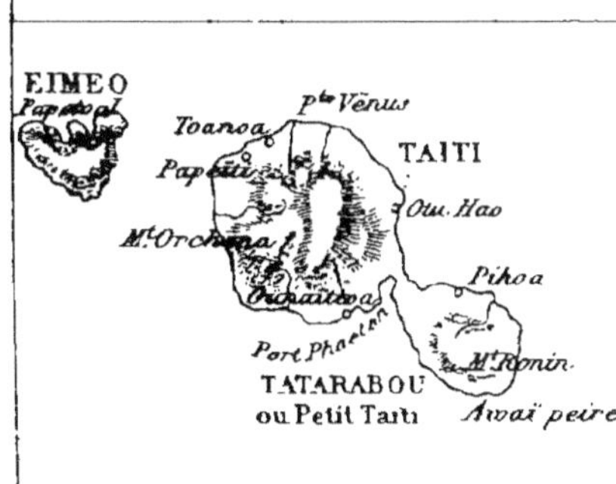

CARTE DE TAITI
ET DES POMOTOU

de l'Océanie se présente aux navigateurs comme une montagne volcanique très élevée qui se dresse dans la solitude du Pacifique. Mais quand on s'approche, il est facile de reconnaître que le feu souterrain n'est pas le seul créateur de cette île. Autour d'un cône central de roches ignées, les infatigables zoophytes ont formé une ceinture (1). » A un point de vue orographique plus précis, la grande Taïti est un cône tronqué percé de cratères éteints dont le point culminant, l'Oreana, compte 2,624 mètres d'altitude, et la petite Taïti, commençant en pente douce à partir de l'isthme de Taravao jusqu'au mont Niu, haut de 1,324 mètres, finit au sud de l'île par « d'effrayantes falaises que les Tahitiens appellent *Pari* (2). »

Sur le rivage, le sol paraît marécageux : là, en effet se place comme couche superficielle, une bande de terre plate qu'interrompent des amas d'eau douce auxquels on a d'abord donné le nom de marais ; mais ces terrains d'alluvion, d'apparence palustre, ne donnent la fièvre ni aux indigènes qui y ont placé leurs habitations, ni aux Européens qui en respirent l'atmosphère, ce qui est dû, d'après l'explication très satisfaisante qu'en a fourni notre collègue Nadeaud, à ce fait, qu'après avoir traversé les couches alluvionnaires superficielles des plages, les eaux pluviales filtrent à travers les sous-sols de corail et ne demeurent, en aucune région, à l'état d'eaux stagnantes. La flore principale des marécages, le palétuvier, manque d'ailleurs sur ces terrains. En s'éloignant du rivage, le sol s'élève, se creuse de riantes vallées et se couvre d'une végétation qui n'a pas sa pareille au monde et dont

---

(1) Hercouet, *Étude sur les maladies des Européens aux îles Tahiti.* Thèse de Paris, 1880.

(2) Hercouet, *loc. cit.*

la richesse ne commence à diminuer que vers les hauts sommets.

« Les endémies graves des pays chauds manquent presque complètement à Taïti ; les Européens n'y contractent pas non plus les affections *a frigore* de l'appareil respiratoire (1). »

« Il n'y a pas à Taïti, à proprement parler, de phénomènes d'acclimatement sensibles pour les Européens qui émigrent : nul pays ne paraît plus favorable au maintien de la santé. Les convois de troupes qui reviennent de cette colonie ne présentent nullement le cachet caractéristique des contrées tropicales (2). » « A Taïti, les symptômes de l'acclimatement ou plutôt de l'anémie tropicale ne prennent pas un caractère inquiétant (3). »

On peut conclure de ces propositions inspirées à leurs auteurs par l'observation des faits que les maladies des Européens à Taïti, tuberculose pulmonaire, fièvre typhoïde, dysenterie, hépatite, hématurie chyleuse, éléphantiasis, syphilis, alcoolisme, tétanos et quelques autres, sont purement accidentelles et n'ont rien à voir avec l'acclimatement. Seule l'anémie due aux hautes températures pourrait entrer en ligne de compte, si la plupart des cas observés ne tenaient, soit à des séjours antérieurs dans des colonies tropicales insalubres, soit à des infractions continuelles aux règles d'hygiène. Les faibles chiffres de mortalité annuelle, 0,42, — 0,39, — 1,00 pour 100 que l'on a de tous temps enregistrés chez les Européens séjournant à Taïti, donnent la certitude de l'acclimatement indi-

(1) Hercouet, Thèse citée.
(2) *Arch. de Méd. navale ; Rapports médicaux* de Gallerand, de Prat, d'Erhel, de Brousmiche, etc.
(3) Hercouet, Thèse citée.

viduel et de race dans ces heureuses régions. Cela peut avoir d'autant plus d'importance qu'il n'est pas impossible que dans un laps de siècles inconnu, le groupe oriental de la Polynésie et spécialement les Tuamotou et les îles de la Société, envahies sur leurs attols par les polypiers corallins qui les environnent, ne finissent par constituer un petit continent dont il sera à ce moment très opportun de s'être assuré le protectorat ou la possession.

AMÉRIQUE TORRIDE.

I. *Amérique centrale.* — Géographiquement, le centre Amérique s'étend de l'isthme de Panama, qui appartient à la Nouvelle-Grenade, à l'isthme de Tehuantepec qui relève du Mexique. Politiquement, l'Amérique centrale est une région composée de cinq républiques, fédérées de nom, désunies de fait, parmi lesquelles quatre d'entr'elles, Costa-Rica, Nicaragua, Guatemala et le Honduras confinent aux deux Océans dans une étendue variable, tandis que le San-Salvador, la plus petite des cinq républiques, est exclusivement baignée par les eaux du Pacifique.

Tout le centre Amérique est traversé à peu près du S.-E. au N.-O., entre le 10ᵉ et le 15ᵉ degré de latitude nord, par la chaîne des Andes, et se divise en deux versants inégaux. L'oriental qui regarde la mer des Antilles est torride, brûlant, palustre ; toutes les endémies tropicales y déciment la race blanche ; le versant occidental, qui descend brusquement du sommet de la chaîne montagneuse, est brûlant sur ses rivages, chaud et tempéré sur ses collines et ses altitudes, mais le paludisme y est incomparablement moins intense que sur le versant opposé et le climat beaucoup moins sévère pour la race blanche, sauf dans l'État de Costa-Rica.

Sur le versant atlantique, on constate deux saisons principales et deux périodes de transition. L'hivernage, grande saison chaude, avec pluies abondantes et orages quotidiens, s'étend d'avril à novembre ; la seconde grande saison, qui commence en décembre et finit au mois de mars, est moins torride, mais encore très pluvieuse. A l'occident, dans le San-Salvador et le versant pacifique de Costa-Rica, les deux grandes périodes saisonnières sont plus nettement tranchées, les pluies y étant très rares de novembre au mois d'avril ; il y a donc là, pendant notre hiver, une véritable saison sèche.

En présence de ces conditions climatiques, tantôt funestes, tantôt bienfaisantes, la race blanche s'est comportée comme il était facile de le prévoir. Elle a en vain tenté de s'établir sur les côtes torrides et pestilentielles que baigne l'Atlantique et sur les deux rivages, aussi malsains l'un que l'autre, de la république de Costa-Rica. Les blancs sont très rares dans le Honduras, aussi bien dans la république de ce nom que dans le Honduras anglais et à Bélize. Seuls les Ladinos (1) et les Noirs y peuvent travailler la terre, bien qu'y souffrant encore de la température torride, du paludisme et des autres endémies tropicales. Le Nicaragua n'est pas plus hospitalier pour la race conquérante ; les Blancs, qui y sont du reste peu nombreux, ont dû, dans cette région, fuir sur les hauteurs le climat énervant des zones basses, et abandonner aux métis, aux Indiens et aux nègres, la culture d'une terre d'ailleurs inépuisable dans sa fécondité. Au Guate-

____

(1) Métis d'Espagnols (Latini) et d'Indiens.

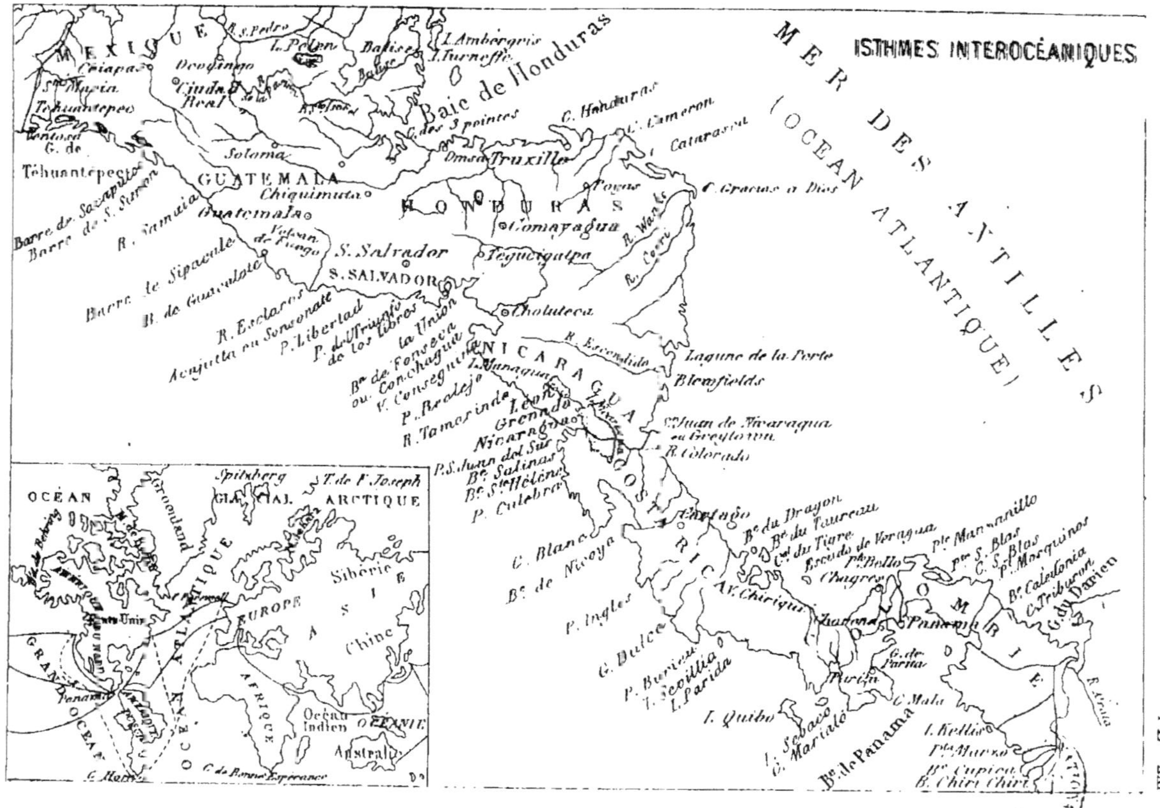
MER DES ANTILLES
(OCÉAN ATLANTIQUE)
MEXIQUE
Chiapas
S. Maria
Tehuantepec
Ventosa
G. de
Tehuantepec
GUATEMALA
Chiquimula
Guatemala
Solama
Volcan de Fuego
R. Samala
Barre de Sacapulas
Barre de S. Suren
Barre le Sipacate
B. de Guasacolo
R. Esclaves
Acajutla ou Sonsonate
P. Libertad
P. del Triunfo de los libres
S. Salvador
S. SALVADOR
Teguecigalpa
Choluteca
R. s Pedro
L. Peten
Dolginoo
Ciudad Real
Balise
Balise
I. Ambergris
I. Turneffe
Baie de Honduras
C. des 3 pointes
C. Honduras
C. Cameron
Omoa Truxillo
C. Catarasca
Rogus
C. Gracias a Dios
HONDURAS
Comayagua
R. Wanks
R. Cocos
R. Cari
la Union
Bie de Fonseca ou Conchagua
V. Conseguina
P. Realejo
L. Managua
R. Tamarindo
Leon
Grenade
Nicaragua
L. de Nicaragua
NICARAGUA
R. Escondido
Lagune de la Perte
Blewfields
S. Juan de Nicaragua ou Greytown
R. Colorado
P. S. Juan del Sur
Bie Salinas
Bie Steffelena
P. Culebra
COSTA RICA
Cartago
C. Blanco
Bie de Nicoya
P. Ingles
G. Dulce
P. Burica
I. Scoillia
L. Parida
I. Quibo
I. Sebaco
C. Mariato
Bie du Drayon
Bie du Taureau
C.l du Tiare
Escudo de Veragua
P. Bello
Chagres
V. Chiriqui
Chagres
Jarona
Panama
Turin
G. de Parita
Bie de Panama
pie Mananillo
por S. Blas
C. S. Blas
pie Mosquinos
Bie Caledonia
C. Tributon
G. du Darien
R. Atrato
C. Mala
I. Kellis
pie Marzo
Bie Cupica
B. Chiri Chiri
VÉRAGUA
PANAMA
DARIEN
OCÉAN GLACIAL ARCTIQUE
OCÉAN
Groenland
Spitzberg
T. de F. Joseph
Amérique
Panama
Unir
GRAND OCÉAN
OCÉAN ATLANTIQUE
EUROPE
AFRIQUE
ASIE
Sibérie
Chine
Océan Indien
OCÉANIE
Australie
C. de Bonne Esperance
C. Horn
PL XXI

mala (1), sans la fusion des races, sans les Indiens surtout, qui, dans cet État, sont plus nombreux que dans
les autres, le sol fût demeuré infécond. Le San-Salvador
eût peut-être permis à la race blanche de prospérer
dans sa pureté ; cette bande étroite de terre a des
pentes rapides, des rivages peu palustres, une température fraîche au moins pendant la moitié de l'année,
un air sec et sans infectieux ; mais le mélange des
races conquérante et conquise s'y est opéré dès le
début, et aujourd'hui, au grand bénéfice du San-Salvador, les Salvadoriens, presque tous Ladinos, voient
leur population s'accroître avec rapidité (2).

II. *Mexique*. — C'est sans aucun doute au Mexique
que la constitution orographique du sol tend à démontrer avec le plus d'évidence les influences de la hauteur des gradins terrestres sur la salubrité d'une région. Chacun sait que cette contrée se partage en trois
vastes terrasses, qui par leur température, en rapport
avec l'altitude de chacune d'elles, sont torrides près
des rivages, chaudes à une hauteur plus grande, tempérées sur les plateaux les plus élevés. Les côtes maritimes, torrides sur les deux Océans, sont insalubres à
un haut degré ; si Vera-Cruz a la fièvre jaune, Acapulco
a la fièvre palustre et les blancs purs ne peuvent faire
souche ni de l'un, ni de l'autre côté. A mesure que
l'Européen monte vers les régions chaudes il s'acclimate plus aisément ; dans les altitudes tempérées, il

(1) L'État de Guatemala occupe une superficie de 150,000 kilomètres carrés, pour une population de 1,259,000 habitants, sur
lesquels un tiers à peine de race blanche (H. de Bizemont, Amérique centrale et canal de Panama).

(2) Les métis forment la plus grande partie de la population de
cet État : après eux viennent les Indiens, descendants des Aztiques,
puis les blancs qui ne sont que le quarantième de la nation (H. de
Bizemont, ouvrage cité).

est acclimaté sans transition sensible, sans secousse
organique. A Orizaba, dans la zone tempérée, nos soldats ont été peu éprouvés par les maladies. Aux Cum-
bres et sur le plateau de l'Anahuac, à 2,000 mètres d'altitude, ils ont trouvé une atmosphère pure, fraîche, qui,
malgré sa faible densité, a assuré leur acclimatement
individuel comme elle avait suffi pour donner à la race
espagnole l'adaptation à travers les siècles. Cependant,
« les Blancs sans mélange, dit O. Reclus, ne dépassent
guère trois cent mille âmes (1) »; mais n'est-ce pas
suffisant pour démontrer que leurs générations successives ont pu vivre et se perpétuer sur le sol mexi-
cain, puisque l'Espagne, depuis qu'elle a perdu l'une
de ses plus belles colonies, n'y renouvelle plus par le
sang de nouveaux arrivants celui des premiers conquérants. D'un autre côté, si ces derniers, en admettant
que cela leur eût été possible, avaient commis le crime
d'exterminer la race indigène comme l'ont fait les
Anglais en Nouvelle-Zélande, le climat ne leur eût pas
refusé la facilité de faire du Mexique une nouvelle
Espagne et de peupler par eux-mêmes tout le pays,
sauf toutefois les régions du littoral. Ils ont agi avec
plus de sagesse et d'humanité en créant une race métisse qui compte aujourd'hui plus de trois millions
d'âmes et qui est apte à vivre presque aussi bien sur
les rivages insalubres que dans les saines altitudes du
pays. En respectant à dessein ou par nécessité, la vie
de la race indienne pure, ils ont conservé par sa présence des éléments précieux de prospérité. En résumé,
les Espagnols ont réussi au Mexique, parce qu'ils ont
obéi aux **trois lois cardinales** de l'acclimatement : le
choix de la race colonisatrice, la fixation de celle-ci

____

(1) O. Reclus, *La terre à vol d'oiseau*, 2ᵉ vol., p. 364.

dans les régions des hauteurs, le peuplement par le métissage.

III. Cherchons actuellement quel a été le sort des nations européennes dans les différentes îles qui constituent la chaîne des Antilles.

1. L'Espagne possède dans cette région Cuba, Porto-Rico et la petite île des Pins.

« Si nous consultons, dit Bertillon (1), le remarquable travail de Ramon de la Sagra sur Cuba, nous y voyons que la population blanche, dans la période de de 1849-57, s'est élevée par une crue régulière de 96,440 en 1774, à 793,484 en 1861. Quoique l'immigration entre pour une bonne part dans cette étonnante progression, ainsi que le prouve la relation un peu anormale des sexes, le mouvement intérieur de la population témoigne énergiquement son développement propre. En effet, dans la période de 1849-57, nous avons une mortalité dont le coefficient est de 0,024 (soit 24 décès sur 1000 population) et d'après le chiffre des baptêmes, un coefficient de natalité de 0,041 (soit 41 naissances sur 1000 population). Ainsi ces créoles espagnols ont une mortalité moindre qu'en Espagne (0,027) et à peu près égale à celle de la France, qui oscille de 0,023 à 0,024. Les naissances donnent un excès constant et très marqué sur les décès, et la natalité ou fécondité (0,041) est aussi supérieure à celle d'Espagne (0,036). De tels mouvements de population qui se confirment les uns les autres, ne peuvent laisser un moment de doute : la race espagnole s'acclimate à Cuba ! »

Je m'associerais volontiers à cette conclusion si je pouvais admettre, après avoir séjourné pendant trois

<hr>

1) Bertillon, ACCLIMATEMENT. *Dict. encycl. des sc. méd.*

mois à Cuba, que ces chiffres si favorables à l'acclimatement des Espagnols se rapportent exclusivement à la
race pure : Je ne le crois pas ; il me paraît, au contraire,
certain qu'un grand nombre de métis figurent dans
ces calculs sans qu'il me soit possible d'en fournir la
preuve en chiffres statistiques.

Sur le littoral de Cuba, à la Havane, foyer de fièvre
jaune, de maladies palustres et de dysenterie, à Santiago même, où le climat est cependant moins sévère,
le sang castillan pur n'est pas apte à l'adaptation la
plus simple, l'acclimatement individuel, à cause de la
fièvre jaune, endémique dans ces deux ports. La mortalité annuelle des troupes espagnoles à Cuba le prouve
suffisamment. Loin des rivages de l'île, l'Espagnol vit
dans des conditions d'hygiène et de climat bien différentes, et bénéficie de l'aptitude qui lui a été donnée
par ses origines anthropologiques à vivre, mieux que
tout autre groupe européen, dans les régions torrides,
quand il n'y subit que les influences météorologiques
extrêmes. Aussi peut-on constater son acclimatement
de race dans les villages et les habitations de l'intérieur de Cuba. Mais, à côté des familles pures, que de
mélanges dont les états civils et les registres des baptêmes ne disent mot : c'est cependant dans ce métissage
que se trouve surtout, à notre sens, le secret du peuplement rapide de Cuba et non dans une adaptation
de la race blanche pure. Il est d'ailleurs bien établi
aujourd'hui que, dans toutes les colonies torrides, les
Espagnols ont montré, ainsi que les Portugais, une
répulsion peu accusée pour le métissage, si on la compare à celle de la race anglaise et, à un moindre degré,
de la nôtre, pour ce puissant moyen de colonisation et de peuplement. S'il y avait d'ailleurs un re-
proche à formuler sur ce point, ce n'est pas aux Es-

pagnols et aux Portugais que nous l'adresserions.

Porto-Rico, vaste rectangle insulaire qui termine à l'Est la série des grandes Antilles, a vu les Espagnols, même en se conservant purs de tout mélange, prospérer sur toute sa surface. Est-ce à dire qu'au contraire de ce qui s'est passé à Cuba, au Mexique, dans les républiques sud-américaines et aux Philippines, ils n'aient pas cherché, dans les mélanges avec les autres races, un des éléments de leur fécondité? Cela n'est pas probable : toutefois le climat de l'île ne leur imposait pas cette nécessité, et, en fait, ils paraissent être en majorité à Porto-Rico. Pourquoi donc cette exception dans une zone généralement sévère par sa pathologie? par une raison climatique bien puissante. A Porto-Rico, il n'y a pas de paludisme ; dans cette île, l'atmosphère, malgré le remuement des terres qu'une culture très étendue a rendu nécessaire, n'est pas imprégnée de malaria. L'absence du paludisme, l'influence d'un climat presque exclusivement météorologique, la rareté des épidémies de fièvre jaune (1 à Porto-Rico contre 27 à la Martinique et 12 à la Guadeloupe pour un même espace de temps) (1), l'aptitude originelle des Espagnols à vivre dans l'air torride quand il n'est pas infectieux, voilà les causes de leur acclimatement dans la belle colonie de Porto-Rico.

2. Saint-Domingue est la seule Antille politiquement indépendante. Sa population se partage aujourd'hui en deux grands groupes : les noirs qui dominent à Haïti, les mulâtres qui, peu nombreux dans cette « République noire », peuplent presque exclusivement la plus vaste région de l'île, l'État dominicain. Les blancs ont

(1) Lombard, *Traité de climatologie*, t. III, p. 420.

presque complètement disparu de l'un et de l'autre de ces territoires, le climat leur refusant toujours un acclimatement que les circonstances politiques les invitaient à tenter. L'avenir y appartient, sans aucun doute pour nous, à la race de couleur dont la fièvre jaune, tout en l'éprouvant, n'arrête pas l'accroissement. Or Saint-Domingue vient immédiatement après la Martinique, c'est-à-dire au second rang, au point de vue de la fréquence de cette endémie. L'acclimatement de la race blanche à Saint-Domingue est impossible de ce fait.

3. Les Antilles anglaises sont nombreuses ; une seule, la Jamaïque, est remarquable par son étendue ; toutes les autres, Tortola des Iles Vierges, Saint-Christophe, Néris, Monserrat, Antigoa, la Dominique, Sainte-Lucie, la Barbade, la Grenade et les Grenadines, Tabago, la Trinité, jouissent en général d'un climat meilleur que la Jamaïque, sans accorder jamais à la race blanche une adaptation durable. La race anglaise pure n'a jamais pu se fixer et faire souche à la Jamaïque. Elle retrouve dans ce pays toutes les influences néfastes de l'Hindoustan, moins le choléra qui ne peut être ici qu'un accident, plus la fièvre jaune qui y a sévi aussi souvent qu'à la Guadeloupe. La garnison anglaise subit à Kingston une mortalité annuelle de 6 pour 100, année moyenne, en dehors des époques de typhus amaril. Les familles des fonctionnaires ne peuvent y séjourner que pendant un temps limité ; elles font partir leurs enfants pour l'Angleterre comme le font les Anglais de l'Inde. En fait, sur 506,000 habitants, il y a 13,000 blancs, « tandis qu'il y en avait 28,000 vers la fin du siècle dernier. Et même les blancs ne sont pas réellement 13,000, car, à chaque recensement, beaucoup de nègres se font porter comme blancs

pour peu qu'ils n'aient pas tout à fait la couleur de la suie (1) » (O. Reclus).

4. La Martinique, la Guadeloupe, les Saintes, Marie-Galante, la Désirade et la partie septentrionale de l'île de Saint-Martin constituent nos possessions coloniales dans les Antilles françaises.

La plus méridionale de ces îles, la Martinique, est située entre la Dominique et Sainte-Lucie, entre 14°,23 et 14°,52′ de latitude nord, entre 63°,6′ et 63,°31′ de longitude occidentale. Partagée en deux versants, est et ouest, par une ligne de faîte qui a la forme générale d'une L ouverte à gauche (B. Féraud), et qui est à peu près dirigée du S.-E. au N.-O., elle est très découpée sur ses rivages, et ouvre à l'ouest, sous le vent des alisés, deux mouillages importants, la rade de Saint-Pierre et la baie de Fort-de-France. Des vallées, des mornes, des contreforts et des pitons remplissent la surface des deux versants et sont couverts d'une riche végétation qui monte jusqu'aux plus hauts sommets. Il semble donc, au premier abord, qu'on n'aura pas trop à compter à la Martinique avec le paludisme; il ne règne en effet que dans le sud de l'île, le long des plages vaseuses de la baie de Fort-de-France et dans les quartiers qui les avoisinent; mais il constitue dans cette région de l'île un foyer actif de malaria. Malgré tout cependant, ce n'est pas ici la fièvre palustre qui est l'ennemi.

Des deux villes principales, l'une est Fort-de-France,

(1) Il est peu d'îles de la mer des Antilles et peu de points du littoral nord de l'Amérique du Sud où je n'aie séjourné pendant un temps plus ou moins prolongé : j'ai vu le même fait partout. C'est nous, les blancs, qui avons créé le préjugé de la couleur, nous en subissons les conséquences, très fâcheuses au point de vue de la statistique impossible désormais à établir nettement.

chef-lieu du gouvernement, bâtie sur un terrain plat et alluvionnaire. L'autre, plus septentrionale, Saint-Pierre, centre du commerce maritime et deux fois plus peuplée environ que Fort-de-France, s'appuie sur une série de mornes volcaniques et prend la forme d'un croissant à pointe méridionale plus saillante.

A la Martinique, la moyenne annuelle de la pression atmosphérique est de 757,8 d'après les calculs de B. Féraud. La température annuelle moyenne est, sur le littoral, de 27°,15, la moyenne mensuelle la plus basse étant celle de février, et la plus haute celle du mois de septembre. Les pluies y sont très abondantes, surtout en août, mars étant le mois le plus sec. L'humidité, d'après les calculs de Moreau de Jonnès pour trois années, atteint à l'hygromètre de Saussure le chiffre élevé de 87,7, comme moyenne annuelle. Les vents les plus fréquents sont ceux qui partent de l'un des points de l'arc qui va du nord à l'est : ils soufflent surtout pendant la saison fraîche ; ceux qui viennent de l'est jusqu'au sud-est sont tièdes et s'observent surtout pendant l'hivernage ; les vents les plus rares, ceux de sud et d'ouest, sont redoutés à la Martinique à cause de leur température énervante.

Deux grandes saisons se partagent l'année avec des périodes intermédiaires ou de transition. L'hivernage, saison chaude et pluvieuse, commence, dit Rufz de Lavison, « trois jours après la pleine lune de juillet et finit trois jours après la pleine lune d'octobre » ; vient ensuite une sorte d'automne pendant le mois de novembre ; puis la saison fraîche qui dure jusqu'au mois de mars ; de mars à la mi-juillet. Cette sorte de printemps, dit le *renouveau*, précède les journées torrides de l'hivernage.

A la Martinique, ai-je dit, ce n'est pas le paludisme

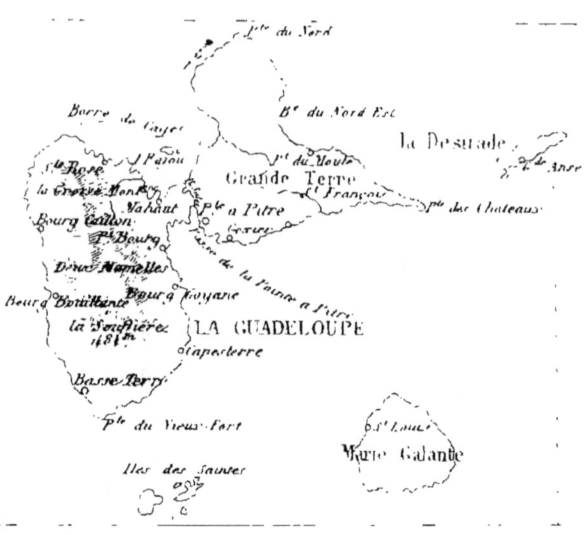

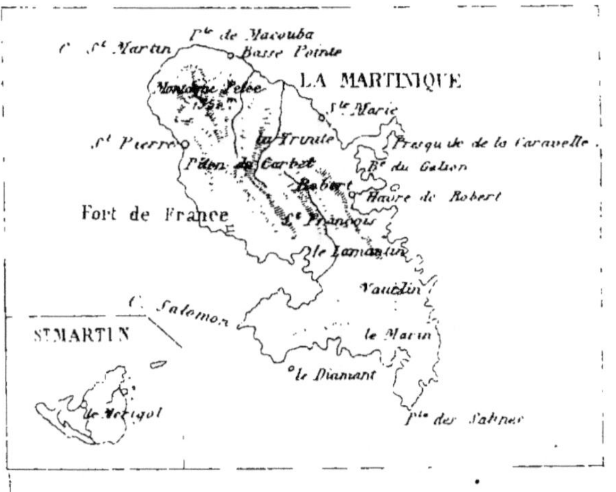

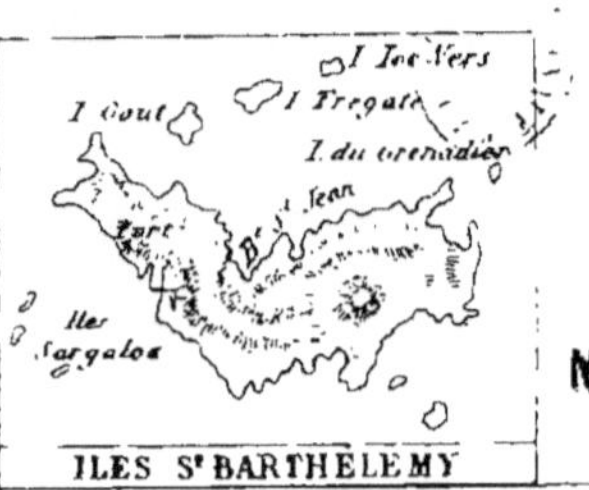

MARTINIQUE GUADELOUPE
S.t MARTIN et S.t BARTHÉLEMY

qui est l'ennemi. Il ne règne en effet que dans une région limitée de cette île, et si de tout temps il a éprouvé nos garnisons, ce n'est pas à lui qu'il faut s'en prendre pour juger sévèrement le climat de cette colonie. Le plus grand nombre des décès dans la race blanche ne vient pas de ce fait, il s'en faut, car, d'après les relevés de B. Féraud (1866-1875), sur 1,000 décès généraux, il n'y en a que 47 au compte de cette infection, tandis que les décès par maladies catarrhales (catarrhes intestinaux, diarrhées, dysenteries, catarrhe des voies biliaires) sont représentés par le chiffre 311, et la fièvre jaune par celui de 307 sur 1,000 décès généraux.

Or, les catarrhes relèvent le plus souvent, à notre sens du moins, d'une mauvaise hygiène : ce sont les influences thermiques et les ingesta qui en sont le plus fréquemment la cause : avec des précautions plus grandes et des habitudes d'hygiène individuelle plus rigoureuses, la race blanche s'en garantirait sans aucun doute et on ne verrait pas ce groupe de maladies, les dysenteries spécialement, se dresser comme un obstacle devant les tentatives d'acclimatement.

Mais pour la fièvre jaune, il n'en va pas de même. C'est elle qui, soit née sur place, soit importée, fauche les nouveaux arrivants, décime une partie de la population blanche flottante ou sédentaire et qui, détruisant ainsi notre race par coupes rapprochées, pose toujours à nouveau le problème de sa fixation dans la colonie.

Dans ces néfastes conditions, les blancs n'ont jamais augmenté en nombre quand ils ont été réduits à eux-mêmes. Accrus par l'immigration française, de 1635 à 1740, aux premiers temps de l'occupation, ils ont diminué pendant les longues guerres du siècle dernier qui barraient la route de l'Atlantique. Plus tard, malgré cette immigration, leur race a encore diminué peu à peu sur le sol de l'île pour tomber au chiffre de 9,500 en 1848, bien qu'elle ait vécu dans l'abondance pendant de longues années, bien qu'elle ait renouvelé le sang de ses familles par des mariages avec des Européens, et la santé de ses enfants par les voyages en Europe.

Pendant ce laps de temps, la population de couleur a éprouvé un sort inverse et ce groupe fécond, bien défendu par son origine contre les atteintes de la fièvre jaune, a vu sa natalité dépasser sa mortalité. Pendant la période de 1830-1847, « la natalité est faible dans la population blanche (26 naissances pour 1000 de population blanche), plus élevée dans la population esclaves (33 naissances) et très forte parmi les libres de couleur (37 naissances)..... La comparaison des décès avec les naissances fait voir que la population blanche reste en déficit, d'où il suit que si elle s'accroît, ce ne peut être que par l'immigration. La population esclave compense ses pertes avec un excédant de 3 naissances sur 1000 de population ; dans la classe libre de couleur, cet excédant est d'environ huit natalités (1) ».

La population libre de couleur s'accroissait donc pendant la période indiquée, tandis que décroissaient les gens de race blanche. Actuellement que se passe-t-il ? Rey a fait justement observer qu'il est difficile de s'en rendre compte, parce que, depuis l'abolition de l'esclavage, les nouveau-nés ne figurent plus sur les registres de l'état civil avec leur origine de race, les naissances, aussi bien que les décès d'ailleurs, étant

(1) Rey, *Etude sur la colonie de la Martinique. Revue maritime et coloniale*, mai, juin, juillet, 1881.

groupés dans des calculs communs, quel que soit le sang. Mais nous savons que, depuis 1848, la population s'accroît chaque année sans que le fait de l'émigration africaine et indienne puisse rendre compte de cette augmentation ; nous ne pouvons pas l'attribuer à la race blanche qui n'a jamais pu obtenir, sans des artifices qui excluent l'acclimatement, la permanence de ses familles sur le sol de la colonie ; il nous faut bien avouer enfin qu'il suffirait d'une période d'épidémie grave de fièvre jaune pour y mettre en question l'existence même de notre race. Nous n'hésitons donc pas à conclure que c'est la population de couleur qui seule augmente par le nombre, et que c'est à elle qu'appartient, par droit d'adaptation au climat, la colonisation de la Martinique.

La Guadeloupe, située à 100 kilomètres dans le nord de la précédente colonie, comprend en réalité deux grandes îles, la Guadeloupe proprement dite et la Grande-Terre, séparée par un détroit marécageux, la rivière Salée. Le contraste est grand entre ces deux moitiés inégales de la Guadeloupe, au point de vue du sol et de l'orographie. La Grande-Terre, située à l'est de la rivière Salée, a des reliefs peu prononcés sur un sol généralement plat. Ses terrains profonds, d'origine volcanique, sont recouverts d'une couche de carbonate de chaux qui supporte l'humus et les alluvions. La Guadeloupe proprement dite est une ellipse montagneuse que dominent le piton de la Soufrière, haut de 1,484 mètres, et trois volcans moins élevés. La Grande-Terre est très palustre ; l'autre partie de l'île l'est sensiblement moins, mais les catarrhes intestinaux provoqués par ses causes ordinaires, vicissitudes atmosphériques, alcoolisme, écarts de régime, et par une cause spéciale, la mauvaise qualité des eaux réputées potables, y sont par contre plus fréquents que dans la zone plate, la Grande-Terre. En somme, nous retrouvons à la Guadeloupe les deux endémies principales de la Martinique, avec cette différence que le paludisme y est beaucoup plus intense. « La Pointe-à-Pître est de beaucoup le foyer d'infection le plus intense des deux colonies (Dutrouleau). »

Les catarrhes intestinaux graves, moins sujets à la comparaison au point de vue de leur fréquence relative dans l'une et l'autre colonie, car ils ne dépendent pas le plus souvent du sol, mais bien de l'hygiène individuelle, élément variable, sont également fréquents à la Guadeloupe. Quant à la fièvre jaune, elle y joue le même rôle destructeur de la race blanche, et c'est elle surtout qui rend inutile, jusqu'à nouvel ordre, les efforts de cette race pour fonder sur cette île une colonisation durable par elle-même. En fait, la population de l'île augmente, par l'immigration africaine, disent les uns, par les gens de couleur, d'après les autres, sans qu'il ait été possible de fixer exactement la part que prennent à l'accroissement de la population ces deux éléments démographiques. Dans tous les cas personne ne songe à attribuer cet accroissement à la race blanche pure, laquelle disparaîtrait fatalement si, rompant ses unions de sang avec les Européens, elle cherchait à obtenir par elle-même sa permanence dans les colonies. Là encore l'avenir paraît appartenir aux races métisses.

5. Les Antilles danoises sont représentées par trois petites îles dont le climat est funeste à la race blanche : Saint-Jean, dont la réputation d'insalubrité est notoire ; Saint-Thomas très fréquemment visitée par la fièvre jaune à cause de ses relations maritimes constantes avec les foyers de cette endémie, et Sainte-Croix. Les

Danois, en faisant de Saint-Thomas un port franc et un point de relâche de plusieurs grandes lignes de paquebots, ont tiré de cette petite possession un parti très avantageux au point de vue économique, mais ils n'arrivent pas à ce résultat sans des sacrifices d'existences qui pèsent sur la race blanche par dessus tout. Quant à l'acclimatement de cette race dans ces îles, il n'a pas été obtenu jusqu'à ce jour.

6. La Suède possède une seule Antille, la petite Saint-Barthélemy, qui manque d'eau potable.

7. Les Antilles hollandaises sont au nombre de six. Trois d'entre elles font partie des « *Iles du Vent* » : Saba, rocher à peine habité ; Saint-Eustache qui n'est guère plus grande et qui est privée d'eau potable ; Saint-Martin dans sa partie méridionale seulement, le reste de l'île appartenant aux Français. Ce que nous avons dit de la Guadeloupe et de la Martinique s'applique à Saint-Martin, quelle que soit la région de cette île que l'on envisage. Les trois autres Antilles hollandaises, dites « *sous le vent* » sont voisines de la côte du Venezuela. Oruba et Buen-Ayre ont peu d'importance, mais Curaçao, « vaste de 55,000 hectares », située à quinze lieues environ de la côte nord du Venezuela, par 12° de latitude nord et 71° de longitude occidentale, est exempte de paludisme par son sol granitique, à peu près exempte de fièvre jaune par un régime quarantenaire rigoureux, d'hépatite, de dysenterie, de diarrhée, par une hygiène urbaine et individuelle plus attentive que la nôtre, de maladies de misère par le bien-être de presque tous ses habitants (1). A tous ces titres, Curaçao est un climat d'une grande salubrité : c'est un

(1) Consultez l'article ILE DU CURAÇAO, dans les *Archives de médecine navale*, 1875, 2ᵉ série, p. 317, d'après Van Leent et Constan.

sanatorium pour les malades de Maracaïbo, de la Guayra, du littoral de la Nouvelle-Grenade et du Venezuela ; il est certain que les conditions climatiques que l'on subit à Curaçao, permettent au moins l'acclimatement individuel, car les soldats hollandais séjournent cinq ans dans cette colonie ; il est probable, enfin, que la nation néerlandaise y a acquis, par une exception bien grande sous les tropiques, l'acclimatement de race (1).

IV. *États et colonies de l'Amérique du Sud.* — 1. Les États-Unis de Colombie, partie occidentale de la région du nord de l'Amérique méridionale, se partagent en trois zones distinctes, tant au point de vue du relief du sol que sous le rapport des influences climatiques : 1° les rivages qu'interrompt encore l'isthme de Panama et que laissera communiquer, avant la fin de ce siècle, le canal interocéanique : c'est une région insalubre, sur la surface de laquelle les blancs n'ont jamais pu se perpétuer, mais qu'habitent, en se multipliant, malgré la fièvre jaune, les métis de sang espagnol, nègre et indien d'Amérique, à Panama, à Puerto-Bello, à Carthagène, à Sainte-Marthe de Magdalena ; 2° les plaines ou *llanos* qui s'étendent à l'est, forment une partie du versant septentrional, torride et palustre, de l'Amazone, et dans lesquelles vivent presque exclusivement des groupes sauvages ou demi-civilisés d'Indiens ; 3° les altitudes, c'est-à-dire les trois Andes Grenadines qui, courant du nord au sud, séparent les rivages des grandes plaines amazoniennes et supportent, à des hauteurs variables, plusieurs villes d'une extrême salu-

(1) Je ne puis à cet égard invoquer que des témoignages oraux recueillis par moi, à Curaçao, en 1867 : ils ont néanmoins, à mes yeux, une grande valeur, à cause des personnes qui me les ont fournis et qui avaient une profonde connaissance du pays.

brité. Parmi elles, Bogota, capitale de 60,000 âmes, située à 2,632 mètres d'altitude, jouit d'un climat tempéré, exempt de paludisme et de fièvre jaune, très salubre pour les blancs, dangereux pour les noirs s'ils ne se précautionnent pas contre l'influence du froid. Chaque race a donc sa place fixée dans le pays au point de vue de l'acclimatement : aux métis, le littoral dont ils bravent les funestes influences ; aux blancs, les altitudes où leur population augmente d'une manière sensible ; aux sauvages, les surfaces torrides des llanos.

2. Le Venezuela ne serait que la plaine de l'Orénoque, si un chaînon détaché des Andes Grenadines ne parcourait ce pays de l'est à l'ouest, à une faible distance des rivages que baigne la mer des Antilles. Comme en Nouvelle-Grenade, la surface du Venezuela se partage en trois régions bien différentes par l'étendue, le climat et leur rôle relatif au point de vue de l'acclimatement. Les côtes maritimes, torrides et palustres en tout temps, ont en outre été fréquemment visitées par la fièvre jaune. Puerto-Cabello et la Guayra, points de ces rivages que j'ai visités, ont toujours refusé aux hommes de la race blanche, et même aux Espagnols, tout acclimatement durable. Mais à une distance variable de ces localités maritimes insalubres, se dressent les altitudes. Caracas, capitale de la République, occupe l'un de ces points élevés, à quelques kilomètres de la Guayra (1) : les blancs n'y subissent guère que les influences météorologiques chaudes et non les torrides, d'où il suit que, si les familles de sang mêlé sont en majorité à Caracas, les Espagnols de race

____

(1) A quelques kilomètres à vol d'oiseau, mais l'altitude de Caracas est telle, relativement à la Guayra, que j'ai mis près de douze heures à franchir, par un chemin en lacet, la distance de ces deux villes, dans une bonne voiture du pays.

pure ont pu y faire souche et s'y perpétuer. Quant aux llanos venezueliens, elles sont comme celles de la Colombie, torrides et palustres : c'est dire que le séjour dans ces vastes plaines est funeste aux Européens.

3. La République de l'Équateur, que traverse au nord la ligne équatoriale, est, au point de vue des climats, disposée par la nature comme les deux pays dont nous venons de parler. Sur la côte du Pacifique s'allonge une bande étroite, la province de Guayaquil, dont le climat, assez peu salubre, a cependant laissé prospérer les races métisses, mulatos, zambos, cholos, mestizos, quitos, colorados, sivaros, etc., mélanges, à des degrés divers, d'hommes d'Europe, d'Afrique et d'Amérique indienne, sans permettre à la race blanche de traverser les âges, et en l'obligeant à subir, à Guayaquil notamment, toutes les endémies des pays torrides. Plus à l'est, s'élèvent les Andes Equatoriennes, dont les altitudes variables portent des villages et des villes, et parmi elles Quito, à 22 kilomètres seulement de l'Équateur. Cette ville très salubre, au climat tempéré, est peuplée de 80,000 habitants que quatre siècles ont singulièrement mélangé dans leur sang, mais parmi lesquels, quand ils l'ont voulu, les hommes de race blanche ont pu se perpétuer en toute pureté. Les llanos de l'Équateur qui terminent le pays à l'est sont parcourus par plusieurs affluents de l'Amazone, habités par les tribus indiennes la plupart sauvages, et insalubres pour la race blanche, comme les llanos amazoniens du Nord.

4. Les trois Guyanes occupent, du côté de l'Atlantique, une partie de l'espace qui sépare l'Orénoque inférieur du bas Amazone.

La région française, la plus orientale, s'étend de l'Oyapock au Maroni, du 6ᵉ au 8ᵉ degré de latitude septentrionale. Le littoral de la colonie, seule région où aient été faites des tentatives de colonisation et d'acclimatement, est en général constitué par des plaines basses sur lesquelles se reproduisent à profusion les végétaux palustres, palétuviers et mangliers, et bordé, fort heureusement pour notre race, de quelques îles dont la salubrité, tout en n'étant que relative, l'emporte cependant de beaucoup sur celle des terrains bas du continent. Cayenne, chef-lieu du gouvernement et de la colonie, située à la pointe occidentale de l'île qui lui donne son nom, par 4°,56 de latitude nord et 54°,5 de longitude occidentale, à l'embouchure d'un estuaire, est le point le moins insalubre de toute la région. — A l'ouest des rivages, s'étendent de vastes régions alluvionnaires, sillonnées par un nombre considérable de cours d'eau, Maroni, Sinnamari, Kourou, Cayenne, Aprouague, Oyapock, etc., et interrompue par des criques, des canaux, des lacs, des prés immenses, dits *pris-pris*, des marais de vase molle dits *savanes tremblantes*, et, de place en place, par des rocs ferrugineux qui révèlent la nature du sol profond, ainsi que par de grands bois où la faune tropicale se multiplie en toute liberté. Au delà de ces plaines, et de gradins en gradins, on parvient à des altitudes tempérées et saines dont les monts Tumuc-Humac, situés dans le sud, fournissent des pics élevés de 1,000 à 1,200 mètres, pendant qu'une suite de collines, de 5 à 600 mètres d'altitude seulement, s'élevant perpendiculairement aux monts précédents, sépare, conjointement avec le Maroni, la Guyane française de la colonie néerlandaise.

La moyenne thermique annuelle, à Cayenne, est de 27°,8 ; c'est dire qu'elle est sensiblement plus élevée dans les plaines basses du continent que n'influencent pas les brises maritimes. L'humidité atmosphérique, dans la même ville, y atteint, à l'hygromètre de Saussure, les chiffres énormes de 95, 96, 97. Il pleut autant, à Cayenne, que dans les pays les plus inondés du globe, et, par une exception peu commune sous la zone torride, les pluies abondantes s'observent surtout dans la saison fraîche, au lieu de constituer l'un des caractères ordinaires de l'hivernage.

La salubrité de la Guyane, et par suite les chances d'acclimatement de la race blanche, sont très différentes dans ce pays, suivant les régions et les localités. Cayenne, bâtie sur un promontoire élevé de six mètres au-dessus du niveau de la mer, et rafraîchie par les brises pures de l'Atlantique, n'a d'autres causes d'insalubrité que celle qui dérive des conditions thermiques élevées de son atmosphère, si on fait abstraction de la fièvre jaune, laquelle, toujours importée, ne peut être considérée comme un élément de son climat. Aussi la mortalité, dans les années ordinaires, a-t-elle toujours flotté entre les chiffres de 2 à 3 p. 100, ce qui assure l'acclimatement individuel pendant une période variable d'une à deux années. Quant à l'acclimatement de la race blanche, il n'y a jamais été obtenu, à cause de l'anémie progressive, et les générations des familles de cette race ne s'y sont jamais succédé sans recourir au rapatriement temporaire. Le littoral et les plaines des gradins inférieurs du pays ont toujours, *à fortiori*, refusé impitoyablement, à la race blanche, le droit de s'y adapter, même pendant un temps limité : c'est la zone des maladies palustres sévères, de l'anémie rapide, des catarrhes intestinaux graves, des insolations mortelles. Aussi, malgré toutes les précautions prises par l'administration pénitentiaire pour préserver les gens condamnés à la déportation des endémies qui les entouraient, la mortalité, parmi eux, a été telle qu'il a fallu renoncer à les employer, soit à la colonisation agricole, soit à l'exploitation des placers. Au contraire, dans la recherche des mines d'or, la mortalité qui a frappé les races exotiques a été relativement très faible. « J'ai pu me procurer, dit Dorvau, les renseignements suivants sur 4,437 immigrants débarqués à Cayenne et employés aux mines d'or. Ils se répartissent ainsi :

Africains................ 1,828
Indiens................ 2,509
Chinois................   100

Ils ont fourni une mortalité moyenne par an : pour les Africains, 4,01 p. 100 ; pour les Indiens, de 3,56 ; pour les Chinois, 1,58. La mortalité, sans distinction de race, a été de 3,7 p. 100 (1). » Ce chiffre moyen de mortalité a été, en effet, assez faible, si l'on considère que les Africains, qui ont été celle des trois races qui a été la plus éprouvée, étaient seuls chargés des grands travaux de force, et que la résistance des Indous aux influences torrides, hors de l'Hindoustan, est médiocre. Bien que l'expérience ait été faite sur une bien petite échelle, pour les Chinois, ses résultats tendent à faire admettre, pour cette race industrieuse et intelligente, une bonne aptitude aux climats torrides, en dehors des grandes fatigues, physiques du moins.

Les deux autres Guyanes ne sont pas mieux partagées que leur voisine, au point de vue du climat et de la salubrité. Les possessions néerlandaises, étendues du Maroni au Corantyn, sont placées dans des conditions d'orographie, d'hydrologie et de constitution du sol, analogues à celles de la Guyane française ; leurs in-

(1) *Hygiène et pathologie des chercheurs d'or à la Guyane.* Th. P., 1876.

fluence endémiques sont les mêmes dans les régions voisines du littoral, leur salubrité la même dans les altitudes. Tout l'espoir de la colonisation repose, en Guyane hollandaise, sur le travail par les nègres africains actuellement libres, par les Indiens indigènes, les créoles de couleur, les nègres guinéens et les indiens d'Asie immigrants. Toutes les tentatives de colonisation par les Européens ont misérablement échoué (1). Il est vrai qu'ils se sont toujours fixés sur le littoral. L'avenir de la Guyane anglaise, depuis l'émancipation des noirs, repose sur les mêmes bases, la mortalité qui frappe la race anglo-saxonne, dans les basses régions qu'elle occupe, étant un obstacle insurmontable à son acclimatement.

5. Le Brésil, le plus vaste des empires, appartient à la fois aux zones torride, chaude et tempérée. Dans le bassin de l'Amazone, de la Guyane française à Bahia, c'est un climat équatorial; au-dessous de ce port jusqu'au 30° degré de latitude sud, le Brésil se trouve compris dans la zone des climats chauds : sa région méridionale enfin, que remplit la province de Rio Grande do Sul, jouit des influences météorologiques tempérées qui règnent dans tout le bassin de la Plata : le secret de l'acclimatement de la race allemande dans la province de Rio-Grande est contenu tout entier dans les conditions du climat de la zone où ils se sont fixés : il n'a rien de commun avec les difficultés que la même race rencontre dans la zone torride. L'Amazone naît des Andes par de larges affluents et court à travers l'Amérique méridionale sur une longueur qui dépasse 4,000 kilomètres. Sorte « d'équateur liquide », ce fleuve magnifique est bordé d'immenses forêts,

(1) Van Leent, *Guyane néerlandaise. Arch. de Méd. nav.*, 1880.

manteau protecteur d'eaux pluviales qui s'évapore-
raient en miasmes fébrigènes si la hache venait un
jour y pratiquer à l'aveugle de larges trouées : c'est là
qu'est le plus grand danger pour l'avenir.

Le fleuve des Amazones lui-même n'est pas, pendant la saison sèche, une route dangereuse : « A Rio de
Janeiro, dit Agassiz (1), si vous annoncez que vous
allez remonter le grand fleuve, vos amis brésiliens
vous regardent avec une admiration compatissante.
On vous menace de la fièvre, de la chaleur accablante,
de la famine, du manque de gîte, des moustiques, des
Jacarès et des Indiens sauvages. Parlez-vous à un médecin, il vous conseille une bonne provision de quinine, et il vous engage fortement à en prendre une
dose chaque jour pour prévenir la fièvre intermittente
et les frissons..... Durant un séjour de huit mois,
aucun de nos nombreux compagnons n'a souffert
d'une sérieuse indisposition attribuable au climat et
nous n'avons pas vu dans nos pérégrinations autant
de cas de fièvre intermittente qu'on en rencontre in-
failliblement lorsqu'on navigue sur nos grandes rivières de l'ouest aux États-Unis. Le parcours de l'A-
mazone propre est devenu désormais chose facile à
quiconque voudra se résigner à endurer la chaleur et
les moustiques, pour jouir de la vue du plus grand
fleuve du monde et de la splendide végétation tropicale qui croît sur ses bords. Juillet, août, septembre et
octobre sont, dans cette région, les quatre mois les
plus secs et les plus salubres ».

Mais si le grand fleuve, pendant une moitié de l'année, respecte la santé des blancs, il n'en est pas de
même pendant l'autre moitié : la fièvre y règne alors

____

(1) *Voyage au Brésil*, annoté par Belin de Launay. Paris, Hachette.

sur des rives sujettes à de fréquents changements de niveau, à de vastes débordements qui s'étalent souvent, pendant la saison des pluies, en marais, en lagunes et en lacs, et il en est de même des affluents de l'Amazone à la même époque de l'année. Dans ces conditions, la malaria règne sur tous ces cours d'eau, grands et petits, et c'est ainsi que J. Crevaux, descendant la Yapura en janvier 1879, a fait diligence pour sortir de cette rivière, dont le séjour pendant quelques semaines, eût été mortel pour lui et ses compagnons.

Le sol du bassin de l'Amazone sera, je le répète, bien plus fécond en miasmes malariens, si l'on abat sans précautions les forêts qui le recouvrent : certes, la possession des végétaux précieux qui donnent l'acajou, l'ébène, le caoutchouc, la vanille, le cacao, le quinquina, des gommes, des huiles, des résines, des épices, des matières colorantes, des tissus, est bien faite pour tenter ; mais malheur au pays amazonien et à ses défricheurs, si les terrains privés de leurs « selvas » abattues sans règle et à l'aveugle, s'imprègnent des pluies d'hivernage, s'assèchent ensuite sous un soleil torride et ne portent plus à l'Amazone les eaux qui les traversent aujourd'hui pour maintenir le niveau du fleuve. La salubrité future du pays, l'acclimatement de l'Européen dans cette zone que les explorateurs lui annoncent comme inépuisable dans ses richesses forestières, ne s'accommoderont pas de l'usage aveugle de la hache.

Le littoral du Brésil, de l'Oyapock à la province de Bahia inclusivement, eût été inhabitable pour d'autres colons que les Portugais et les Espagnols : c'est au premier de ces peuples que le destin a donné le Brésil : on ne peut que s'en louer. Comme les Espagnols, et pour les mêmes raisons originelles de race, les Portugais s'adaptent assez aisément aux climats torrides et se croisent avec les races qui leur sont étrangères sans répugnance marquée : soit purs, soit mélangés, ils ont créé au Brésil une population acclimatée qui n'occupe qu'une bien petite partie de l'immense empire, mais qui du chiffre de 1,900,000 Brésiliens en 1776, a dépassé aujourd'hui 11 millions d'âmes. « Le croît annuel est de deux cents à deux cent cinquante mille âmes. » (O. Reclus.) Dix mille Portugais d'Europe immigrant chaque année au Brésil, viennent renouveler le sang des Brésiliens d'Amérique ou contribuer aux croisements féconds avec l'Indien et le Nègre.

Immédiatement au sud de la Guyane, les deux bras de l'Amazone circonscrivent l'île de Marajo, formée d'alluvions apportées par le fleuve et presque exclusiment habitée à Breves, village le plus important de l'île, par une population métisse ou par des Indiens. Les Portugais y sont en infime minorité : le pays étant très palustre, ils n'ont pas cru y mettre à l'épreuve leur souplesse d'adaptation.

Sur le bras méridional du grand fleuve, par 1°,21 de latitude sud, les Portugais habitent déjà avec moins de danger Para, quoique la température moyenne annuelle y soit de 27°,6 avec des différences thermiques trimestrielles de deux degrés seulement.

Plus au sud, le climat de Maranhao a les mêmes caractères de température, d'humidité, de constitution palustre et d'insalubrité : cependant les Portugais et surtout leurs métis n'y périclitent pas.

Ils résistent encore mieux à Céara, autre ville brésilienne de la côte qui, au dire d'Agassiz « se transforme et s'accroît avec une rapidité merveilleuse : il y a cinq ans (1), pas une seule rue n'était pavée ; toutes aujourd'hui ont d'excellentes chaussées et de beaux trottoirs : elles sont, en outre, soigneusement alignées en vue du développement futur (2). »

Mais c'est à mesure que l'on descend vers le sud que l'on peut se rendre compte de la facile adaptation du Portugais. Le Recife ou Pernambuco, est bâti sur un terrain d'alluvion. « Au nord (3) de la ville, dit Béringer, des marécages d'eau douce mélangée d'eau salée longent la côte. Des palétuviers indiquent la limite de cette zone dangereuse. Grâce à la direction et à l'intensité des vents régnants la salubrité de la ville ne paraît pas fortement altérée par cette source d'infection. » Quant aux conditions météorologiques, elles sont excessives. La température moyenne de l'année y est, d'après le même médecin, de 25°,7, soit 26,4 pour la saison sèche et chaude et 24,9 pour la saison humide qui est fraîche relativement à l'autre ; l'humidité y est considérable en toute saison ; la fièvre jaune est importée de temps en temps, etc. Malgré toutes ces fâcheuses influences de climat et de situation géographique, on doit admettre, avec Béringer, l'acclimatement des Portugais purs au Récife, en se basant sur ce fait que pendant le cours des années 1875 et 1876, la répartition des décès par race a été la suivante :

```
Population totale......  1 décès  sur  29,6 habitants.
     —      blanche....  1    —        36,4      —
     —      mulâtre....  1    —        26,4      —
     —      nègre......  1    —        24,1      —
```

(1) En 1860.
(2) **M. et madame Agassiz,** *Voyage au Brésil.* Paris, Hachette.
(3) *Recherches sur le climat et la mortalité de la ville du Recife ou Pernambuco.* — *Annuaire de la Soc. météor. de France,* t. XXVI, 1878.

Or, toujours d'après l'auteur, la population blanche
de cette contrée se compose à peu près exclusivement
de Portugais récemment arrivés de la métropole et de
descendants de Portugais.

Bahia, l'ancienne capitale du Brésil avant Rio, n'a
pas plus refusé que Pernambuco l'acclimatement à la
race lusitanienne, mais il ne faut pas s'en étonner, si
on a égard, d'une part, aux aptitudes natives de cette
race à la colonisation dans l'Amérique torride, et,
d'autre part, aux croisements opérés à Bahia, depuis
de longues années, dans une proportion beaucoup
plus grande que dans toute autre ville du Brésil.

Nous avons successivement passé en revue les climats partiels de la zone torride au point de vue de
leurs caractères distinctifs et de leur influence sur
l'acclimatement. Plusieurs faits généraux nous paraissent ressortir de cette étude: l'influence heureuse
des altitudes, du choix des groupes humains, des croisements sur l'avenir de l'acclimatement de la race
blanche, et celle de l'hygiène personnelle sur l'accli-
tement de l'individu. Les développements dans lesquels nous allons entrer dans le chapitre qui va suivre,
seront les conséquences pratiques des faits que nous
venons de constater.

CHAPITRE V

ACCLIMATATION

Nous avons dit ailleurs que l'acclimatation était
l'art d'acclimater. Un art comporte un certain nombre
de règles. Quelles sont ces règles? c'est ce dont nous
allons nous occuper maintenant.

L'acclimatation a un but : celui d'obtenir l'acclimatement, c'est-à-dire l'adaptation à un nouveau climat, tantôt au profit seulement de l'individu qui n'en subit que temporairement les influences, tantôt au profit d'une race qui cherche à se fixer définitivement dans un climat partiel. L'un ou l'autre de ces acclimatements, et parfois l'un et l'autre, sont nécessaires pour conduire à des résultats heureux dans des entreprises humaines définies : les colonisations, les expéditions militaires, les voyages, les explorations, les travaux de la terre, particuliers ou publics, sous la zone torride.

Je m'efforcerai de montrer le rôle important de l'hygiène et de l'acclimatation dans toutes ces tentatives de l'activité humaine (1).

ARTICLE PREMIER

COLONISATIONS

Pour le succès d'une colonisation, il ne suffit pas de l'acclimatement individuel : on ne peut se contenter de celui-ci que pour le marin, le soldat, le voyageur, l'explorateur, qui passent un temps déterminé dans un climat nouveau, pour y remplir des rôles souvent très pénibles, mais temporaires. Pour fonder une colonie, il est de toute nécessité que le colon se perpétue, soit par sa race pure, soit par le métissage. Mais

---

(1) C'est à dessein que je m'abstiendrai de parler ici de tout ce qui a trait à l'hygiène navale, science si souvent mise en cause, cependant, dans la zone torride. A cet égard, la 2ᵉ édition du *Traité d'Hygiène navale* du professeur Fonssagrives répond à toutes les exigences. Le présent livre s'adresse avant tout aux hommes de race blanche qui ont à subir, *à terre*, les influences des climats intertropicaux.

cet acclimatement de race impliquant nécessairement
l'adaptation individuelle des premiers colons au climat,
il va sans dire que les moyens d'arriver à la colonisation
définitive concerneront l'un et l'autre mode d'acclimatement.

Pour vivre dans la zone torride, les trois grandes
races humaines ont reçu de la nature des aptitudes
inégales. La race blanche est incontestablement celle
qui possède cette faculté au degré le plus faible, et
cependant c'est elle qui a fait le plus de tentatives de
colonisations, parce qu'elle est intelligente, enthou-
siaste ou avide de richesses. Elle a conduit ses entreprises d'adaptation avec ardeur toujours, avec une
légèreté et un aveuglement inouïs trop souvent, et elle
n'a réussi qu'en raison de l'aptitude originelle de certains des groupes qui la composent, à subir les influences torrides, des conditions heureuses du climat
de certaines régions, de son penchant au croisement,
qu'il fût nié ou franchement avoué.

Les Espagnols préparés par leur origine aux climats
chauds excessifs, ne répugnant guère aux croisements,
et trouvant d'ailleurs dans les pays qu'ils ont colonisés
un grand nombre de régions où l'altitude corrigeait
les défauts de la latitude pour la constitution du
climat, les Espagnols, dis-je, se sont implantés dans
toute l'Amérique torride, aux Antilles, au Mexique, en
Nouvelle-Grenade, au Venezuela, dans l'Équateur, au
Pérou, aux Philippines.

Les Portugais n'ont trouvé sur les côtes du Brésil
qu'un paludisme mitigé ; ils n'y ont été frappés par la
fièvre jaune que de loin en loin, accidentellement, par
importation, enfin ils ont peuplé toutes ces côtes de
leurs métis. Si on ajoute à ces faits celui d'une adaptation météorologique naturelle, analogue à celle des

Espagnols, on se rendra compte de leur succès dans toute la région civilisée du grand empire brésilien. S'ils ont échoué sur les deux côtes de l'Afrique torride, c'est que dans ces régions, l'acclimatement individuel leur a été tout d'abord refusé, à cause d'un paludisme trop intense, de la fièvre jaune et de la difficulté des croisements.

Les Français, les Anglais, les Hollandais, ont échoué partout où ils ont trouvé la fièvre palustre grave et le typhus amaril. Leur répugnance au croisement leur a en outre beaucoup nui. En dernier lieu, obligés le plus souvent à prendre la côte insalubre pour base d'opération, ils s'y sont succédé sans y faire souche et trop souvent pour y mourir.

La race jaune a une faculté d'adaptation tout autre : elle paraît réussir partout, et sous quelque climat qu'elle aille s'établir. Les Chinois, pour parler du groupe le plus remuant parmi les « jaunes », se sont répandus dans les pays les plus malsains de la terre, les îles de la Malaisie. Dans ces régions, rassurés par leur faible éloignement de la mère-patrie, ils tendent aujourd'hui à y créer, tantôt par leur race pure, tantôt par le croisement fécond, un peuple qui menace d'absorber un jour toute l'attention à Sumatra, à Java, à Luçon et dans d'autres îles océaniennes.

La race noire n'a jamais colonisé dans le sens propre du mot : c'est par la force qu'elle a accepté les exigences des peuples colonisateurs : mais le choix fait par ces derniers, quelque barbares que fussent les moyens, était heureux. Le nègre remplissait une des conditions cardinales de l'adaptation au climat. Transplanté en Amérique par la traite, le noir ne faisait que changer de place sous la zone torride, et trouvait souvent, sous un nouveau ciel, des influences hygiéniques beaucoup moins sévères que celles de l'Afrique, la mère-patrie éthiopienne. En fait, la race noire a prospéré et multiplié sa descendance partout où elle a été appelée à vivre sans sortir des climats brûlants; c'est encore le nègre, qui, de tous les habitants de l'Amérique du Sud et du Centre-Amérique, a le bras le plus vigoureux.

L'Indien de l'Amérique torride, dont la place anthropologique n'est pas encore rigoureusement fixée, mais que l'on rattache plus volontiers au tronc mongolique, n'a pas plus colonisé que le nègre : il a vécu sous les cieux qui l'avaient vu naître, naturellement adapté au climat, couvrant parfois le sol de ses villes de monuments dont nous admirons aujourd'hui les restes ensevelis, libre tant que les hommes de race blanche n'ont pas traversé l'Atlantique. Depuis la conquête, il a contribué à créer par son croisement avec les Européens, l'Espagnol et le Portugais surtout, une race métisse, Ladinos du Centre-Amérique, Cholos de l'Équateur, etc. Ces métissages ont une importance bien grande dans l'histoire de la colonisation, car les Ladinos en particulier ont entre leurs mains, s'ils le veulent, l'avenir de la région du nord de l'Amérique méridionale et de tout le Centre-Amérique.

Des trois grandes races humaines, c'est donc la blanche qui est douée de la plus faible aptitude à l'acclimatement sous la zone torride : c'est elle cependant, qui, poussée par son intelligence, son rang anthropologique, ses besoins et son goût de jouissance, trouble dans leur quiétude les hommes jaunes, noirs et rouges, et leur demande d'entrer de gré ou de force dans le grand concert de l'humanité. C'est donc elle surtout qui doit le mieux connaître les dangers qu'elle affronte et les difficultés qui se dressent devant elle, dans ces pays qu'on a trop longtemps dépeints comme des printemps éternels.

Pour mener une colonisation à bonne fin, il faut choisir les colons et les placer ensuite dans de bonnes conditions de départ, de séjour et de durée par la descendance.

I. *Choix des colons.* — 1. Les groupes nationaux de la race blanche ont une aptitude assez inégale à la colonisation dans la zone torride. Les Espagnols, les Portugais, les Juifs sont, pour des raisons différentes, ceux qui s'adaptent le plus aisément.

Il y a déjà près de vingt ans que Bertillon a formulé les motifs probables de la grande facilité d'adaptation des Espagnols. Ce peuple, a dit ce savant anthropologiste, est très vraisemblablement le produit du mélange d'autochthones : 1° avec les Ibères que l'on croit généralement avoir passé par l'Afrique avant d'occuper l'Espagne, et auxquels certains anthropologistes donnent même une origine mongole, c'est-à-dire, par ce fait, une souplesse native pour le séjour facile dans les climats brûlants ; 2° avec les Syro-Arabes qui sont des Sémites, et qui, par l'intermédiaire de Tyr et de Carthage avaient noué des relations de tous genres avec l'Espagne ; 3° avec les Maures d'Afrique, maîtres de l'Espagne pendant plusieurs siècles et peuplant leurs harems de femmes espagnoles. Ne doit-il pas à ces sources africaines « une entente plus cordiale avec la négresse (1) », fait évident dans l'Amérique espagnole ?

Les Portugais n'ont pas sous la zone torride du Centre-Amérique, des colonies assez étendues pour qu'on puisse comparer leur aptitude à vivre dans cette région à celle des Espagnols. Mais ils se sont accli-

(1) Bertillon, ACCLIMATEMENT, *Dict. encycl. des sc. méd.*

matés à merveille au Brésil, dont la partie septentrionale est cependant traversée par l'équateur : cet
acclimatement, ils l'ont obtenu, tantôt en conservant
leur race pure, tantôt par le croisement avec le nègre
et l'Indien d'Amérique. Ils ont échoué, il est vrai, sur
les deux côtes torrides de l'Afrique et dans l'archipel
malais ; mais dans ces régions, ils ont trouvé un paludisme tellement intense et une difficulté telle pour les
mélanges de race que leur aptitude originelle a été
insuffisante pour les soutenir dans leur lutte contre
ces obstacles. Quelle que soit la variété de la race
blanche qui s'expose à ses coups, la malaria torride
intense décime sans pitié colons, voyageurs, explorateurs, soldats, marins, et l'on peut affirmer que si les
Antilles et tous les États actuels de l'Amérique tropicale s'étaient trouvés infectés de paludisme au même
degré que les deux côtes de l'Afrique torride et que
les grands archipels de la Malaisie, aucune race blanche
ne s'y serait implantée. L'Amérique intertropicale est
ce qu'elle est, malgré la fièvre jaune, parce que le
paludisme y est relativement mitigé, et parce que les
races y ont mélangé leur sang.

Les Juifs présentent une aptitude analogue à celle
que l'on constate chez les Espagnols. Cette race a ré-
solu, disait Boudin, le problème de l'ubiquité. Or les
Juifs sont des Sémites du rameau syro-arabe ; ils
ont ce point de contact originel avec les Espagnols.
En outre, comme l'a fait remarquer Bertillon, ils
ont commencé en Égypte l'histoire de leur développement, puis ils ont occupé les bords de la Méditerranée
tout entière, multipliant leurs rejetons de race pure,
se croisant parfois dans les villes avec les indigènes
africains, et donnant ainsi à leurs métis une aptitude
à vivre dans une zone chaude, voisine des régions tor-

rides. En fait, transportés plus tard dans un grand nombre de pays intertropicaux, ils ont prospéré partout où ils se sont fixés, et cela par des moyens qui appartiennent tous à la technique de l'acclimatation : origine favorable de la race, choix de climats relativement salubres, abstention des travaux de la terre, existence tranquille, retirée, hygiène sévère du corps et de l'esprit (1).

Les Français viennent après ces trois groupes caucasiques, au point de vue de leur aptitude à l'acclimatement. On a souvent dit combien elle était faible ; et les faits le prouvent, si on envisage en bloc et sans se rendre compte des détails, les événements qui se sont déroulés dans les régions où le sort des guerres, les vicissitudes de la politique, les caprices du gouvernement parfois, l'ignorance coupable de certains fondateurs de colonies, la soif des richesses, ont conduit les enfants de notre race. Mais si l'aptitude à la colonisation est en partie un don de nature, elle est surtout le prix d'efforts divers parmi lesquels l'hygiène et l'acclimatation jouent un rôle puissant.

En matière de colonisation, la race française a souvent été très imprévoyante : cela est incontestable. Elle n'a pas choisi dans son sein les populations qui, par leur origine, pouvaient lui offrir des garanties sérieuses de vitalité sous l'équateur, elle n'a pas distingué, dans les localités torrides, l'importance relative énorme des zones basses et des altitudes, points si différents au point de vue de l'acclimatement à obtenir ; elle a fondé les villes principales, les établissements importants de ses colonies sur le littoral, points

(1) On ne trouve pas les Juifs sur les deux côtes de l'Afrique torride, à Madagascar, en Malaisie, en quelques autres régions insalubres moins importantes.

généralement insalubres, au lieu de concentrer immédiatement tous ses efforts à se fixer dans les altitudes, toutes les fois que celles-ci étaient accessibles ; elle a fréquemment laissé s'éloigner de France, sans ressources durables, des émigrants, eux-mêmes pleins d'insouciance au sujet de leur avenir ; elle a formulé sans rigueur, pour les gens qu'elle expédiait au loin, des règles insuffisantes d'hygiène et d'acclimatation ; elle a nourri contre les croisements des préjugés qui ne sont pas encore éteints aujourd'hui. Trompée enfin par les sollicitations du commerce, et parfois mal inspirée par de fausses doctrines médicales, elle a laissé la fièvre jaune entrer par la voie de l'importation dans certaines de ces colonies et y décimer la population de race blanche.

Au début de ce siècle, les climats chauds n'étaient dans l'opinion générale, autre chose que des régions de printemps éternels ou d'étés splendides, dont il suffisait d'exagérer les caractères météorologiques pour s'en faire une idée hygiénique suffisante. Du climat tellurique il n'était pas question, de l'aptitude des races encore moins ; la doctrine du cosmopolitisme répondait à tout. Les médecins, les climatologistes, les colons éclairés ont protesté depuis. Mais les gouvernements ! mais le public ! Avec cet enthousiasme trop facile qui, par contre-poids à tant de nobles qualités que nous possédons, nous fait un tort réel et mérité dans l'esprit des races plus positives, nous avons réalisé des plans de colonisations sans avenir et entrepris, sous la zone torride, des campagnes militaires lamentables, comme Saint-Domingue et le Mexique par exemple. Ces fautes, il faut les avouer et ne plus les commettre. Les efforts que fait aujourd'hui la France pour assurer la colonisation en Algérie démontrent, du reste, que nous avons fait de grands progrès sous ce rapport.

En présence des résultats obtenus par les Espagnols et les Portugais, il est logique de penser, *à priori*, que les Provençaux, les Languedociens, les Béarnais, les Basques, toutes races déjà accoutumées à subir des influences météorologiques qui tendent à rappeler celles des climats brûlants, supporteront plus aisément les conditions excessives de ces derniers. L'acclimatement plus rapide de ces mêmes groupes méridionaux en Algérie et à la Plata le démontre d'ailleurs, car bien que ces régions n'appartiennent pas à la zone torride, elles s'en rapprochent déjà par leur météorologie. Les Français chez lesquels domine le type celtique ne jouissent, au même point de vue, que d'une aptitude moins bonne, et ceux qui dérivent du type ymro-germanique sont dans des conditions moins bonnes encore que les Celtes, sous le rapport de l'aptitude originelle.

Cette souplesse d'adaptation des races méridionales se borne d'ailleurs à supporter avec moins de difficulté que les autres groupes la radiation solaire et ses effets.

Si l'on cherche à leur attribuer une plus grande résistance à l'infectieux palustre et à la fièvre jaune, on tombe dans l'erreur. S'il y a une différence à cet égard, elle se réduit à des nuances insignifiantes, plutôt fortuites ou individuelles que susceptibles d'être attribuées à l'ensemble du groupe. Il n'y a qu'un seul acclimatement contre la fièvre palustre et encore n'est-il pas absolu : c'est celui qu'ont obtenu, là où le paludisme n'est pas trop intense, les Européens créoles nés dans ces régions et luttant contre la malaria par l'hygiène, par l'habitation choisie surtout. Les étrangers qui abordent dans les rivages palustres sont tous égaux devant le paludisme, ou peu s'en faut.

Le fait d'adaptation possible des créoles est plus manifeste pour la fièvre jaune. Une atteinte antérieure chez l'adulte et l'enfant créoles, ou mieux un peu de sang nègre, voilà les vrais préservatifs, bien plus efficaces contre la fièvre jaune que le « mithridatisme » palustre contre les maladies paludéennes. Quant au lieu d'origine des groupes français, il ne fait rien. Il suffit qu'un homme de cette race, quelle que soit sa provenance régionale, soit transporté dans un milieu épidémique de typhus amaril pour qu'il contracte le plus souvent cette terrible maladie. Depuis un siècle, nos collègues de la marine ont été frappés par la fièvre jaune, au Sénégal, aux Antilles, à la Guyane, qu'ils fussent Provençaux, Bretons, Lorrains, Aquitains, Alsaciens. Les uns ont succombé, les autres ont survécu, sans que l'issue heureuse ou fatale ait paru dépendre de leur origine régionale.

L'acclimatement météorologique doit donc être seul en cause quand il s'agit de régions très chaudes de la zone torride, il n'y a pas à hésiter : on agira dans le sens indiqué par l'origine des immigrants et l'on prendra des méridionaux : si la colonie peut être rapidement fondée dans une altitude, cette dernière condition corrigeant rapidement et profondément les conditions fâcheuses de la latitude, il pourra y avoir lieu de ne pas prendre les mêmes précautions. On peut être assuré d'avance que tel Lorrain, tel Alsacien prospérera aussi bien sur les hauts plateaux de Madagascar que le Provençal le mieux organisé pour la vie tropicale. Il est clair, d'autre part, que tous les groupes français pouvant être exposés à un désastre par le séjour sur les côtes insalubres, le secret de l'acclimatement et de la colonisation est bien plus dans le lieu choisi pour un établissement définitif que dans la race à choisir.

Les Anglais, les Hollandais, les Allemands sont dans le même cas que nos races septentrionales de France : ils supportent moins bien les influences torrides que les Français du Midi, que les Maltais et que les Grecs, et sont, à ce compte, moins aptes à coloniser entre les tropiques. Ils sont, en outre, souvent plus que décimés par les maladies palustres et par la fièvre jaune : c'est surtout aux atteintes du paludisme que succombent les Anglais dans l'Hindoustan, les Hollandais dans l'Océanie malaise.

Les Allemands ne sont pas très répandus dans la zone torride, malgré leur désir ardent et légitime d'ailleurs d'y prendre pied, comme les autres nations maritimes de l'Europe, malgré leurs efforts pour y parvenir. Si l'on s'en rapportait à l'un de leurs essais de colonisation lointaine, bien souvent mis en avant pour vanter leur adaptation aux latitudes chaudes, on serait tenté de la considérer comme démontrée. En 45 ans, a-t-on dit, 120 familles allemandes ont créé une population de 120,000 âmes dans la province brésilienne de Rio Grande-do-Sul. Mais jetons les yeux sur la carte et montrons dans quelles conditions a été fondée cette colonie. Le Rio Grande-do-Sul est situé par 30 degrés de latitude australe, c'est la région la plus méridionale du Brésil, insérée entre la province impériale de Parana et la République de l'Uruguay : ce n'est donc déjà plus une latitude torride, c'est une zone chaude, presque tempérée même, car elle confine au bassin de la Plata. En outre, point important, le Rio Grande-do-Sul est un pays d'altitudes, et s'il a quelques-uns des inconvénients attachés à ces régions, le développement du goître par exemple, il en a les immenses avantages au point de vue de la colonisation. Le Rio Grande, enfin, est une province dans laquelle

le paludisme, sévère à Rio-Janeiro, a une très faible
intensité. N'est-ce donc pas encore ici la région choisie
et non la race qui a permis à la colonisation de se développer d'une façon prospère ? Placez, au contraire,
des Allemands — ils l'ont essayé — et, comme nous
l'avons fait, des Alsaciens, dans une région chaude et
non torride, mais palustre comme les mauvais districts de l'Algérie, ils ne coloniseront pas.

En résumé, lorsqu'il ne s'agit que de la lutte contre
les influences thermiques excessives, il convient de
faire appel aux hommes du midi de l'Europe de préférence à tout autre groupe : s'il est de toute nécessité,
pour arriver à un établissement définitif dans un point
de la zone torride, de traverser des zones insalubres
ou d'y séjourner quelque temps avant de gagner des
régions saines, le choix de la variété importe peu et la
question de lieu domine tout. Aucun groupe de la race
blanche ne séjourne impunément dans les zones insalubres, dont la population ne peut être fournie que
par les indigènes et les métis. L'Européen, quelle que
soit son origine, n'a d'avenir que dans les régions élevées des pays insalubres. Je sais qu'un pareil programme est plus facile à formuler qu'à mettre en
pratique : mais si on réfléchit aux efforts qui ont été
accumulés depuis des siècles pour arriver à une fixation impossible de la race blanche dans certaines de
nos colonies, on ne peut s'empêcher de penser que
dirigés d'une autre façon, ils eussent donné des résultats autres que ceux que nous constatons.

2. Les hommes destinés à la colonisation devront
avoir de trente à cinquante ans ; c'est la période de la
vigueur physique, de l'énergie morale, des résolutions
viriles, de la persévérance dans le but à atteindre. A
eux, aux plus jeunes surtout, incombera le travail ma-

nuel si le climat le permet, et si les conditions de la colonie naissante ne rendent pas possible le travail des indigènes ; à eux, les fatigues des explorations, de la construction des abris, de la chasse parfois. Aux moins jeunes, l'organisation du travail, sa surveillance, son fonctionnement. Pour remplir tous ces devoirs, il faut la santé, vigueur du corps, l'énergie, vigueur de l'esprit, et le ferme désir de sauvegarder l'une et l'autre.

Les femmes seront choisies entre vingt et trente-cinq ans, c'est-à-dire à l'époque de leur jeunesse et pendant la période la plus active de leur vie sexuelle. Leur rôle sera de fonder la famille, de s'occuper des soins que demandent les premières années de l'enfance, de surveiller ou d'accomplir les travaux domestiques. Sans elles pas de colonisation durable, à moins que le croisement des colons avec les femmes indigènes ne vienne suppléer à leur absence.

Les enfants doivent avoir au moins douze ans pour pouvoir s'éloigner de la mère patrie, sans courir de grands risques. Les enfants en bas-âge supportent très difficilement les grands déplacements, dans quelque sens qu'ils se fassent ; ces grands voyages impriment fréquemment à leur constitution un choc dont ils ont de la peine à se relever ; les familles des ports de mer en ont souvent fait la triste expérience. Mais à douze ans, l'organisme a suffisamment de ressort, si la santé par ailleurs est satisfaisante, sans compter qu'une fois entré dans la vie coloniale, l'enfant se créolise peu à peu et acquiert un acclimatement météorologique qui devient, dix ou quinze ans plus tard, un bienfait pour sa descendance.

3. L'homme marié est préférable au célibataire, d'une manière générale dans l'établissement d'une co-

lonie : soucieux des intérêts des siens, il tend davantage, en améliorant leur bien-être et le sien propre, à fournir les éléments d'une meilleure colonisation. Le second toutefois peut jouer un rôle des plus importants pour la prospérité d'une colonie, à condition qu'il fonde une famille, soit dans sa race, soit dans la race indigène. L'avenir d'une colonisation peut quelquefois dépendre exclusivement de son concours par le croisement.

II. *Conditions de départ.* — Elles se résument en quelques règles qu'il est urgent de ne pas enfreindre.

Choisir une colonie exempte de paludisme intense, non pas en bloc, il n'y en a guère qui soit dans ce cas, mais au moins dans la localité qu'il s'agira d'habiter.

Compter par-dessus tout sur l'altitude, condition presque assurée de la salubrité.

Se renseigner, d'une façon aussi précise que possible, c'est-à-dire sur enquête faite par des personnes compétentes, géographes, explorateurs, hygiénistes, ingénieurs, des productions, des ressources, de la nature du terrain, des mœurs, des usages de telle ou telle localité, de l'avenir probable de la colonisation.

Entretenir avant le départ, avec des colons déjà fixés, des relations préalables qui permettent de compter sur un accueil bienveillant et sur un repos nécessaire, avant toute tentative d'installation.

Avoir des ressources suffisantes en argent ou en objets d'installation, qu'elles soient personnelles ou concédées par le gouvernement qui colonise.

Arriver dans la colonie après l'arrière-saison de l'hivernage, c'est-à-dire en décembre ou janvier pour le Sénégal, l'Inde, la Cochinchine, les Antilles ; au mois de juin et de juillet pour la Réunion, Maurice et toutes les colonies de l'hémisphère sud. Les quelques mois de saison fraîche pourront dès lors être employés pour les premiers soins de l'installation.

III. *Conditions de séjour.* — 1. Le colon ne peut compter le plus souvent sur la jouissance immédiate d'une habitation confortable, placée, orientée, construite et installée conformément à toutes les règles de l'hygiène combinée avec les nécessités locales, salubre et agréable en un mot ; pour en arriver là, il lui aura fallu le plus souvent attendre et se contenter d'une baraque improvisée, d'un abri temporaire qui pare, pendant les premières semaines, aux inconvénients des intempéries atmosphériques, des aggressions des moustiques, des mouches, des scolopendres, des fourmis, voire des ophidiens venimeux. Plus tard, quand il sera à même de construire sa maison, il le fera dans les conditions suivantes :

Le sol devra être sec ou susceptible d'être asséché.

L'habitation, placée sur une colline ou sur une hauteur, sera exposée par une de ses façades, aux vents les plus fréquents dans la région, s'ils sont purs et frais ; fermée, au contraire, pour ces météores, s'ils ont passé sur des surfaces marécageuses ou sur des sables torrides.

Elle sera orientée de manière à ne présenter au soleil que ses deux pignons et non ses deux façades, de telle sorte que les rayons de cet astre ne pénètrent que le moins possible dans les pièces habitées.

Le rez-de-chaussée, quand cela sera possible, devra être construit en pierres, tant pour édifier la maison sur une base solide, que pour lutter victorieusement pendant l'hivernage contre l'absorption, par les murs de terre, des pluies qui inondent le sol, et contre la pourriture des murailles de bois imprégnées d'humidité à leur base.

Les autres étages seront en bois si les tremblements de terre sont à craindre ; en pierre, en moellons, en briques, dans le cas contraire, si les ressources du pays et les circonstances locales le permettent.

La maison aura deux façades opposées l'une à l'autre et par conséquent deux pignons opposés.

L'opposition des deux façades facilitera l'établissement des courants d'air destinés à la purification de la maison ; mais ce balayage aérien ne devra être provoqué que pendant de courts instants, le matin par exemple, et évité avec le plus grand soin le jour à cause de l'échauffement de la maison, la nuit à cause de son trop grand rafraîchissement, de l'humidité infectieuse des nuits, et de l'entrée des insectes ailés.

Une galerie extérieure ou vérandah devra être établie, soit autour de l'étage unique de la maison, soit devant les deux façades seulement : une grande saillie sera donnée à la toiture pour garantir la vérandah du soleil et de la pluie.

Le patio ou cour intérieure, commune en pays arabe et espagnol, devra être adopté pour les habitations de grande dimension. Ses proportions devront être en rapport avec celles des murs, de manière à donner de l'ombre sans constituer une sorte de puits aérien intérieur où l'air stagnerait : il devra être en communication avec les ouvertures aératoires de la maison et ventilé naturellement de cette manière.

Des galeries intérieures, analogues aux vérandahs du dehors, pourront parfois être disposées à la hauteur des étages, quand le plan de la maison comprendra le patio.

Le plancher sera de briques au rez-de-chaussée, de bois dans les étages supérieurs.

La meilleure toiture est celle de briques et de mortier : elle ne devra jamais rendre impures les eaux pluviales, si nécessaires dans les pays chauds, tant pour les bains et les ablutions, que pour les autres usages domestiques.

La couleur blanche des maisons concourt sans doute à rendre leur température intérieure plus supportable, il faut l'éviter cependant et la remplacer par des demi-teintes, grise ou jaunâtre, pour obéir à une exigence d'une autre nature des climats torrides, l'hygiène de la vision. La réverbération du soleil sur les maisons blanches porte une atteinte directe à l'intégri é des milieux oculaires, liquides et membranes.

Les fenêtres seront larges, fermées de persiennes de bois, à lattes mobiles. Jamais elles ne devront être closes par des vitres.

Chaque maison devra posséder sa provision d'eau et ses baignoires, placées en lieu frais.

La maison devra être fermée la nuit, car c'est l'heure à laquelle les vapeurs atmosphériques, quelquefois chargées d'infectieux, se précipitent sur le sol.

Le système de la fosse mobile sera appliqué à la vidange des eaux domestiques et des déjections. La tinette hermétique sera en bois dur, en fonte émaillée, en tôle de fer suivant les facilités locales. Elle devra être enduite sur sa face intérieure d'une couche de poussière végétale bien sèche, destinée à absorber les liquides en même temps qu'à désinfecter les déjec-tions. La tinette pleine sera transportée sur les terrains à cultiver, et remplacée par une tinette préparée de la même manière (1).

(1) C'est là le système Goux dans les détails duquel je n'ai pas à entrer ici et qui m'a toujours paru le meilleur pour ménager la salubrité de la maison et les intérêts de l'agriculteur. Toutes les poussières végétales, de feuilles, de bois, etc., bien sèches sont bonnes pour l'absorption et la désinfection.

2. L'hygiène du vêtement dans les pays torrides peut être formulée en règles précises, dont l'observation d'ailleurs, quelque humble que paraisse au premier abord le rôle hygiénique du costume, a réellement une très grande importance en acclimatation.

Comment le colon doit-il se vêtir?

Distinguons les vêtements directement appliqués sur la peau, et ceux de dessus, en rapport avec l'air extérieur. Ils ont les uns et les autres des buts différents et jouent un rôle hygiénique qui n'est pas le même.

Les vêtements de dessous s'adressent directement aux fonctions principales de la peau, la sécrétion de la sueur et celle de la matière grasse. Qu'on se reporte à ce que nous avons dit de l'intensité de ces sécrétions dans les pays torrides et l'on appréciera l'importance de l'application sur la peau d'une enveloppe absorbante et spongieuse en même temps que légère.

La sueur domine, comme quantité, si on compare les deux sécrétions; étant de nature aqueuse, elle imbibe facilement un tissu doué d'une bonne porosité. La matière sébacée, au contraire, étant de nature grasse, pénètre difficilement dans les tissus de vêtement, quels qu'ils soient, de telle sorte que ce sont surtout les lotions corporelles, le bain journalier et le savon qui doivent en prévenir l'accumulation sur les téguments.

Le vêtement direct devra donc, avant tout, parer aux inconvénients de la sueur ; il devra absorber ce liquide à mesure qu'il est sécrété; il devra, en outre, ne pas être bon conducteur du calorique afin de ne pas former des plaques froides, comme le fait la chemise de toile de lin, par exemple, lorsque la sueur qui l'aura imprégné, se sera refroidie par évaporation. La flanelle s'imbibe mal des sécrétions, elle se gomme, elle prend rapidement une odeur acide, et irrite en quelques jours des téguments déjà influencés par la température élevée des pays chauds. Restent donc le gilet et le caleçon de coton blanc, vêtements précieux pour la peau, s'ils ont été choisis minces, légers, poreux, et s'ils sont fréquemment renouvelés. Le lavage en est facile, le prix peu élevé; leur contact n'a rien d'agressif; ils absorbent bien les sécrétions sudorales et ne se refroidissent que lentement à cause de leur faible conductibilité.

La chemise ne devra donc jamais être portée à nu. Elle sera d'ailleurs de coton pour venir en aide au rôle absorbant du gilet et du caleçon qu'elle recouvre. Elle aura sur la chemise de toile de lin, outre l'avantage du bon marché, celui de faire disparaître plus rapidement et plus complètement entre ses fibres, sans réfrigération de la peau, la sueur qui aura traversé les vêtements directement appliqués sur le corps. La chaussette de coton complétera ce costume de dessous et remplira un office analogue (1).

Les vêtements extérieurs ne s'adressent pas aux mêmes fonctions organiques, aux mêmes influences nuisibles des climats. Distinguons ici les vêtements de jour et ceux de la nuit.

Le jour, il faut combattre l'action des rayons solaires et protéger l'organisme contre leur effet agressif. Comment y parvenir? Par le choix du tissu, sous le double rapport de sa nature et de sa couleur.

Des expériences précises de Coulier, portant à la fois sur ces deux propriétés de tissus de vêtements mili-

(1) Nous pouvons garantir, par expérience personnelle, le rôle hygiénique que nous attribuons aux vêtements légers de coton pour le vêtement de dessous.

taires, nous permettront de poser à cet égard des conclusions absolument pratiques.

1. Coulier (1) prend un certain nombre de tubes de verre à parois minces et à diamètre sensiblement uniforme. Il les garnit d'enveloppes de tissus différents dont on trouvera l'énumération dans le tableau qui suit, et il expose à la radiation solaire les appareils ainsi enveloppés. Or, voici le résultat de l'expérience :

Thermomètre à l'ombre.........................		27°
Thermomètre exposé au soleil.................		36°

	TEMPÉRATURE du tube.	DIFFÉRENCE avec la température du tube nu.
Tube nu, non recouvert d'étoffe...	37°,5	
Coton pour chemises.............	35°,1	— 2°,4
Coton pour doublures...........	35°,5	— 2°,0
Chanvre écru..................	39°,6	+ 2°,1
Drap bleu foncé pour soldats......	42°,0	+ 4°,5
Drap garance pour soldats........	42°,0	+ 4°,3
Drap gris de fer bleuté pour capotes	52°,5	+ 5°,0
Drap garance pour sous-officiers..	41°,4	+ 3°,9
Drap bleu foncé pour sous-officiers.	43°,0	+ 5°,5

(1) Coulier, *Expériences sur les étoffes qui servent à confectionner les vêtements militaires, Journal de la physiologie de l'homme et des animaux*, t. I, 1858. — V. Morache, *Hygiène militaire.*

2. Coulier prend deux tubes analogues aux premiers ; il enveloppe l'un d'eux d'une petite pièce de drap recouverte de coton, et l'autre d'une enveloppe de coton recouverte de drap. Le premier tube, préservé par le revêtement extérieur de coton, marque, sous l'influence de l'exposition au soleil, 7 degrés de moins que le second, pour le même temps d'exposition.

Concluons que les tissus de coton, moins absorbants des rayons du soleil que les autres tissus, devront être employés, le jour, comme vêtements extérieurs, dans les pays torrides.

Les expériences de Franklin, de Davy, de Starck, relativement à l'influence de la couleur seule sur la faculté d'absorption de tel ou tel corps, ne sont pas moins concluantes. La science et la pratique sont fixées depuis longtemps à cet égard. Pour arriver à ces résultats, les uns ont coloré de teintes différentes les boules du thermomètre, et ont exposé les instruments au soleil ; les autres ont choisi une étoffe uniforme en lui donnant toutes les teintes, et ont revêtu les boules thermométriques de ces revêtements diversement colorés, mais identiques comme tissu. Dans toutes ces conditions d'expérience, on a constaté que les degrés d'absorption des couleurs pouvaient être représentés par une échelle dans laquelle le noir possédait la plus grande intensité d'absorption, et le blanc la plus faible, avec les intermédiaires indiqués dans l'échelle suivante :

Noir ;

Bleu ;

Brun ;

Vert ;

Rouge ;

Jaune ;

Gris ;

Blanc.

C'est donc au tissu de coton blanc qu'il faut demander les éléments du vêtement extérieur à porter le jour dans les pays torrides. Cette pratique est d'ailleurs consacrée par l'usage pour les colons de la campagne et de la ville, les employés civils, les négociants. Relativement aux troupes en campagne, il est d'autres considérations à faire valoir : nous en reparlerons en temps et lieu.

Passons aux vêtements à porter la nuit, quand il est nécessaire de s'exposer aux influences atmosphériques. Dans ces nouvelles conditions, il faut que l'Européen ne perde pas sa chaleur organique et qu'il ne subisse pas les effets de l'humidité nocturne. Il faudra, dès lors, donner la préférence aux étoffes qui auront un faible pouvoir déperditeur ou émissif, et une bonne capacité d'absorption hygrométrique.

1. Coulier prend des éprouvettes recouvertes d'étoffes différentes, il les remplit d'eau chaude à 50°, et note la durée du refroidissement des liquides. C'est dans l'éprouvette recouverte de drap bleu que le liquide se refroidit le plus lentement, et c'est dans le tube recouvert de toile de coton qu'il se refroidit le plus vite. Le drap et les tissus de laine conviennent donc pour les nuits fraîches, dans les heures d'existence à l'air libre.

2. La laine est aussi le tissu qui a le meilleur pouvoir absorbant des pluies et de l'humidité; c'est la substance qui est traversée le plus lentement par l'eau atmosphérique, humidité ou pluie, ou de dedans en dehors par la transpiration cutanée, et qui évite le plus sûrement le refroidissement produit par le contact de la pluie ou de l'humidité, dans le premier cas, par

l'évaporation de la sueur d'imbibition, dans le second. A poids égal, la laine a un pouvoir absorbant double de celui du coton; à surface égale, ce pouvoir est quadruple, si la laine est du drap. L'expérience consiste à faire séjourner 24 heures les tissus dans l'eau et à apprécier par la balance la quantité d'humidité dont ils se sont imprégnés pendant ce laps de temps.

A tous les points de vue donc, le vêtement de drap convient pour lutter contre l'action nocive des nuits fraîches et humides.

La coiffure du colon ne nous arrêtera pas longtemps. Elle doit être suffisamment préservatrice de la chaleur solaire pour permettre d'éviter l'emploi du parasol, lequel a ses avantages incontestables, mais ne convient pas à l'homme actif. Les deux seules coiffures à adopter sont le chapeau de paille à bords larges, à cuve moyenne, pourvu de deux petits orifices de ventilation; ou le casque léger, de liège ou d'aloès, protégeant par une bonne direction de ses bords, la face, les parties latérales de la tête, la nuque et l'occiput. Il a sur le chapeau de paille l'avantage de ne pas donner prise au vent, ce qui n'est pas d'une médiocre importance dans les courses en plein air sous la zone torride.

Le choix d'une bonne chaussure a aussi son intérêt. Suivant la nature de ses occupations, le colon devra se servir de chaussures en toile forte, blanche, ou frottée de blanc, à semelles assez épaisses pour garantir le pied de la chaleur quelquefois brûlante du sol, ainsi que de son humidité, ou de chaussures de cuir disposées de manière à permettre le gonflement du pied (bottines susceptibles d'être délacées, chaussures à larges quartiers, etc.), s'il doit entreprendre des marches ou des travaux de fatigue. La chaussure vernie qu'affectionne la coquetterie créole est brûlante au pied ; les chaussures à semelles minces ne garantissent d'aucun inconvénient, qu'il provienne de la chaleur ou de la pluie : il faut les bannir de toute marche prolongée.

Le lit sera de fer (1) ; c'est la seule garantie que l'on puisse prendre pour assurer la propreté de cet élément du couchage. La literie sera composée d'un ou de deux matelas de crin, de varech, de paille bien tassée et d'un traversin de même nature, de manière à obtenir un coucher dur en même temps que frais. La literie molle, le matelas de laine ou de plume empêchent tout sommeil. Les couvertures seront de toile ou de coton ; ici encore on proscrira la laine, sauf pendant les nuits fraîches, ou quand il sera nécessaire de coucher en plein air.

Le lit sera entouré d'une moustiquaire faite d'un tissu assez serré pour qu'il barre la route aux animaux ailés, et assez lâche pour qu'il facilite l'accès de l'air pur. Le lit, enfin, sera placé loin de tout courant aérien, et loin des murs, sur lesquels courent parfois, la nuit, des animaux désagréables ou venimeux.

3. J'ai dit, dans une autre partie de ce livre, à propos de l'action physiologique des climats torrides que les fonctions digestives subissaient, sous l'influence de la chaleur, une atteinte caractérisée par un seul mot : l'allanguissement. Cet inconvénient peut être combattu par une bonne conduite du régime et des fonctions corporelles qui sont en rapport direct avec

---

(1) Le lit de fer est, en général, économique : aussi quelques personnes, dans nos colonies, ne l'adoptent-elles pas par une vanité bien mal placée. Cependant, en certains lieux, elles pourraient aisément satisfaire à ce défaut : j'ai vu à la Havane des lits de fer d'un prix très élevé, faits pour contenter les goûts les plus prononcés pour les objets luxueux. C'est autant de gagné pour l'hygiène.

l'énergie de la digestion, l'exercice notamment. Les explorateurs souffrent plus de la faim que de la perte de l'appétit.

Entrons donc maintenant dans les détails pratiques du sujet et montrons, avant de formuler les règles de l'alimentation sous les tropiques, sur quelles bases il faut les asseoir.

Les fonctions digestives sont languissantes, si on n'y porte remède. Pourquoi ?

Parce que sous la zone torride, l'organisme ne subit que des pertes réduites de calorique, le rayonnement corporel étant très faible en présence de la température extérieure élevée. Or, quelle est la source de la chaleur organique ? les oxydations et les réductions qui ont pour siège l'intimité des tissus. Mais il n'est pas nécessaire que ces actes chimiques soient activés, puisqu'il n'est pas besoin d'un foyer actif de chaleur organique. Donc les aliments à consommer, hydrates de carbone, albuminoïdes et matières grasses, qui constituent l'un des éléments de la production de chaleur organique, devront être réduits dans leur quantité.

Parce que, du fait de l'exagération de la sécrétion sudorale, découlent la diminution et la concentration des sécrétions qui baignent normalement la muqueuse digestive, salive, mucus gastrique, suc à pepsine de l'estomac, suc pancréatique, bile, mucus intestinal. Les aliments ingérés trouveront donc ces liquides en moins grande quantité dans les cavités digestives et si ces aliments sont pris avec excès, ils ne seront transformés qu'en partie en hydrates solubles, en peptones, en émulsions absorbables, d'où il suit que la partie des aliments qui aura échappé à la transformation obligée, sera le point de départ d'une surcharge gastrique, peut-être d'un catarrhe gastro-intestinal, d'une diarrhée, d'une dysenterie, d'une hépatite. Que si l'on lutte contre la sécheresse de la bouche et de l'estomac par les boissons aqueuses abondantes, on tombera d'un excès dans un autre, car on diluera ainsi les liqueurs digestives sécrétées, et on les rendra moins actives.

Parce que la respiration est moins énergique après un certain temps de séjour dans la zone torride, d'où il résulte qu'une moins grande quantité d'oxygène est introduite dans le système artériel, en un temps donné, que dans les climats tempérés. Or, si cette quantité réduite du gaz comburant trouve dans l'organisme une trop grande masse de substances alimentaires, elle ne suffira pas aux oxydations et aux transformations chimiques nécessaires, d'où une rupture dans l'équilibre de la nutrition.

Parce que la tendance au repos, à l'inertie musculaire est grande dans les climats torrides, parce qu'on succombe souvent à cette tentation, et que le repos des organes diminue la nécessité de la réparation de leurs tissus. Il n'est pas de pratique plus fatale à la digestion que l'abus de la sieste.

De ces faits évidents découlent plusieurs règles pratiques importantes.

Être sobre d'aliments solides.

Être sobre de boissons.

Combattre la tendance au repos.

En bonne hygiène le colon devra faire trois repas : un repas léger le matin vers sept heures, un déjeuner à onze heures, le dîner vers sept heures du soir.

Le repas léger du matin devra être composé d'une tasse de café noir, de thé ou de chocolat que l'on accompagnera d'une petite quantité de pain. Le café est la boisson que l'on devra préférer : c'est d'ailleurs une habitude créole que l'Européen adopte très vite et qui n'a que des avantages hygiéniques. Tonique cardiaque par la caféine, stimulant cérébral par la caféone, modérément nutritif par les autres substances, le café convient à ce moment de la journée qui suit le réveil : il dissipe l'engourdissement du sommeil et ne surcharge pas un organisme reposé qui n'a pas encore besoin d'aliments réparateurs des forces. L'addition d'une liqueur alcoolique au café, à ce moment du jour, serait pernicieuse : je dirai plus loin pourquoi.

Au déjeuner et au dîner, le colon peut trouver sur sa table des aliments presque aussi variés qu'en Europe, mais le plus souvent moins animalisés, moins substantiels. Cette circonstance est favorable au bon entretien de la santé, puisqu'elle vient en aide à la sobriété. Le colon respectera d'ailleurs, autant que cela sera possible, ses habitudes digestives; il fera préparer ses mets comme il le faisait en Europe, et adoptera le régime mixte sans jamais abuser des fruits (1).

La paresse digestive, sous la zone torride, appelle en quelque sorte l'usage des condiments, et le colon s'abandonne d'autant plus volontiers à leur emploi que dans tous ces climats, ils sont en général aussi savoureux qu'actifs. « Stimulant local énergique de la muqueuse gastrique, le condiment réveille l'appétit, active les sécrétions salivaires et stomacales et contribue puissamment à la complète élaboration des aliments dans l'estomac : à la faveur de son action, tout passe promptement, les substances les plus indigestes

____

(1) En général, les fruits sains sont la banane, la goyave, la papaye, la barbadine, la datte, le cachiman, le cherimolia, le corossol, l'avocat, la mangue, le mangot, la pomme cythère. Les fruits dont il faut craindre l'abus sont l'ananas, la noix de coco, l'orange, le citron, le chadeck, le tamarin, l'arachide, le melon, la pastèque, la sapotille.

comme les plus digestibles. L'absorption de ses principes et leur mélange avec le sang communiquent à
celui-ci des propriétés stimulantes qui activent toutes
les fonctions et donnent à l'économie une vigueur et
une tonicité bien propres à l'élimination des miasmes. » (Celle.) Cette stimulation digestive, nous l'a-
vons éprouvée bien souvent et nous l'avons trouvée
fréquemment bienfaisante : mais il ne faut pas omettre
de dire que l'usage immodéré du piment, du gingem-
bre et du kari, condiments exotiques les plus répandus, conduit directement à l'inappétence et aux douleurs gastralgiques.

C'est surtout dans le choix et l'usage de ses boissons
que le colon se trouvera bien d'être prudent et ré-
servé.

Les boissons aqueuses devront, plus que partout ailleurs, provenir d'une origine non suspecte. L'inges
tion d'eaux impures, d'apparence potable, peut conduire à la fièvre palustre, à la diarrhée, à la dysenterie,
peut occasionner l'introduction dans la cavité digestive des ascarides très fréquents dans la zone torride,
des ténias, de l'ankylostome duodénal, des diverses
filaires, peut-être du principe inconnu de la verruga
du Pérou. L'abus des boissons aqueuses, soit entre
les repas, soit dans le cours de ceux-ci, noie les sécrétions gastriques, conduit aux sueurs profuses, aux
bourbouilles, à l'inappétence ; l'ingestion d'eau froide
ou glacée, en quantité trop grande, a produit fréquemment la diarrhée cholériforme, la dysenterie et
la mort subite. La seule règle hygiénique relative à
l'usage des boissons, est celle qui prescrit l'emploi des
vins austères, des vins de Bordeaux particulièrement,
aux deux repas principaux en les coupant d'eau en
quantité variable. Le vin de Bordeaux, s'écrie Cre-

vaux, voyageant de Cayenne aux Andes, c'est le remède de l'anémie !

On pressent déjà le rôle des boissons alcooliques prises à l'excès dans les conditions thermiques des pays dont nous étudions les influences.

L'alcool est répandu dans toute la zone torride avec une profusion qui n'a d'égale que celle que l'on constate en Europe. Les races exotiques ont pour ce liquide une passion dont les récits des explorateurs nous ont appris l'intensité (1). Indigène ou exotique, l'alcool est partout sous différents noms et par diverses origines. C'est le *bouza* ou *soubié* de l'Arabie, sorte de bière que le Coran ne peut défendre, dit le musulman, puisque ce n'est pas du vin, c'est le *toc* (2) de Madagascar, le *pombé* (3) d'Afrique, le *vin de palme* (4) du Sénégal et des Guinées ; le *vin de dattes* et le *bouja* (5) de la Nubie ; le *vin de Palmyra* de l'Afrique orientale ; le *talla*, le *maïsse* (6) d'Abyssinie ; le *milaffo* du Congo ; le *chong* (7) du Thibet ; le *liau* (8) de Siam ; le *colou* (9), le *sinday* (10), le *tary* de l'Hindoustan ; le *gomouti* (11), l'*hellwaterr* (12) de Batavia, le *brum* (13) de Sumatra, le

(1) Nous avons vu, à la côte d'Ivoire, un nègre se laisser rouer de coups de bâton vigoureusement appliqués plutôt que de lâcher une bouteille d'eau-de-vie qu'il avait dérobée et dont il vidait le contenu. Il n'en est pas resté un petit verre.

(2) Jus fermenté de la banane et de la canne à sucre.

(3) Liqueur fabriquée avec du millet cuit et fermenté.

(4) Sève fermentée du palmiste obtenue par incision du bourgeon terminal.

(5) Boisson provenant d'un mélange d'orge, de miel, de poivre et d'eau.

(6) A base de miel, d'eau et d'une racine amère.

(7) Boisson fermentée faite avec du riz, de l'orge ou du froment.

(8) Même préparation que la précédente boisson.

(9) Vin de sève du cocotier.

(10) Vin de la sève d'un palmier.

(11) Vin de la sève du palmier gomonti.

(12) Vin de la sève du palmier gomonti additionnée d'épices.

(13) Vin produit par la fermentation d'une décoction de dattes.

toeak (1) des Bandjarais, le *sagueer* (2) des indigènes d'Amboine, le *vin de coco* des Philippines ; l'*y-wer-a* des îles Sandwich ; le *vin d'orange* de Tahiti ; le *pouchiry* (3), l'*ouïcou* (4), le *payouaran* (5) de l'Oyapock ; le *masato* (6), le *guaruso* (7) des Andes ; la *chicha* (8) des Indiens cholos ; le *kooï* (9), le *cahaca* (10) du Brésil, le *tafia*, le *rhum*, le *mabi* des Antilles, le *pulque* (11) du Mexique, etc., etc. Qu'on ajoute à cette énumération incomplète de boissons enivrantes, les eaux-de-vie de France, ses vins capiteux, les trois-six, dits eaux-de-vie de traite, les vins amers, les liqueurs d'absinthe et tous les prétendus apéritifs qui inondent nos établissements coloniaux, et l'on aura une idée approchée des désastres que produit l'alcoolisme sous la zone torride. Nombre de congestions cérébrales, de coups de chaleur, de cas de diarrhée, de dysenterie, d'hépatite et de congestions du foie, le délirium tremens rapide, l'anémie profonde, doivent être mis sur le compte de l'usage habituel des boissons fermentées. «A Saint-Louis», à Gorée, dit notre collègue Borius, ce n'est pas seulement dans les cafés que l'on use largement des alcools. Le meuble indispensable de tout logement, quelque peu confortable qu'il soit, est tou-

---

(1) Vin de la sève d'un palmier.
(2) Même provenance.
(3) Vin produit par la fermentation du manioc.
(4) Même provenance.
(5) Même provenance.
(6) Vin de maïs.
(7) Vin de riz.
(8) Vin de maïs.
(9) Vin de jus de pommes.
(10) Vin de canne à sucre. On dit aussi *caxaça*, cachasse. V. Crevaux, *De Cayenne aux Andes*, dans le *Tour du Monde*, 1881, et Agassiz, *Voyage au Brésil*. Hachette, 1874.
(11) Vin de la sève de l'agave americana.

jours une table sur laquelle sont des verres, de l'eau fraîche dans un vase poreux, une bouteille d'absinthe et une bouteille de vermouth. Il serait impoli de ne pas offrir à boire à celui qui a bravé la chaleur pour venir vous visiter, il serait de mauvaise grâce de refuser l'offre qui vous est faite. Les occasions de boire sont ainsi partout multipliées. La thérapeutique elle-même peut être incriminée et le quinquina au madère est devenu à la mode. La pharmacie devient une succursale de l'estaminet. Nous avons connu des alcooliques qui faisaient un usage exclusif du quinquina au vin blanc. L'abus des liqueurs d'absinthe et des vermouth est d'autant plus dangereux que ces liqueurs sont ordinairement de qualité inférieure. Les marques de fabrique que portent les bouteilles sont sans valeur. Ces marques et les bouchons estampillés sont vendus, par des contre-facteurs sans doute, et les flacons sont remplis dans la colonie même par les débitants. S'il faut en croire les médecins anglais, les excès alcooliques sont encore plus fréquents chez les Européens de leur nation (1). »

Les désordres organiques produits par l'abus des boissons fermentées sont, bien entendu, les mêmes que ceux que l'on constate en Europe, mais il arrive qu'ils sont plus rapides et plus profonds parce que la muqueuse de l'estomac et de l'intestin n'est plus protégée par des sécrétions aussi abondantes, parce que le foie dont le rôle s'efface, comme nous croyons l'avoir démontré, ne supporte pas aussi aisément l'action irritante des molécules alcooliques qui le traversent, et parce que l'alcool, lancé dans l'économie, tend à augmenter la quantité de calorique organique, alors

(1) A. Borius, *Topographie médicale du Sénégal. Archives de Médecine navale*, novembre 1881.

qu'il conviendrait que la température du sang n'eût aucune tendance à s'élever.

Les boissons acidules ne conviennent pas, en général, au bon entretien de la santé. L'orange et le citron qui en font presque partout la base, ont l'inconvénient d'exagérer les propriétés acides des sécrétions gastriques et de jouer ainsi un rôle antidigestif absolument contraire à celui que l'on attribue si justement aux alcalins en thérapeutique ; en outre, la quantité d'eau qui sert à étendre le jus exprimé de ces fruits pour composer le breuvage, surcharge outre mesure la cavité digestive sans grand bénéfice pour l'apaisement de la soif. La règle de ne consommer aucune boisson, quelle que soit sa nature, est absolue et facile à suivre, nous pouvons l'affirmer par expérience, dans le cours des journées où la vie n'est pas active et se passe dans la maison ; cette règle n'est plus exécutable si la journée du colon se passe en plein air, dans le mouvement, et si la marche surtout a provoqué des pertes sudorales : dans ce cas, ne pas apaiser sa soif est un supplice qu'il n'est pas nécessaire d'endurer, à condition qu'on sache s'y prendre pour y parvenir. Le bain frais, les affusions froides, l'usage du café et du thé légers à l'eau, pris froids, à la paille, à la bombilla (1), par petites gorgées espacées, sont les seuls palliatifs inoffensifs de cette soif ardente que produit la chaleur tropicale.

J'ai dit, à propos du repas du matin, combien était bienfaisant l'usage du café dans les pays torrides. Le thé jouerait le même rôle, avec un bénéfice nutritif moindre. Le chocolat, dont on n'abuse du reste jamais, est plutôt un aliment qu'une boisson : il est fort usité

(1) Petite boule métallique fenêtrée qui termine le tuyau au moyen duquel on aspire le maté dans l'Amérique du Sud.

dans toute la zone intertropicale où il possède d'ailleurs des qualités savoureuses inconnues en Europe. Quant au maté, autre boisson aromatique qui fait partie des habitudes journalières des peuples du Brésil, du Paraguay, de la Confédération argentine, etc., et qui renferme 0,45 p. 100 de caféine sans huile essentielle, il a, grâce à la présence de cet alcaloïde, les propriétés toni-cardiaques du café. Ce serait donc une boisson hygiénique si on n'en abusait d'une manière insensée parmi les peuples que j'ai nommés : pris avec un excès qu'entraînent la coutume, l'imitation et l'habitude, le maté conduit souvent à l'inappétence et à la gastralgie.

4. Parmi les soins corporels, les ablutions et les bains jouent un double rôle de nettoyage de la peau et de rafraîchissement de l'organisme. C'est dire que le bain chaud, celui de 30 à 33 degrés, devra être proscrit au moins comme habitude ; si en effet, il a pour résultat de produire une desquamation plus profonde de l'épiderme, une netteté plus grande du revêtement cutané, il a le grand inconvénient d'exagérer les pertes sudorales et de débiliter l'organisme : l'abus qu'en font les Orientaux, dans les latitudes chaudes ou torrides, est connu de tout le monde, ainsi que leurs effets débilitants. Il ne faut pas imiter cette pratique.

Le bain dégourdi. le bain frais, le bain froid, qu'ils soient d'eau douce ou d'eau de mer, ont en revanche de grands avantages et d'excellents effets, qui sont la propreté et la souplesse suffisante de la peau, l'abaissement de la température organique, la préservation des éruptions diverses, le réveil des fonctions intestinales et pulmonaires.

On adoptera donc dans la pratique, au début le bain

dégourdi, puis ultérieurement le bain quotidien à température progressivement décroissante jusqu'à 15 degrés par exemple. Si le bain n'est pas possible, l'ablution fraîche devra le remplacer.

5. L'exercice n'est pas dans les habitudes des races créoles et cela est très fâcheux, car le goût du repos et la coutume de la sieste qui, à tant de points de vue, leur sont funestes, font souvent des prosélytes parmi les nouveaux arrivants et conduisent directement à l'insomnie nocturne et aux troubles de la digestion. La sieste a ses partisans et ses détracteurs : il y a longtemps que, par expérience, je me suis rangé parmi ces derniers : je suis donc dans le camp d'Armand Reclus lorsque parlant des coutumes de l'Amérique centrale à propos du percement de l'isthme de Panama, il déclare « que le premier devoir de l'homme qui veut conserver son énergie physique et morale, c'est de déclarer au hamac une guerre acharnée. Le dictateur qui décrèterait l'auto-da-fé de tous les hamacs rendrait au pays panamérien le plus grand des services, car ici, le hamac, c'est l'ennemi (1). » Je ne pense pas autrement, pour ma part, et j'étendrais sans hésiter cette proscription du hamac et de la sieste à tous les pays torrides.

L'exercice, dans les régions tropicales, est une nécessité, comme partout ailleurs, et malheur à celui qui le retranche de son hygiène : je n'ai jamais craint de m'y livrer, dans la journée même, pendant la saison fraîche, aux Antilles, au Mexique, sur la côte du Venezuela et de la Nouvelle-Grenade, au Sénégal, soit à pied, soit à cheval, sous forme de promenade, d'ex-

(1) Armand Reclus, lieutenant de vaisseau, *Panama et Darien*, un vol. in-12 avec cartes et gravures. Paris, Hachette. V. *Tour du Monde*, 1880.

cursion ou de chasse : bien garanti contre les effets du soleil, je n'y ai jamais trouvé que des avantages de toute nature. La période de l'hivernage ne permet pas de s'y livrer en plein jour, mais les heures de la matinée et celles du soir peuvent encore, pendant cette saison, être utilisées pour l'exercice. Il n'y a pas de pratique qui assure mieux la rénovation de l'appétit, la souplesse corporelle, l'équilibre des forces, le sommeil réparateur et la nutrition normale des tissus.

6. J'ai dit ailleurs quels étaient les inconvénients qui sont attachés aux influences des rayons solaires directs, des réverbérations de ces rayons, des fines poussières sablonneuses, sur les organes de la vue ; c'était dire en même temps que les ablutions froides, légèrement astringentes ou aromatiques, sur la surface des paupières, la privation de boissons alcooliques, la recherche de l'ombre et des demi-jours, le soin de régulariser les fonctions alvines, l'emploi de verres à teinte de fumée ou de lunettes métalliques protectrices suivant le cas, sont autant de règles d'hygiène et de préservation à adopter par le colon.

7. Quant aux fonctions de la génération, elles demandent une hygiène des plus sévères : outre que nombre de syphilis exotiques peuvent dans leur évolution rappeler les horribles désordres produits par les premiers cas de la syphilis historique, l'abus seul des rapprochements sexuels est particulièrement débilitant sous la zone torride ; la faible mortalité des personnes vivant chastement dans notre colonie du Sénégal et mise en lumière par Bérenger-Féraud en est une preuve que l'on pourrait fournir dans toutes les régions des climats brûlants. « Les plaisirs sexuels ont tué plus d'hommes, bien certainement, que l'ivrognerie (Celle). » Non seulement, en effet, ils nuisent

en produisant directement la débilité organique, mais en outre en facilitant l'éclosion des maladies sporadiques ou endémo-épidémiques qui dérivent des influences du climat torride.

IV. *Conditions de durée de la colonisation.* — Les hommes de race blanche pure, et plus spécialement les Anglais, les Hollandais et les Français ne se sont pas acclimatés dans la plupart des pays torrides, parce qu'ils ont presque toujours choisi, comme lieu de premier établissement ou de résidence définitive, les localités placées près des rivages maritimes ou situées à l'embouchure des fleuves et des rivières. Il y avait lieu — nous le savons maintenant par expérience — de concentrer tous ses efforts pour gagner au plus vite les régions élevées au-dessus du niveau de la mer et de ne donner aux points primitifs de l'occupation qu'un rôle secondaire dans la colonisation.

Mais ces rivages, ces embouchures étaient plus favorables que toute autre région à l'avenir du commerce, au ravitaillement par la mer, à la conservation des points occupés ; en outre, les difficultés de l'accès dans le pays intérieur, le manque de moyens de transport, l'absence des routes, la crainte souvent légitime de la malveillance ou de la férocité des indigènes, l'ignorance de la carte et du climat du pays, se dressaient comme autant d'obstacles devant les premiers occupants.

Dans ces conditions d'établissement souvent mal fondé au début, mal poursuivi ultérieurement, la race blanche n'a pu faire souche au Sénégal, en Gambie, en Guinée, au Gabon, sur toute la côte orientale d'Afrique, dans l'Inde, dans l'Indo-Chine, en Malaisie, sur les rivages intertropicaux de l'Amérique, à moins de renouveler fréquemment le sang de sa race par des mariages avec des Européens récemment débarqués, ou de retremper sa vigueur perdue par des voyages dans les zones tempérées. A la Réunion, à Maurice, où la santé de la race blanche a été meilleure que dans la plupart de nos autres colonies torrides, l'acclimatement n'a cependant jamais été obtenu, et de nos jours, il devient de moins en moins possible dans ces deux îles, par suite d'un paludisme plus actif que jamais. A Taïti seulement, et dans quelques îles polynésiennes dont l'occupation par les différentes nations maritimes est plus récente, les Européens ont pu s'acclimater. Là, en effet, ils n'ont eu à lutter que contre les influences thermiques : là ils n'ont trouvé ni le paludisme intense, ni la fièvre jaune, ni le choléra, ni la peste.

En fait, l'inacclimatement qui constitue le fonds de l'histoire des colonisations, a ses causes principales dans la présence presque générale, entre les tropiques, d'un paludisme trop actif et de la fièvre jaune, dans l'ignorance ou l'oubli des règles si importantes de l'hygiène individuelle, dans la répugnance pour le croisement avec les races exotiques.

Le paludisme n'est guère attaquable en grand, il faut bien l'avouer. Qu'on se représente l'étendue des surfaces torrides qu'il conviendrait d'assainir et l'on sera vite convaincu qu'à moins de rencontrer des conditions locales qui permettraient de transformer des marais alternatifs en surfaces définitivement couvertes par des eaux, il faut se contenter d'un assainissement limité, c'est-à-dire de celui que l'on peut obtenir par la plantation d'espèces végétales, à racines avides d'humidité, par le comblement au moyen de terrains éboulés ou apportés, plus dangereusement par le creusement de canaux d'écoulement.

Après avoir composé ainsi avec le paludisme dans les localités où il faut posséder un centre de colonisation, il est nécessaire, pour fonder une colonie durable, de fuir les rivages et les embouchures et de pénétrer dans les régions intérieures. Les Nègres et les Mongols ne sont pas beaucoup moins sujets que nous aux maladies palustres, mais ils les ont souvent évitées en fondant leurs États dans les lieux voisins des altitudes.

Le Dahomey, le pays des Ashantis dans la Guinée septentrionale, les monarchies barbares établies autour du massif du Fouta-Djallon, tout le plateau du Dekkan, les territoires intérieurs de Sumatra et de Java, le plateau de Madagascar, etc., voilà des points où le paludisme des côtes n'exerce que très faiblement ses ravages, et où les influences météorologiques ont perdu leur caractère excessif : aussi les races indigènes de ces régions ne subissent-elles pas, par le climat du moins, ces déchets navrants que la race blanche accepte depuis si longtemps dans ses établissements sur les rivages.

La fièvre jaune est encore plus dévastatrice que le paludisme, car elle procède par bouffées terribles, fauche d'un seul coup un grand nombre d'Européens, et pose à nouveau le problème de la colonisation ou même de l'occupation. Contre un pareil fléau, il n'y a que deux remèdes : l'exploitation des rivages par les nègres et les races de couleur, c'est-à-dire la création de races métisses, et l'occupation des altitudes par les blancs. Agir autrement, c'est renouveler la fable des filles de Danaüs.

Il faut donc faire de grands sacrifices pour fonder une colonie durable, car, au point de vue des risques à courir, on trouve, de la côte à l'altitude, des distances parfois considérables (1). L'avenir d'un établissement ne peut cependant reposer que sur ces bases : perte d'hommes au début, dépenses énormes. Dans des entreprises d'une autre nature faites sous la même zone, la race blanche n'a pu éviter ces graves nécessités : la pose des rails d'Aspinwall à Panama a coûté bien des existences et de grosses sommes d'argent : le percement de l'isthme panamérien, l'établissement du chemin de fer du Sahara et du Sénégal exigeront de grands sacrifices. Ces travaux cependant sont dans la tâche de l'humanité : il faut les accomplir, et cela vaut mieux que de décimer les hommes sur les champs de bataille des deux mondes.

Je ne reviens pas sur la part que prennent, dans l'acclimatement de la race blanche sous la zone torride, les infractions aux règles de l'hygiène. La partie de ce livre qui traite des influences pathogéniques des éléments divers des climats de cette zone, l'a démontré, je pense, surabondamment. Sachons donc bien, une fois pour toutes, qu'un grand nombre de nos maladies exotiques dérive de ces infractions et que si nous ne pouvons éviter la fièvre jaune, la peste, le choléra, une fois développés autour de nous ; s'il nous est difficile de lutter contre l'impaludisme tropical, sans que cette tâche toutefois soit impossible à remplir, il nous appartient du moins de combattre plus efficacement par l'hygiène individuelle les insolations, les diarrhées, les dysenteries, les hépatites, l'alcoolisme, la syphilis, les agressions de la faune et de la flore tropicales et bien d'autres accidents au devant desquels nous allons souvent d'un cœur léger.

J'arrive aux croisements de race et j'estime qu'ils sont

(1) De sa source dans le Fouta-Djallon à son embouchure, le Sénégal a plus de 1,600 kilomètres.

nécessaires pour l'avenir des colonisations. Qu'on ne s'élève pas tout d'abord, et *à priori*, contre une opinion qui, aux yeux de bien des gens, n'est même pas digne de l'examen : il est plus profitable de se rendre compte des faits passés ; on y trouvera plus d'un enseignement salutaire, et celui-ci entre autres, que l'histoire de l'homme est en grande partie l'histoire de ses mélanges.

La race blanche, pour commencer par le type historique le plus élevé, s'est singulièrement mélangée dans son propre sein. Où trouver actuellement des types purs des variétés primitives de cette race ? Où est le Gaulois primitif, où le Saxon, l'Angle, l'Ibère, le Grec, le Germain, le Sarmate ?

Si nous interrogeons le nouveau monde, ne nous donne-t-il pas depuis un siècle, et surtout depuis une trentaine d'années, le spectacle d'un mélange continu et fécond entre les groupes anglais, allemands, irlandais, français, italiens, etc. ?

Nous sommes donc, nous, peuples caucasiques, moins purs au point de vue de notre sang d'origine, et cependant plus intelligents, plus aptes à mettre à contribution, par l'industrie, les immenses richesses de notre planète, plus propres aussi à jouir des enivrantes conceptions de l'art. Il n'est pas difficile de le démontrer.

On a dit cependant le contraire. Ces mélanges, a-t-on prétendu, qui ont créé les groupes modernes de la race caucasique, ont provoqué la dégénérescence de cette race.

De Gobineau invoque le témoignage de l'histoire. Au dire de cet écrivain original, les grandes civilisations sont le fait des races blanches pures ; quand les variétés de ces races se mélangent entre elles, la décadence des sociétés découle de ce fait, comme se souille un noble cru au contact d'un vin étranger. Après le siècle de Périclès, on assiste à la chute des républiques grecques ; après la République romaine et le siècle d'Auguste, on inscrit la décadence de l'empire des Césars. Mais, dirons-nous, le siècle de Louis XIV n'est-il pas lumineux, si on le compare à l'époque de Clovis, et n'est-ce pas l'influence latine qui a fait prospérer peu à peu la Gaule, dont le sang, pendant la domination romaine, s'était mélangé avec celui des conquérants ? Aujourd'hui, après tous nos croisements entre groupes caucasiens, pouvons-nous trouver que le percement de l'isthme de Suez, l'entreprise du tunnel de la Manche et du canal de Panama, la télégraphie et la lumière électrique, soient des œuvres inférieures à toutes celles qu'enregistre l'histoire des temps passés ? Dans le domaine des arts, nous n'avons pas, dit-on, un homme égal à Phidias, mais en peinture et en musique, quelle race pure a jamais égalé la nôtre ? Où chercher un Raphaël, un Rossini dans l'antiquité ? Si l'on ne se préoccupe que des arts utiles, dira-t-on que le mélange des variétés de la race blanche qui peuple les États-Unis, en ait provoqué la décadence ?

Quant au métissage vrai, c'est-à-dire à la fusion entre elles des trois grandes races de l'humanité, qu'a-t-il donné ?

En fait, ce métissage, qu'il faut éviter avec tant de soin, disent quelques-uns, sous peine de dégradation humaine, existe partout et sur une grande échelle. Notre vieux monde qui se croit si pur, n'a pas que du sang caucasique dans ses veines, il s'en faut. Que de familles de couleur dans les ports, dans les grandes villes d'Europe, qui ont réussi à rayer de leur passé de famille, ce qu'une idée sociale étroite considérait

comme une souillure, et combien d'autres attendent
du temps la disparition de cette prétendue tache originelle.

Si l'on sort d'Europe, il n'est plus besoin de fouiller
dans les généalogies : le métissage s'y pratique, s'y
étale en grand, toujours eugénésique quand les conditions du climat local ne sont pas fatales à toutes les
races, réussissant presque partout, infusant à des peuples endormis un sang nouveau, et donnant souvent à
ses produits une résistance précieuse contre les infectieux et les météores, dans la zone torride notamm-
ment.

Il est démontré aujourd'hui que ces croisements ont
presque toujours été eugénésiques.

Les races arabe et nègre se sont croisées avec succès dans le pays qui fut le berceau de l'islamisme, au
point de faire dominer leur métis, par le nombre au
moins, dans certaines régions de l'Arabie. De même,
les générations issues de ces croisements pullulent
le long de la côte orientale d'Afrique, du cap Guardafui à l'embouchure du Zambèze. — La race hindoue
actuelle, qui se chiffre par 50 millions d'âmes, est un
mélange de nègres autochthones, de gens de race jaune
et de conquérants blancs ariens descendus de l'Asie
centrale. — Les Singalais modernes tiennent de l'Hindou, du Malais et de l'Arabe. — Les Mimuongs, métis
de Chinois et d'Annamites, sont féconds, et bien que
peu nombreux jusqu'à ce jour, ils commencent à tenir
leur place dans l'empire d'Annam et en Cochinchine.
— Si le Chinois se multiplie dans la plupart des îles de
l'archipel Malais dont le climat dévore les générations
de race blanche, ce n'est pas toujours, il est vrai, par
le métissage qu'il y réussit, mais bien par l'adaptation
naturelle à sa race pour ces climats excessifs ; quand

les circonstances l'amènent à vivre, sans une compagne chinoise, dans certaines de ces îles, à Luçon notamment, il n'hésite pas à s'unir aux femmes tagales, et ses produits qui prospèrent et se multiplient, rêvent la domination future des Philippines. Dans cette même île de Luçon d'ailleurs, il y a plus de métis d'Espagnols, de Chinois et de Tagals que de représentants des trois races mères. De même, à Mindanao, dans les centres de population, les métis d'Espagnols et de Tagals forment la majorité des habitants.

L'Australie, la Mélanésie, la Polynésie, sont surtout peuplées par des indigènes, mais les métis d'Européens ne sont pas rares en Australie, en Nouvelle-Zélande, aux Fidji et ailleurs ; et le plus souvent ils ont été féconds dans leur descendance.

Sans le mélange des races, le Centre-Amérique et toute l'Amérique du Sud en seraient-ils au point historique où nous les voyons aujourd'hui ? On parle et à juste raison de l'adaptation facile des Espagnols et des Portugais à la zone torride, il n'est plus possible de douter de ce fait : cette aptitude, pour des raisons qu'a fait valoir excellemment Bertillon, est très supérieure à celle des colons de France et surtout à celle des gens de race anglo-saxonne. Mais cette précieuse faculté leur a-t-elle servi à éviter le métissage ? En aucune façon, puisque cette fusion des races est, depuis plusieurs siècles, pratiquée sur une grande échelle au Mexique, dans tout le centre Amérique, à Cuba, en Nouvelle-Grenade, au Venezuela, dans l'Équateur, au Pérou, au Chili, dans les États-Unis de la Plata et, dans toutes les provinces maritimes de l'empire du Brésil.

C'est donc en grande partie par le croisement que la zone torride a été peuplée. Pour avoir le droit de rester purs, il a fallu que les Européens, à quelque souche qu'ils appartinssent, se fixassent dans des régions spéciales de cette zone, pays tempérés du haut et du moyen Mexique, hauteurs de l'île de Cuba, altitudes de Santa-Fé de Bogota, de Quito, de Caracas. Encore et par la force des choses, ont-ils souvent, sur ces divers points, failli à leurs premiers engagements ou à leurs intentions premières, et se sont-ils alliés, comme providentiellement, aux races étrangères à leur sang.

Dans les régions insalubres, sur les rivages à fièvre jaune, — L'Amérique intertropicale est souvent dans ce cas, — le métissage était indispensable à la prospérité de leurs établissements, et en fait, la population métisse domine à la Vera-Cruz, à la Havane, à Guayaquil, dans tout le Centre-Amérique, à Pernambuco, à Bahia, et pour sortir des latitudes torrides, à Rio-Janeiro du Brésil.

Est-ce un bien, est-ce un mal ? Je n'hésite pas à dire que c'est un bien. Le mulâtre du Sénégal possède, dit Thévenot, des qualités précieuses d'intelligence, d'imagination et de cœur. Le P. Labat, Rufz de Lavison, partagent les mêmes idées au sujet des mulâtres des Antilles. J'en ai suivi déjà plusieurs dans leur carrière de marin, de soldat, de médecin, d'administrateur, de commerçant, d'habitant (1), et je n'ai rien vu qui permît de les déprécier systématiquement. L'éducation et l'instruction les avait élevés au même niveau que les blancs, ni plus, ni moins. Quant aux femmes de couleur, elles naissent avec toutes les qualités du cœur et de l'esprit sur lesquelles doit s'appuyer l'éducation pour en faire, en temps opportun, des femmes intelligentes et dévouées. En faut-il davantage pour qu'elles

____

(1) L'habitant, aux Antilles, exploite une entreprise agricole, une habitation.

deviennent les égales des blanches ? Elles le sont souvent, en effet.

En matière de métissage, tant valent les deux variétés de races mères, tant valent leurs produits. « Deux races bonnes donneront un produit meilleur; deux races mauvaises, un produit pire, deux races, l'une bonne, l'autre mauvaise, un produit mauvais relativement à l'inférieure : la loi d'hérédité s'exerce fatalement, logiquement; mais une foule d'autres conditions s'y mêlent, qu'on ne peut en distraire : l'action des milieux, l'acclimatement, les mœurs, l'éducation, les lois sociales (1). »

Il ne faut pas condamner une race en masse et la déclarer inférieure. Il y a nègre et nègre, indien et indien (2), comme il y a blanc et blanc. Voyez ce que disent Livingstone, Baker, Cameron, Serpa Pinto, Schweinfurt, Stanley, Mage et bien d'autres explorateurs, de certaines tribus nègres de la zone africaine. Le Gabonais est une brute humaine, le Pahouin un sauvage intelligent et apte à la civilisation. Combien les explorateurs que j'ai nommés ne citent-ils pas de types de nègres africains très supérieurs aux tribus Pahouines en vigueur, en intelligence, en idées sociales? Ne vont-ils pas parfois jusqu'à s'extasier sur la perfection des formes, sur la beauté même de certaines tribus ? Agassiz et Crevaux nous ont entretenu de l'affabilité, de la générosité, du goût pour les arts, du sentiment des convenances de plusieurs des peuplades indiennes au milieu desquelles ils ont séjourné.

Le croisement vaudra ce que vaudront les pères. En attendant, il peuple la zone torride, quoi qu'on fasse,

(1) Topinard, *L'Anthropologie*. Reinwald, éditeur. Paris, 1879.
(2) J'entends Indien américain.

« Les Ladinos (1) pourraient à eux seuls, s'ils le voulaient, transformer l'Amérique centrale, et mettre en plein rapport ce sol qui ne demande qu'à récompenser l'homme de son travail. C'est ce qu'ils feront assurément le jour où de plus fréquents contacts avec la race européenne leur fera surmonter leur paresse (2). »

C'est partout une question de temps.

ARTICLE II

EXPÉDITIONS MILITAIRES.

Les expéditions militaires, dans les pays torrides, sont, à l'heure qu'il est, susceptibles d'être soumises à des règles hygiéniques assez précises. Les guerres des Anglais en Abyssinie et dans le pays des Ashantis, les observations accumulées des généraux et des médecins pendant les campagnes d'Algérie, l histoire de nos expéditions intertropicales, les relations d'un grand nombre de médecins de l'armée des Indes, nous permettent de formuler aujourd'hui un certain nombre de règles d'hygiène et d'acclimatation applicables aux troupes, et dont le commandement aidé du service médical doivent, le cas échéant, surveiller l'exécution sous peine de désastre. Ces prescriptions importantes peuvent être rangées sous les chefs suivants (3) :

(1) Mélange de blanc et d'indien d'Amérique. Ladinos, latinos, latin.

(2) De Bizemont, *Amérique centrale et Panama.* Librairie de la Société bibliographique.

(3) A l'appui de ces règles d'hygiène militaire appliquée à la zone torride, il me paraît utile de retracer, en quelques lignes, l'historique de l'expédition si bien conduite par les Anglais, en 1874, contre les Ashantis, en Guinée septentrionale, et de laquelle lord Derby

1. N'arriver avec les troupes que pendant la saison salubre, c'est-à-dire attendre, au besoin, l'époque favorable au débarquement.

disait : « c'est une guerre d'ingénieurs et de médecins, *an engineers and doctors war.* »

Les Anglais acquirent des Hollandais, avant 1873, la possession des postes que possédaient ces derniers à la Côte d'Or : ce fut l'occasion d'un soulèvement des Ashantis contre le nouveau protectorat. Ce peuple envahit le territoire anglais, défit les Fantis, peuplade alliée aux Anglais, occupa le poste maritime d'Elmina et menaça Cape Coast Castle, chef-lieu des établissements. Les 3 ou 400 hommes de garnison noire de ce dernier poste courant des dangers sérieux, les Anglais y firent rallier des troupes noires des Antilles et 110 soldats de marine expédiés de Portsmouth. Ce détachement européen pour lequel on ne prit pas toutes les précautions dont je parlerai tout à l'heure au sujet des troupes de l'expédition, a beaucoup souffert, au Cape Coast, pendant la saison chaude, et son personnel s'est décomposé de la manière suivante : 12 décès, 77 rapatriés hors d'état de continuer la campagne, 21 valides, total 110.

Il fallait en finir par une action vigoureuse et aussi exempte de dangers que possible.

Le pays est l'un des plus insalubres de la côte occidentale d'Afrique ; nous avons parlé des causes de cette insalubrité à propos des climats partiels de l'Afrique torride. Le littoral se compose de terres basses, palustres, alluvionnaires, de collines ravinées par les pluies. En s'éloignant des rivages, on trouve des demi-hauteurs plus saines, élevées de 350 à 500 mètres, puis si l'on passe la rivière Prah, on peut se diriger à travers un plateau salubre de 5 à 600 mètres d'altitude, de manière à atteindre Coomassie, capitale Ashantie située à 270 kilomètres du Cape Coast.

La température du pays, sur la côte, est excessive en toute saison ; la moyenne du mois de décembre peut atteindre 29 degrés. L'humidité y est extrême. Les saisons sont au nombre de quatre, deux sèches et deux humides, mais à proprement parler, il n'y a pas de saison absolument sèche. Les mois les plus chauds et les plus pluvieux sont compris entre mai et novembre ; les moins accablants par la chaleur et en même temps les plus secs prennent le reste de l'année.

Il fallait donc choisir la saison, vêtir et équiper les soldats d'une manière spéciale, leur faire traverser rapidement la zone maritime, assurer le service des vivres et de l'eau, veiller à la préservation des troupes relativement à la variole, à la fièvre jaune, à la fièvre palustre, aux maladies graves de l'intestin et du foie ; marcher rapidement sur Coomassie en confiant les traînards et les malades à des

2. Choisir un point de débarquement aussi salubre que possible. Si on ne peut séjourner sans danger au point de débarquement, les côtes étant en général in-

gîtes d'étape ; faciliter le rapatriement, avoir des troupes de réserve ; se réembarquer au plus tôt après le succès. Ce programme a été exécuté de point en point.

Sir Garnet Wolseley, commandant en chef de l'expédition, arriva au Cape Coast à la fin de septembre 1873, précédant de plus d'un mois le corps expéditionnaire. Aidé par un personnel de 84 médecins, il fit établir dans les postes de la côte un règlement sévère de quarantaines et de visites sanitaires afin de préserver les troupes de la fièvre jaune endémique en Gambie et à Sierra-Leone, et de la variole très répandue sur la côte et dans l'intérieur du pays, parmi les indigènes. Il obtint de la métropole, malgré l'objection de la houle, le bâtiment-hôpital, le *Victor-Emmanuel*, vaisseau à deux ponts bien emménagé pour 142 malades. Le service médical, de son côté, s'était muni d'une grande quantité de vaccin et de préparations de quinquina.

Les troupes destinées à l'expédition, partirent d'Angleterre dans les premiers jours de décembre 1873. L'uniforme réglementaire fut remplacé par un costume approprié aux climats torrides : tunique courte et ample en flanelle ou serge grise, munie de larges poches de côté ; pantalon de même étoffe, serré sur la jambe par des molletières de toile écrue ; casque léger à ventilation recouvert d'étoffe blanche. C'est à peu près le costume de guerre que nous recommandons plus haut comme nous paraissant le plus satisfaisant dans la zone torride. Chaque homme devait, en outre, être porteur d'une pièce de toile imperméable feutrée pour couvrir le sol de la tente, d'un petit filtre formé d'une pierre poreuse garnie d'un tube en caoutchouc avec embout de buis : la pierre poreuse étant plongée dans l'eau, le soldat obtenait par aspiration de l'eau filtrée susceptible d'être bue sans danger ; d'une instruction hygiénique clairement rédigée relative à l'hygiène personnelle du soldat.

Avant d'agir avec les troupes qu'on attendait pour la fin de décembre, sir Garnet Wolseley se servit de celles dont il pouvait disposer et dégagea Elmina, ainsi que les abords de Cape Coast Castle. Il se rendit ainsi maître du pays jusqu'au Prah et fit commencer une route partant de Cape Coast et dirigée vers Coomassie. Le long de cette route, il fit préparer des haltes distantes de 20 kilomètres. Chacun de ces gîtes d'étape était constitué par des huttes de bambou avec lits de camp improvisés, par des hangars, des magasins, une baraque pour les malades. Un approvisionnement d'eau, un grand filtre, complétaient l'installation.

Pour les soins à donner aux malades et pour le rapatriement, on salubres, conduire les troupes sur une demi-hauteur, sur une hauteur. Là, les faire reposer et leur fournir un vêtement et un équipement appropriés au climat. Ce vêtement, cet équipement pourront parfois être

disposait des moyens suivants : l'hôpital du *Victor-Emmanuel*, bâtiment spécial : les batteries des bâtiments-transports *l'Himalaya*, *le Tamar*, *le Sarmattian*, dépôts de malades destinés à seconder le *Victor-Emmanuel :* deux paquebots rapatriant directement les malades de Cape Coast à Liverpool : un navire rapide transportant tous les dix jours les rapatriés à Saint-Vincent du Cap Vert pour les remettre aux trois paquebots mensuels du Cap et aux deux paquebots mensuels du Brésil.

Toutes ces dispositions ayant été prises, la campagne commença dans les premiers jours de janvier. Le 5 février, Sir Garnet Wolseley entra dans Coomassie qu'il brûla immédiatement, le roi Koffi s'étant enfui et ayant refusé de traiter. Le 6, les régiments anglais reprirent la route de Cape Coast et partirent le 23 pour l'Angleterre. Le 30 mars, ils furent passés en revue par la reine.

Quelles ont été les pertes des troupes blanches pendant cette courte et instructive campagne? Les troupes engagées se décomposent de la manière suivante :

Soldats blancs	1.578
Marins anglais de la compagnie de débarquement	250
Deux régiments noirs non indigènes	»
Un régiment noir indigène	»
Total des troupes blanches	1.828

Les officiers ne figurent pas dans cet effectif.
Les pertes ont été les suivantes pour la race blanche.

1° par les maladies. — Officiers	7
Soldats et marins	31
2° par les blessures de guerre. — Officiers	4
Soldats et marins	4

Les pertes par maladies, les seules qui nous intéressent au point de vue de l'hygiène, ont donc été de 31 soldats et marins de race blanche sur 1,828. Il suit de là que le chiffre de la mortalité pour 100 est de 1,68, argument éloquent en faveur de l'influence énorme que peuvent avoir sur la santé des troupes, dans la zone torride, de bonnes dispositions hygiéniques prises par le commandement et le service de santé. — V. pour plus de détails : *Arch. de Méd. nav.,* 1874, 1er et 2e semestres. *Étude médicale sur l'expédition anglaise contre les Ashantis,* E. Rochefort, médecin de première classe.

distribués immédiatement avant le débarquement.

3. Le vêtement se composera : d'un caleçon de coton léger, d'un gilet pour la peau et de bas de même tissu : d'une chemise de coton, d'une tunique courte et ample, de toile ou de serge grise pour le jour, de flanelle ou de drap pour la nuit : de pantalons faits de l'une et de l'autre de ces étoffes, l'un pour le jour, l'autre pour la nuit, étroits au niveau de la jambe pour être susceptibles d'être recouverts par des molletières de toile souple. La couleur grise du vêtement à adopter le jour est, avec le brun, la moins propre à révéler à l'ennemi la présence du soldat et à rendre moins sûr le tir de l'adversaire. Les étoffes grises sont en outre faciles à se procurer.

La coiffure sera le casque de liège ou de moelle d'aloès, recouvert d'une toile blanche et entouré près de sa base par un voile de même étoffe pouvant servir de couvre-nuque. Il faut proscrire le bonnet de travail dont la cavité s'échauffe très rapidement, le képi ou la casquette qui n'offre aucune résistance contre les pluies, le chapeau de paille qui se déforme et dont les bords peuvent gêner le mouvement du fusil, le salacco cochinchinois qui donne prise au vent, etc.

La chaussure se compose d'une paire de brodequins à quartiers montant au-dessus des malléoles, pouvant être lacés rapidement par-devant et d'une paire de molletières en toile souple écrue. La botte serait trop lourde : elle se tire d'ailleurs parfois difficilement. Le soulier ne garantirait pas suffisamment le bas de la jambe. Les brodequins lacés en avant ont le grand avantage de pouvoir être légèrement délacés dans le cours des grandes marches et de permettre au pied d'augmenter librement de volume sans étranglement ou sans compression. Les molletières en toile n'exposent pas aux excoriations comme les molletières ou les guêtres en cuir, moins souples en général.

4. L'équipement sera aussi réduit que possible. Le choix de l'arme n'intéresse l'hygiène qu'au point de vue de la légèreté qui doit être l'un de ses avantages. Chaque homme de l'expédition devra être muni d'un filtre portatif et d'une instruction hygiénique. Tout le reste de l'équipement, spécialement la pièce de toile imperméable et la couverture de laine qui composeront le couchage, sera, autant que possible, remis aux bagages.

5. On prendra pendant les marches des précautions spéciales :

a. Contre la fatigue. On fera des marches moins longues que celles d'Europe.

b. Contre les météores. Les marches de jour sont dangereuses à cause de la température atmosphérique : elles exposent au coup de soleil et au coup de chaleur. Le danger des marches de nuit réside dans l'humidité atmosphérique souvent chargée d'infectieux. Les marches du matin et celles du soir sont donc, en général, préférables. On préviendra le coup soleil et le coup de chaleur par le choix des vêtements dont nous avons indiqué la nature, par le soin de faire des haltes à l'ombre sans qu'il soit permis aux hommes de se coucher sur le sol, en défendant aux soldats de marcher en rangs serrés, la colonne compacte transportant parallèlement à elle-même une couche atmosphérique échauffée par le rayonnement corporel.

c. Contre la soif. — Assurer le service important de l'eau : ne pas permettre que l'on boive les eaux saumâtres : filtrer toutes les eaux, avoir des voitures filtres.

6. Faire camper sur les hauteurs, sur des terrains

secs — ne pas laisser creuser la terre autour des tentes — ne pas encombrer ces dernières, allumer des feux, si les circonstances de la guerre ne s'y opposent pas, pour sécher l'atmosphère, réchauffer le camp, éloigner les petits animaux nuisibles, ailés ou non, et les fauves.

7. Alimenter les troupes en se conformant aux règles énoncées ailleurs à propos de l'hygiène du colon. Les boissons habituelles seront le café et le thé. On proscrira les alcools.

8. Entretenir autant que possible la propreté corporelle.

9. N'agir qu'avec des hommes préalablement vaccinés, la variole étant assez commune dans la zone torride. — Veiller à la préservation de la syphilis. — Administrer au besoin la quinine et le quinquina, dans les localités palustres.

10. Communiquer avec la côte et les navires de l'expédition au moyen de dépôts sanitaires pourvus de vêtements, d'eau, de médicaments, pour recevoir les malingres et les malades.

11. Avoir à sa portée des navires-transports, des bâtiments-hôpitaux, des paquebots, suivant la nature et l'importance de l'expédition.

ARTICLE III

EXPLORATIONS ET VOYAGES

Bien des règles d'hygiène établies déjà à propos du colon et du soldat exposés aux sévères influences de la zone torride, sont applicables aux hommes intrépides que n'effraient pas les dangers de toute nature multipliés sous leurs pas, dans les explorations et les voyages. Les femmes elles-mêmes n'ont pas reculé devant une pareille tâche, et c'est avec orgueil qu'à côté des noms de Mungo-Park, de Barth, de Livingstone, de Stanley, Cameron, J. Crevaux, Mage, Ballay, et de tant d'autres, l'humanité inscrit ceux de lady Baker, d'Ida Pfeiffer, de lady Blunt et de la digne compagne d'Agassiz.

Il me reste à formuler ici quelques-unes des règles plus spécialement propres à préserver la santé de ceux qui seront tentés d'imiter ces héros de la géographie, de l'ethnologie et de l'histoire naturelle, phalange calme et intrépide que le danger mûrit, mais n'arrête pas.

Il ne faut pas seulement à l'explorateur une intelligence vive, déliée, éclairée sur toutes ses faces, un cœur plein d'indulgence et de bonté comme celui de Livingstone, une âme intrépide comme celle de Cameron, de Stanley, de Crevaux; il lui faut, en outre, une santé parfaite au début du voyage, et les moyens de la ménager pendant l'action.

L'explorateur a particulièrement à craindre les maladies palustres, la variole, la dysenterie, la diarrhée, les tentations de la soif, le coup de soleil, le coup de chaleur, les excès de fatigue, les animaux vulnérants et toxiques, les plantes qui blessent, celles qui empoisonnent. Tel voyageur sort d'un fourré de l'Afrique australe cruellement blessé par les épines d'un acacia, tel autre s'arrête dans sa course, le long des affluents de l'Amazone, mordu par la femelle du pulex pénétrans, un troisième passe un marais et s'y laisse piquer par de nombreuses sangsues : le lion, le tigre, l'hippopotame, le caïman, le crocodile, le buffle sauvage, le vampire, les vipères, le scolopendre, les mygales, les mouches, les abeilles, les moustiques, les fourmis de cent espèces et de toute taille, le pou d'Agouti, la chique, la tique, le garapatte et mille autres animaux de la zone tropicale, sont les adversaires de tous les jours, sans compter le sauvage lui-même qui ne s'adoucit guère que devant les présents de l'explorateur.

Tous ces ennemis ne sont cependant pas ceux que l'explorateur doit redouter le plus : ce n'est pas sous la dent des fauves que Livingstone et tant d'autres ont péri, c'est par la fièvre, la dysenterie et l'épuisement. Comme dans nos guerres bruyantes, l'homme qui voyage lutte surtout contre la maladie dans ce combat quotidien dont on ne connaît que plus tard les émouvants détails. Les blessés sont rares, les malades et les épuisés sont communs, les morts sont nombreux. Comment notre âme ne serait-elle pas émue en pensant à tous ces héros !

L'explorateur défend sa santé par la nature de son vêtement, par son régime, par le bon emploi de ses forces, par la connaissance des maladies qui le menacent, par l'emploi des moyens propres à s'en préserver. Au-dessus de tous ces soins qui protègent le corps, plane l'énergie qui soutient les cœurs.

Le costume de l'explorateur sera celui du soldat en campagne dans les climats brûlants, du coton léger et poreux sur la peau, une chemise du même tissu, une blouse de toile grise ou de flanelle suivant l'heure de la journée, ample, courte, à larges poches, une culotte de même étoffe, large à la cuisse, rétrécie à la jambe. La chaussure sera le brodequin à quartiers élevés au-dessus des chevilles ou la bottine haute, toutes deux lacées par devant ; des molletières de toile écrue recouvriront la partie supérieure des chaussures et la culotte étroite qui descend sur la jambe. Comme coiffure, Stanley et Cameron ont adopté le casque léger anglais ; Livingstone, la simple casquette blanche de marin ; Crevaux, le chapeau de paille à bords relevés en gouttières, sans doute pour recueillir l'eau pluviale au moment de sa chute ; Alfred Marche, le chapeau de paille à larges bords. Le casque me paraît préférable à toute autre coiffure : il est léger, garantit bien du soleil, ne donne pas prise au vent et se garnit aisément d'un voile couvre-nuque.

La nuit, l'explorateur bien outillé dresse sa tente. Serpa Pinto a traversé l'Afrique australe muni d'une tente marquise de $2^m,85$ de large sur $1^m,90$ de long. Si la tente fait défaut, on choisit un campement à l'abri, et on suspend les hamacs aux arbres des bois, à des piquets qui s'étayent l'un par l'autre. Dans d'autres circonstances, on imite Livingstone. « Le docteur, dit Stanley, est un voyageur accompli, il a sur toutes choses un savoir étendu : il connaît les rochers, les arbres, les animaux, les terrains, la faune et la flore, et possède, en ethnologie, un fonds inépuisable. Avec cela, très pratique : il a pour le camp mille ressources, pour la marche, pour les rapports avec les indigènes, mille moyens : il est au fait de tout. Son lit, à la confection duquel il préside tous les soirs, vaut un sommier élastique. Deux perches de sept à dix centimètres de diamètre, sont d'abord placées parallèlement, à soixante centimètres l'une de l'autre ; sur ces perches, il fait poser, en travers, des brins souples de quatre-vingt dix centimètres de longueur, espèce de sangle qui reçoit une couche d'herbe très épaisse : on recouvre celle-ci d'une toile imperméable sur laquelle s'étend la couverture, et le lit est digne d'un roi (1). »

(1) Stanley, *Comment j'ai retrouvé Livingstone*, traduction de madame H. Loreau, notes de Belin de Launay. Hachette, 1877.

Livingstone, dans son dernier voyage, se garantissait de la morsure des insectes au moyen d'une moustiquaire disposée en angle dièdre à la façon d'une toiture et soutenue par deux piquets et des cordes allant de l'un à l'autre. Stanley a improvisé un lit avec quatre planches, des feuilles de palmiers en guise de plumes, un sac de cuir pour reposer la tête. Comme chaise de repos, Livingstone s'est souvent accommodé d'une banquette de terre recouverte d'un paillasson et celui-ci d'une peau de chèvre: une peau du même animal, clouée à la muraille, garantissait ses épaules du froid et de l'humidité des murs de terre.

Le régime des explorateurs est sujet à être profondément modifié par les circonstances heureuses et malheureuses du voyage: cependant il n'est pas inutile de dire ici que les règles que nous avons posées ailleurs, à propos du colon et du soldat, devront servir de base aux voyageurs de la zone torride. En général, ce n'est pas par le manque d'appétit que pêche l'explorateur: il est plutôt exposé à voir les vivres lui manquer, ainsi qu'à ses compagnons. Tantôt le gibier succulent vient combler le vide des provisions, tantôt une boisson indigène calme une soif de plusieurs heures. Dans l'Afrique australe, l'antilope, le zèbre, la gazelle, les coqs de bruyère, les cailles, les perdrix, sont tombés sous les coups de Serpa Pinto: Crevaux a mangé du tapir, de l'iguane, des poissons de l'Oyapok et du Parou, pour ménager ses provisions de bœuf salé, de pois, de thé, de café. Serpa Pinto parle d'une plante africaine, le moncouri, qui assure le voyageur contre les dangers de mourir de soif : « c'est, dit-il, un vrai trésor pour celui qui traverse les déserts arides du sud de l'Afrique centrale. Le moncouri est un arbuste de soixante à quatre-vingts centimètres, produisant à l'extrémité de ses radicelles, des tubercules spongieux qui fournissent un liquide insipide, mais propre à désaltérer (1). » Crevaux, mourant de soif, a savouré plusieurs fois avec délices le *cachiri* des Indiens de l'Amazone et Schweinfurt, la bière du pays des Niams-Niams (2).

Il ne faut compter qu'avec prudence et réserve sur ces ressources sujettes à l'aléa. L'approvisionnement de l'explorateur doit être abondant et constitué au moyen des conserves éprouvées par l'expérience. Le café, le thé, le chocolat, le vin de Bordeaux, l'eau bien filtrée, seront ses boissons, le sel, son condiment.

L'explorateur doit aussi lutter contre les accidents et les maladies. Je ne m'étendrai pas sur ce sujet que j'ai traité dans un autre ouvrage (3) tant au point de vue de la préservation que de la thérapeutique. L'explorateur est souvent médecin lui-même ; ou bien, il a pour ami et compagnon de voyage, un médecin qui s'est muni, avant le départ, des instruments nécessaires aux opérations de la chirurgie d'urgence et des médicaments qui conviennent au traitement des maladies torrides et à la préservation des endémies.

(1) *Comment j'ai traversé l'Afrique*, par le major Serpa Pinto. *Tour du Monde*, 1881, 2e semestre, p. 222.

(2) *Au cœur de l'Afrique*, par le Dr George Schweinfurt. — Cette bière provient de la fermentation de l'Eleusine Coracana, céréale très répandue dans le pays des Niams-Niams.

(3) *Eléments de Pathologie exotique*. Delahaye et Lecrosnier, 1881.

ARTICLE IV

TRAVAUX DE LA TERRE.

Le défrichement et la culture des terrains palustres,
ne peuvent être faits, sous la zone torride, par des
mains européennes. L'homme de race blanche qui
creuse la terre dans certaines régions de la zone intertropicale, creuse sa tombe, a-t-on dit justement. Il
faut toutefois se hâter de dire qu'il y a de nombreuses
conditions du sol, et parmi elles, la sécheresse des
terrains et leur altitude qui permettent aux Européens
de se livrer, non seulement sans danger, mais même
avec avantage, aux travaux de cette nature. Les blancs
qui défrichent ou cultivent dans les hauteurs de la
Martinique, de la Guadeloupe, de la Réunion, de Maurice, du Mexique, du Venezuela, de la République de
l'Équateur et, en général, dans toutes les altitudes de
la zone torride, ne portent, par ce fait, aucune atteinte
à leur santé. Le défricheur, dans les pays intertropicaux, a deux ennemis, le marécage et le soleil. Contre le
premier, il est impuissant, s'il habite la zone palustre ;
il peut lutter avec avantage contre le second, dans les
régions à température excessive, par des précautions
hygiéniques ; mais il se soustrait à l'un et l'autre de
ces deux adversaires en quittant la plaine pour la
hauteur. Dutroulau a fait remarquer depuis longtemps
que les travaux de fortifications exécutés dans les terrains volcaniques secs et salubres des Antilles, en 1840
et pendant les années qui suivirent, n'ont eu d'autre
effet que d'améliorer la santé des troupes. Il en a été
de même lors de l'établissement du camp Jacob à la

Guadeloupe. A l'heure qu'il est, une grande entreprise, le percement de l'isthme de Panama, excite l'intérêt de l'Europe et des États-Unis et pose, entre autres questions palpipantes, celle de l'hygiène et de la santé des travailleurs du canal. Cherchons, en toute sincérité, ce qui peut faciliter la solution du problème (1).

Ce que nous savons déjà des influences excessives et de toute nature des climats brûlants, nous permet d'entrevoir les difficultés qui se dressent actuellement devant les Européens pour le percement de l'isthme (2). Elles sont cependant loin d'être insurmontables, si l'hygiène prend dans cette œuvre grandiose autant d'importance que l'art des ingénieurs. Le canal projeté traversera l'isthme, à peu près comme le chemin de fer de Colon à Panama, tantôt parallèle au rail-way, tantôt le coupant sans s'en éloigner jamais d'une manière sensible : c'est une longueur de 80 kilomètres environ qu'il s'agit de creuser en détroit navigable. On sait quels sacrifices d'hommes, Américains, Irlandais, Chinois (3), nègres, hommes de couleur, a coûté la pose des rails du chemin de fer. Comment peut-on s'y prendre pour qu'ils ne se renouvellent pas pendant la construction du canal panamérien (4).

(1) On me permettra d'émettre un avis personnel à propos d'une région que j'ai parcourue plusieurs fois sur le chemin de fer de l'isthme pendant un séjour de trois semaines à Aspinwall-Colon, en 1865.

(2) V. l'intéressante relation d'Armand Reclus, lieutenant de vaisseau, *Panama et Darien*, dans le *Tour du Monde*, 1880, 1er et 2e semestres.

(3) Les Chinois cependant ont succombé beaucoup moins par le fait du climat, qui en réalité les épargnait, que par suite d'une épidémie de suicide dont ils sont en grande partie responsables. V. Reclus, ouvrage cité.

(4) Je saisis l'occasion de rappeler ici les remarquables conclusions du travail de L. Colin sur l'hygiène des ouvriers en pays marécageux, lequel a reçu la haute approbation de l'Académie de médecine dans

Aspinwall-Colon, point de départ oriental de l'entreprise, est un lieu de passage plutôt qu'une ville. Presque exclusivement assis sur une dune sablonneuse, Colon est situé sur la pointe nord-ouest de la petite île de Manzanillo. Celle-ci est à peine séparée de la terre ferme par un passage étroit et entourée sur plusieurs points par des coraux et des alluvions. C'est un climat assez malsain pour les blancs, tant au point de vue des infectieux telluriques que par les influences météorologiques excessives pendant la saison de l'hivernage. Il devra donc entrer dans le plan des direc-

sa séance du 15 novembre 1881. Il est facile d'en déduire ce qui est applicable à la zone torride bien que les conclusions visent surtout l'hygiène des ouvriers français.

A. *A l'égard des ouvriers en général.*

1° Embauchage d'individus robustes, indemnes d'affection palustre antérieure, et autant que possible garantis par une certaine assuétude aux localités suspectes d'impaludisme;

2° Suspension des travaux pendant les mois de juillet, août et septembre sur les points d'une latitude plus méridionale que Bordeaux : du 15 juillet au 15 septembre plus au nord;

3° Installation des ouvriers, durant la nuit, dans les centres de population voisins des chantiers, ou dans des baraques vastes et bien closes;

4° Allumage, matin et soir, de grands feux, au voisinage du chantier;

5° Augmentation de la résistance individuelle par l'interdiction du travail à jeun, par l'usage de boissons toniques et d'eau de bonne qualité, par une alimentation substantielle, par l'emploi de vêtements de flanelle;

B. *A l'égard des malades.*

6° Envoi immédiat de tout malade à l'hôpital le plus voisin;

7° Surveillance spéciale des sortants de l'hôpital, au point de vue des vêtements, de l'alimentation et de la continuation pendant quelques semaines de la médication spécifique;

C. *A l'égard du sol.*

8° Utilisation de toutes les opérations de remblai et de déblai, et en général de tous les travaux, pour le nivellement du sol, pour son drainage, son amendement.

9° Ensemencement et culture intensive, variables suivant la latitude et les conditions géologiques des terrains nouvellement remués.

teurs de l'entreprise de n'y faire séjourner autant que possible les Européens que pendant la saison salubre, et de couper leur temps de séjour par l'envoi temporaire à Panama, à Caracas, à Porto-Rico, dans les altitudes de l'Amérique centrale ou du Mexique, au besoin en Europe. En bonne hygiène, l'hivernage qui sévit à Colon de mai à novembre, devra être évité par tous les ouvriers de race blanche, le travail, pendant la saison fraîche, n'en sera que plus assuré. Sur la surface de l'isthme le danger est beaucoup moindre. Les Andes panamériennes n'y subissent sans doute qu'une faible dépression puisqu'en aucun point la voie de fer ne monte au-dessus de 80 mètres d'altitude, mais la hauteur relative des terrains est déjà un avantage hygiénique précieux, et si le travail de la terre ne devait pas se faire souvent dans la forêt vierge, dans des terrains qui n'ont jamais été remués, dans un sol en quelques points palustre, il n'y aurait pas de grands risques à courir. J'estime, en somme, qu'il doit être accompli par un petit nombre d'Européens aidés du bras vigoureux du nègre et de la résistance du Chinois, des Indiens américains, des métis du blanc avec le nègre et l'Indien d'Amérique, aux influences torrides. L'Européen devra diriger les opérations, le nègre accomplir les travaux de force, les Indiens du Centre-Amérique, les Chinois et les gens de couleur, pourvoir aux détails les moins fatigants de l'œuvre.

Le vêtement, l'alimentation, les soins corporels, les mesures hygiéniques spéciales, peuvent être déduites facilement de ce que nous avons dit des mêmes éléments de l'hygiène à propos du colon, de l'explorateur, du soldat de la zone torride et des prescriptions établies par L. Colin pour les ouvriers travaillant dans les pays marécageux

Panama, point terminal du chemin de fer et du canal interocéanique, est, relativement à Colon, un climat très salubre. La ville occupe une position sensiblement plus élevée, au-dessus du niveau de la mer, que la dune d'Aspinwal; elle n'est entourée d'aucun marais, les brises purificatrices du Pacifique en balaient chaque jour l'atmosphère; le climat, bien que torride, est sain pendant la plus grande partie de l'année, et surtout dans le cours de la saison fraîche.

Si donc l'acclimatement de race est difficile pour les blancs dans cette ville que peuplent en grande majorité les races métisses, l'adaptation individuelle au climat, seule nécessaire pour les ouvriers blancs du canal, leur y est assurée. C'est là une ressource précieuse pour le succès de l'entreprise qu'a conçue Ferdinand de Lesseps et dans laquelle le monde civilisé lui viendra en aide par ses vœux et par ses trésors.

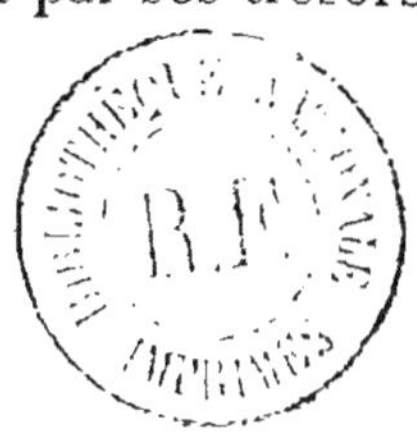

FIN.

TABLE DES MATIÈRES

FIN.

5118-82. — Corboil. Typ. ot stér. CRÉTÉ.

PLACEMENT DES PLANCHES

Avis. — Les planches 3, 18, 15 et 20 ont été par erreur numé-
rotées 20, 21, 22 et 23.